LIVRO DOS ALIMENTOS

Dados Internacionais de Catalogação na Publicação (CIP)
(Câmara Brasileira do Livro, SP, Brasil)

Gonsalves, Paulo Eiró, 1927–

    Livro dos alimentos / Paulo Eiró Gonsalves. — nova edição revista e ampliada — São Paulo : Summus, 2001.

Bibliografia
ISBN 85-7255-027-5

    1. Alimentos — Análise   2. Alimentos — Composição   3. Nutrição I. Título.

00-4759   CDD-613.28

Índice para catálogo sistemático:

1. Alimentos : Elementos nutricionais :
   Dietética   613.28

Compre em lugar de fotocopiar.
Cada real que você dá por um livro recompensa seus autores
e os convida a produzir mais sobre o tema;
incentiva seus editores a encomendar, traduzir e publicar
outras obras sobre o assunto;
e paga aos livreiros por estocar e levar até você livros
para a sua informação e o seu entretenimento.
Cada real que você dá pela fotocópia não-autorizada de um livro
financia um crime
e ajuda a matar a produção intelectual em todo o mundo.

LIVRO DOS ALIMENTOS

Paulo Eiró Gonsalves

MG EDITORES

Copyright © 1992, 2001 by Paulo Eiró Gonsalves
Direitos desta edição reservados por Summus Editorial.

Ilustrador: **Pedro Celso Cruz de Souza**
Capa: **Neide Siqueira**

Impressão: Book RJ Gráfica e Editora

2ª reimpressão, outubro de 2002

MG Editores
Rua Itapicuru, 613 7º andar
05006-000 São Paulo SP
Fone (11) 3872-3322
Fax (11) 3872-7476
e-mail: mg@mgeditores.com.br

Atendimento ao consumidor:
Summus Editorial
Fone (11) 3865-9890

Vendas por atacado:
Fone (11) 3873-8638
Fax (11) 3873-7085
vendas@summus.com.br

Impresso no Brasil

Sumário

Nota do autor	VII
Apresentação	IX
Introdução	XI
SEÇÃO 1 — Alimentos vegetais e de origem vegetal	1
Acréscimo à nova edição	2
SEÇÃO 2 — Alimentos de origem animal	113
SEÇÃO 3 — Frutas	153
Acréscimo à nova edição	154
SEÇÃO 4 — Outros alimentos	239
Bibliografia	261

NOTA DO AUTOR

Ao considerarmos os *prós* e os *contras* dos diversos alimentos, várias dúvidas, inclusive de ordem filosófica e mesmo religiosa, podem ser levantadas: se o Criador forneceu alimentos para nossa subsistência, é possível que eles apresentem desvantagens, senões? Além disto, que é considerado um pró pode, em determinadas condições e para determinados indivíduos, ser um contra, sendo que o inverso também costuma ocorrer.

Tomemos um exemplo: alimentos altamente calóricos serão benéficos para pessoas que têm necessidade de consumir grande número de calorias (atletas, trabalhadores braçais); já para outras, que necessitam emagrecer ou que levam vida sedentária, o número elevado de calorias constituirá, obviamente, uma desvantagem, um contra.

Outro exemplo: no verbete *café* considera-se como um "contra" a ação do alcalóide cafeína que, entretanto, poderá ser de utilidade (logo, um pró) em determinadas condições, tais como em vigílias prolongadas — a exemplo do que sucede em vésperas de exames escolares, velórios etc.

Portanto, ao considerarmos os prós e os contras dos diversos alimentos devemos ter sempre em mente a relatividade de tais considerações.

Para facilidade de manuseio e consulta, dividimos os verbetes em quatro seções: *Alimentos Vegetais e de Origem Vegetal, Alimentos de Origem Animal, Frutas* (que, embora sendo vegetais, por sua extensão e importância, constituem seção à parte) e *Outros Alimentos* (alimentos e substâncias ingeridas juntamente com os mesmos e que não se enquadram em nenhuma das categorias anteriores).

Quaisquer críticas, sugestões, informações ou mesmo meras referências a este livro serão recebidas com o maior prazer no endereço abaixo:
Paulo Eiró Gonsalves
Rua Baronesa de Itu, 474; 1º andar
CEP 01231 – São Paulo – SP
e-mail: paulo@eiro.com.br

APRESENTAÇÃO

O doutor Paulo Eiró Gonsalves atingiu com pleno êxito um dos seus objetivos ao escrever o *Livro dos alimentos*, coletando informações amplas, úteis, fiéis, atualizadas e sobretudo inéditas, referentes aos nutrientes humanos.

Outro objetivo alcançado, não menos importante, foi o de tornar a nossa alimentação mais racional, balanceada e revestida de noções científicas.

O livro foi escrito de maneira clara, precisa, concisa, sem termos rebuscados de difícil compreensão, permitindo, portanto, leitura fácil, agradável, amena e de pronta assimilação.

Ele será útil para o público em geral, donas de casa, médicos, estudantes, professores, nutricionistas, dietistas, naturistas, enfim, a todos aqueles que lidam com as áreas de Saúde e Higiene.

São apresentados 492 verbetes, agrupados em quatro seções, seguindo-se roteiro lógico para cada um deles, ou seja, sua origem, designação (nome científico e popular), variedades, utilização, maneira de preparar, aspectos nutricionais e terapêuticos (inclusive receitas caseiras), com ênfase especial aos prós e contras inerentes a vários deles.

Merece destaque o texto desenvolvido por Maria Idati Eiró Gonsalves, na Seção 4, sobre o sempre atual tema Adoçantes e Edulcorantes, por suas forçosas implicações nas dietas de emagrecimento.

Conclui com brilhantismo o *Livro dos alimentos*, tecendo considerações muito oportunas sobre o mais importante deles: a água.

Queremos parabenizar o doutor Eiró, meu estimado colega de turma de 1953, da Faculdade de Medicina da Universidade de São Paulo, pelo denodo, capricho e dispendioso esforço encetados na elaboração desta obra.

Ao final, temos certeza, sua obra será um sucesso, premiará merecidamente seu autor, quer pela sua personalidade ímpar de incansável estudioso e exemplar contribuidor, quer pela sua humildade e modéstia, apanágios dos abençoados do Senhor.

Vinício Paride Conte
Professor-titular da disciplina de gastroenterologia
da Faculdade de Medicina da Universidade de São Paulo

INTRODUÇÃO

A dietética clássica ordena os alimentos conforme sua análise química, grupando-os em água, proteínas, gorduras, hidratos de carbono ou açúcares, vitaminas e minerais (além do oxigênio do ar). Considera que na alimentação de um adulto, 55 a 60% devem ser fornecidos por hidratos de carbono, 25 a 30% por gorduras e 12% por proteínas; vitaminas e minerais agem em quantidades muito pequenas.

Os naturistas medem o valor de um alimento não apenas em função do acima referido, ou seja, do valor plástico, energético, vitamínico e mineral, mas principalmente em função de sua força vital e naturalidade, valorizando sobretudo a energia vital, os elementos vivos, indispensáveis à alimentação perfeita.

Tais elementos vitais contidos nos alimentos *in natura* podem ser transformados ou mesmo destruídos por processos como calor, conservação e industrialização, os quais, embora possam manter o valor protéico-calórico dos alimentos, alteram substancialmente sua qualidade biológica.

A palavra *natural* tem sido desgastada por uso excessivo e freqüentemente impróprio. De acordo com Aurélio, natural é o que é produzido pela Natureza, que é conforme à Natureza, sem artifício, sem trabalho do homem. Existem hoje em dia dezenas de correntes alimentares, cada uma delas com uma filosofia e pontos de vista próprios; muitas constituem verdadeiros sistemas de vida.

Acreditamos que para boa compreensão daquilo que propõe esta obra, faz-se necessário um apanhado, ainda que bastante sucinto, das características de cada tipo de nutriente. É o que apresentamos a seguir.

Água

É a substância que forma a maior parte do organismo humano (65% no indivíduo adulto e ainda mais nas crianças), distribuindo-se em porcentagens diferentes nos diversos tecidos. Situa-se dentro e fora da célula — água intracelular e extracelular, ricas respectivamente em potássio e sódio.

O homem possui em seu organismo maior porcentagem de água que a mulher.

Todos os alimentos são compostos por água, em proporções maiores ou menores. Alguns alimentos sólidos chegam a apresentar maior quantidade de água que os próprios alimentos líquidos: é o caso, por exemplo, de melancias e melões, que contêm mais de 90% de água, enquanto que no leite essa porcentagem é de 87%.

Glicídios

Também conhecidos como hidratos de carbono, carboidratos ou açúcares, os glicídios são considerados alimentos energéticos, ou seja, destinados a gerar calorias quando queimados pelo organismo — é o que ocorre, por exemplo, durante exercícios físicos. Quando os glicídios não são aproveitados, transformam-se em gorduras.

Os glicídios simples, chamados monossacarídeos (como a glicose e a frutose), são absorvidos diretamente pelo organismo (pelo intestino). Os mais complexos, como a sacarose (açúcar comum da cana e da beterraba), a lactose (do leite), o amido (da batata, trigo, arroz), antes de serem absorvidos, precisam ser transformados em monossacarídeos, pela ação de determinados fermentos digestivos.

Alguns glicídios não são digeridos nem tampouco absorvidos pelo organismo, como por exemplo a celulose. Juntamente com a lignina e outras substâncias, constituem as chamadas fibras dietárias ou alimentares, extremamente úteis em estimular os movimentos peristálticos intestinais, favorecendo as evacuações. Além de combaterem a obstipação intestinal (prisão de ventre), auxiliam a diminuir a incidência de doenças ano-retais e a baixar o teor de colesterol e triglicéridos no sangue.

Segundo os naturistas, o indivíduo — criança ou adulto — deveria idealmente evacuar de duas a quatro vezes por dia. Isso no entanto raramente ocorre entre os "civilizados", que durante muitos anos, devido a uma série de razões (inclusive sociais), "aprendem" a não atender às solicitações da região intestinal. Por esse motivo, e também pelo fato de alguns dos alimentos consumidos atualmente serem muito refinados e beneficiados — e portanto destituídos de fibras —, são tão freqüentes em nosso meio problemas como hemorróidas, fissuras, polipose intestinal, diverticulite e câncer do reto.

Protídios

As proteínas ou protídios são macromoléculas constituídas, em última análise, pela reunião de substâncias mais simples, denominadas aminoácidos ou ácidos aminados. Alguns aminoácidos são produzidos em quantidade suficiente pelo próprio organismo (aminoácidos dispensáveis), enquanto outros precisam ser introduzidos através da alimentação (aminoácidos indispensáveis) para complementar a quantidade exigida pelo organismo. A qualidade de uma proteína relaciona-se diretamente com sua riqueza em aminoácidos indispensáveis.

As proteínas de origem vegetal habitualmente não são ricas em aminoácidos indispensáveis, mas combinando-se vários vegetais protéicos na alimentação, as deficiências de uns são compensadas pelos aminoácidos de outros, podendo-se obter um resultado final bastante satisfatório.

Os aminoácidos das proteínas, para serem utilizados na síntese protéica e na formação dos tecidos, devem estar presentes nos alimentos sob forma natural e disponíveis biologicamente — ou seja, não bloqueados quimicamente, nem oxidados ou modificados de qualquer modo. Tratamentos térmicos, alcalinos, associação com polifenóis, redução da digestibilidade das proteínas pelo sorgo, chá ou cacau podem ter efeitos desfavoráveis sobre a disponibilidade protéica.

As proteínas desempenham vários papéis indispensáveis em todos os períodos da vida: são essenciais ao crescimento e ao desenvolvimento do organismo; juntamente com os lipídios constituem as membranas celulares; asseguram funções de defesa do organismo (imunoglobulinas); exercem funções de transporte; têm atividade catalítica (enzimas, hormônios).

As principais fontes protéicas são: leite, queijos, ovos, carnes, grãos leguminosos, algas, cogumelos, cereais integrais e frutas oleaginosas (castanhas-do-pará, nozes, amêndoas, avelãs, pinhões).

Algumas evidências relacionam as dietas hiperprotéicas com o câncer de mama, intestino grosso, pâncreas, próstata, rins e endométrio. Entretanto, como proteínas e gorduras normalmente encontram-se juntas nos mesmos alimentos, e conhecendo-se a forte relação entre gorduras e câncer, tornam-se difíceis conclusões categóricas a respeito da influência cancerígena das proteínas.

Lipídios

As gorduras ou lipídios são nutrientes responsáveis por inúmeras funções importantes para o organismo.

Além de sua função energética — pois liberam maior quantidade de calorias por grama —, as gorduras são também excelentes veículos de vitaminas lipossolúveis (solúveis em gordura). Fornecem moléculas fundamentais para o organismo (prostaglandinas, lipoproteínas e colesterol) e ácidos graxos essenciais (ou seja, incapazes de serem sintetizados pelo organismo, necessitando serem introduzidos pela alimentação); incrementam o paladar dos alimentos e protegem contra variações de temperatura e contra a excessiva perda de água por transpiração.

Quimicamente os lipídios simples são ésteres de glicerol, isto é, moléculas constituídas por glicerol (que é um álcool) mais ácidos graxos.

O gricerol contém três grupos hidroxila (OH), suscetíveis de reagirem com um, dois ou três ácidos graxos para formar as gorduras — que serão respectivamente mono, di ou triglicéridos. A quase totalidade das gorduras alimentares são triglicéridos.

Como a fração glicerol é a mesma em todos os tipos de lipídios simples, a diferença entre eles reside então nos ácidos graxos, que podem variar segundo o comprimento da cadeia carbônica: cadeia curta (quatro átomos de carbono), cadeia média ou cadeia longa (16 a 20 átomos de carbono).

Os ácidos graxos de cadeia curta são fluidos à temperatura ambiente, enquanto que, nas mesmas condições, os de cadeia longa fornecem gorduras sólidas.

Um exemplo de ácido graxo de cadeia curta é o butírico, constituinte da manteiga. Os ácidos graxos constituintes das gorduras alimentares normalmente encerram de 16 a 20 átomos de carbono.

Além do comprimento da cadeia orgânica, os ácidos graxos são classificados segundo seu grau de saturação. Aqueles que apresentam ligações simples entre os átomos de carbono são chamados saturados; os de ligação dupla, insaturados. Os insaturados podem ser mono-insaturados ou poli-insaturados, dependendo de apresentarem uma ou mais ligação dupla.

Os ácidos graxos saturados mais comuns são o esteárico e o palmítico. Entre os insaturados temos o oléico, o linoléico e o linolênico.

Para serem transportados pelo sangue, os lipídios são revestidos por uma capa de proteína, formando as chamadas lipoproteínas. Existem pelo menos dois tipos de lipoproteínas, que se distinguem por características físicas e químicas de baixa densidade (LDL, do inglês *low density lipoprotein*) e de alta densidade (HDL, de *high density lipoprotein*). Além das diferenças físicas e químicas, ambas têm comportamento totalmente diferente: enquanto as LDL carregam o colesterol pelo sangue e o depositam nas paredes das artérias, as HDL retiram as gorduras das artérias e as transportam até o fígado, de onde são eliminadas.

O termo colesterol tem hoje em dia conotação altamente pejorativa, que lhe confere a reputação de grande e terrível vilão, tremendamente prejudicial ao organismo. Na realidade, entretanto, o colesterol é a principal fonte dos hormônios esteróides da supra-renal, dos testículos, dos ovários e da placenta, além de ser importante constituinte do sistema nervoso e da bile. Trata-se, portanto, de substância absolutamente necessária ao organismo, no qual desempenha papéis da mais alta importância. O próprio organismo fabrica no fígado quase todo o colesterol de que necessita (apenas 30% provêm dos alimentos).

De forma muito simplista e resumida podemos dizer que há um "colesterol bom" (o HDL), que protege as artérias, e um "colesterol mau" (o LDL), o grande vilão das artérias.

Em que alimentos são encontrados o "mocinho" e o "bandido"?

O HDL é encontrado em alimentos ricos em ácidos graxos insaturados: gorduras vegetais em geral, particularmente os óleos de milho, soja, girassol, arroz, gergelim.

O LDL é encontrado em alimentos com gorduras ricas em ácidos graxos saturados, como as gorduras animais (de carne, leite, ovos, aves) e algumas vegetais (de coco, por exemplo).

Evidências epidemiológicas e experimentais são bastante sugestivas no sentido de apontar a alimentação rica em gorduras como causadora de alta incidência de câncer em determinadas localizações, notadamente mama, colo e próstata.

Vitaminas

As vitaminas contribuem para a metabolização da matéria e da energia e são bastante heterogêneas do ponto de vista bioquímico e fisiológico.

De acordo com a solubilidade, podem ser divididas em hidrossolúveis (solúveis em água) e lipossolúveis (solúveis em gordura).

As hidrossolúveis compreendem as vitaminas C e do complexo B; as lipossolúveis, vitaminas A, D, E e K.

Complexo B

Formado pelas vitaminas B_1 (aneurina ou tiamina), B_2 (riboflavina), PP (niacina ou nicotinamida), B_6 (piridoxina, piridosol e piridoxamina) e B_{12} (cianocobalamina); pelos ácidos fólico e pantotênico e pela biotina.

De modo muito amplo e geral podemos dizer que essas vitaminas atuam em conjunto e que a deficiência de uma pode afetar a atividade das demais. Carências acentuadas das vitaminas B podem produzir, entre outras, as seguintes doenças: beribéri (vitamina B_1), pelagra (niacina), anemia perniciosa (ácido fólico; vitamina B_{12}).

Atualmente são raros os casos de carências vitamínicas extremas, sendo muito mais comuns quadros frustos, ocasionados por carências leves — com exceção do raquitismo (produzido por carência acentuada de vitamina D), infelizmente ainda bastante comum.

Fontes principais: levedura de cerveja, pólen, arroz integral, gema de ovo, grãos germinados em geral (particularmente trigo).

Vitamina C (ácido ascórbico e ácido dihidroascórbico)

Essencial para a síntese do colágeno, uma das proteínas mais abundantes do organismo (constituindo de 25 a 30% da proteína total e cerca de 6% do peso total do corpo), a vitamina C é também indispensável no metabolismo do ferro e da hemoglobina.

XVI LIVRO DOS ALIMENTOS

Possui ainda acentuada ação desintoxicante e sua carência severa pode produzir o escorbuto.

Fontes principais: legumes e frutas frescas, principalmente laranja, limão, mamão, caju, goiaba, Kiwi e acerola (esta constitui a maior fonte natural da vitamina).

Vitamina A

Várias diferentes substâncias apresentam a mesma atividade biológica dessa vitamina. O termo "vitamina A" é usado para:
a) O retinol, utilizável diretamente pelo organismo, sem sofrer transformação. Encontrado apenas em produtos animais.
b) Os carotenos, que são transformados em retinol pelo organismo humano. Considerados "pró-vitaminas" ou precursores da vitamina A, são encontrados em produtos animais e vegetais.

As necessidades nutricionais da vitamina A são atualmente expressas em microgramas de equivalente retinol (o beta-caroteno é seis vezes menos ativo que o retinol).

A vitamina A desempenha papel importante na função visual. Sua carência pode acarretar acentuada dificuldade de visão na penumbra e ao escurecer, bem como outras perturbações visuais que podem culminar com a cegueira completa. Além disso, é necessária à atividade normal dos epitélios, à síntese do RNA e ao metabolismo de várias gorduras e vitaminas.

Fontes principais: fígado de peixe, alfafa germinada, cenoura crua, legumes verdes, buriti, dendê, pequi, abóbora, mamão, manga.

Vitamina D

De ação fundamental nos ossos e dentes, a carência dessa vitamina pode produzir raquitismo, afecção caracterizada por uma série de sinais (como retardo no fechamento das moleiras), amolecimento dos ossos do crânio (craniomalácia), pernas tortas, etc.

De modo geral os alimentos são bastante pobres em vitamina D, a qual normalmente é gerada pela transformação de pró-vitamina D (existente na pele) em vitamina, pela ação dos raios ultravioleta do Sol.

Fontes principais: exposição ao sol da manhã; óleo de fígado de peixe, peixes em geral, grãos germinados, gema de ovo.

Vitamina E

Várias substâncias, das quais a mais conhecida é o tocoferol, são incluídas nessa denominação.

Suas ações e deficiências não são bem conhecidas no homem. Aparentemente, a vitamina E confere proteção contra o envelhecimento precoce e os maus efeitos da poluição atmosférica, além de melhorar a oxigenação celular e aumentar a energia dos músculos.

Fontes principais: grãos germinados (particularmente trigo), óleo de germe de trigo, abacate, gema de ovo.

Vitamina K

De fundamental importância na coagulação do sangue, sua carência pode determinar a ocorrência de hemorragias.
Fontes principais: algas, alfafa, trigo germinado, legumes verdes, gema de ovo.

As vitaminas hidrossolúveis, quando administradas em excesso, não costumam trazer problemas ao organismo, pois o excesso é facilmente eliminado pela urina. Já vitaminas lipossolúveis (A e D), quando em quantidades exageradas, podem dissolver-se nas gorduras do organismo sem serem eliminadas, acarretando às vezes quadros de intoxicação (hipervitaminoses).

Minerais

Água, proteínas, gorduras, hidratos de carbono e vitaminas compõem aproximadamente 96% do organismo; os 4% restantes são constituídos por minerais. Destes, 21 são considerados essenciais à nutrição humana: cálcio, fósforo, potássio, enxofre, sódio, cloro, magnésio, ferro, zinco, selênio, manganês, cobre, iodo, molibdênio, cobalto, cromo, silício, vanádio, níquel, estanho e flúor.

Alguns minerais presentes no corpo humano não apresentam função conhecida (ouro, prata, alumínio, mercúrio, bismuto, gálio, chumbo, antimônio, boro, lítio) e outros não foram estabelecidos ainda como essenciais, embora, segundo parece, participem de certas reações biológicas (arsênio, bário, cádmio, estrôncio, bromo).

Quando presentes em quantidades relativamente grandes no organismo, os minerais são classificados como maiores ou macrominerais (cálcio, fósforo, enxofre, magnésio). Quando encontrados em taxas diminutas recebem o nome de microminerais, elementos-traços ou elementos menores. Vemos, portanto, que essa distinção nada tem a ver com a importância dos minerais para o organismo, mas apenas com as quantidades nele encontradas.

Os minerais essenciais têm funções específicas e indispensáveis, e sua carência pode levar a quadros graves, como por exemplo cretinismo (carência de *iodo*), anemia (*ferro* e *cobre*), deficiências de crescimento (*zinco*), alterações ósseas e dentárias (*flúor*), enfraquecimento dos ossos e dentes (*cálcio*), anemia perniciosa (*cobalto*) etc.

O *magnésio* é considerado extremamente valioso na prevenção do câncer, bem como no retardo dos problemas da senilidade, atenuando-os também quando já existentes.

XVIII   LIVRO DOS ALIMENTOS

O *fósforo* tem seu metabolismo intimamente ligado ao do cálcio, sendo elemento essencial aos ossos, dentes e sistema nervoso.

O *potássio* elimina o excesso de sal no organismo e auxilia na eliminação de substâncias provenientes da poluição.

O *enxofre* é essencial para a pele, cabelos, unhas e glóbulos vermelhos do sangue.

O *flúor* está ligado às articulações, ossos e dentes.

O *cromo* age no metabolismo da glicose e da liberação de energia. Acredita-se que atua em conjunto com a insulina. Diabéticos e pessoas que apresentam distúrbios no metabolismo dos hidratos de carbono, como hipoglicemia (baixa de açúcar no sangue), devem consumir regularmente alimentos ricos nesse elemento.

Há evidências de que a deficiência de cromo contribui também para o desenvolvimento da arterioesclerose.

O *selênio*, segundo demonstram alguns estudos, tem efeito protetor contra doenças degenerativas, notadamente câncer (em particular da mama e do tubo digestivo) e moléstias cardiocirculatórias. Tal proteção pode estar relacionada com a neutralização de metais pesados nocivos — sobretudo cádmio — pelo selênio.

Os fumantes, por exemplo, por extraírem grandes quantidades de cádmio do tabaco, podem necessitar de maiores quantidades de selênio.

A caspa também é um problema que parece estar relacionado com a carência de selênio.

O *cobalto* tem ação sobre os glóbulos vermelhos e o equilíbrio nervoso e vegetativo (principalmente nas enxaquecas).

Os minerais formam a cinza dos materiais biológicos, após a completa oxidação da matéria orgânica. Quando, na análise de algum alimento, informa-se que determinado percentual é constituído por cinzas, isso significa a porcentagem de minerais existente nesse alimento.

Algumas das principais fontes

Cálcio: leite e derivados, couve, gergelim, amêndoas, algas.
Fósforo: frutas oleaginosas, levedura de cerveja, trigo germinado, gema de ovo, peixe, leite e derivados.
Ferro: algas, verduras, melado, gema de ovo, beterraba, frutas secas.
Iodo: ar marinho, frutos do mar, algas, agrião, alho, vegetais que crescem à beira-mar.
Magnésio: frutas secas, verduras, mel, frutas oleaginosas, pólen.
Potássio: frutas, legumes, algas.
Zinco: frutos do mar, leite e derivados, trigo germinado, levedura de cerveja, maxixe.

INTRODUÇÃO XIX

Cobre: frutos do mar, algas, frutas secas, alho, verduras.
Cromo: levedura de cerveja, cereais integrais, cenoura, ervilha, manteiga.
Enxofre: repolho, couve, couve-flor, alho, agrião, cebola.
Flúor: sementes de girassol, alimentos vivos* em geral.
Cobalto: alimentos vivos em geral.
Selênio: levedura de cerveja, ovos, carne, peixes, mariscos, alho, cebola. (Dada a distribuição muito irregular de selênio no solo, os mesmos alimentos cultivados em regiões diferentes podem conter quantidades muito diversas do mineral. As fontes menos afetadas pelas condições geográficas são peixes, mariscos e carne.)

Biodisponibilidade

O conhecimento dos nutrientes contidos nos diversos alimentos é de importância básica para uma boa nutrição, mas é preciso também saber se tais nutrientes têm condições de ser absorvidos e utilizados pelo organismo, ou seja, se são biodisponíveis.

A biodisponibilidade de um nutriente depende de numerosos fatores, entre os quais podemos citar: tratamento térmico sofrido pelo alimento, presença de inibidores de absorção (ácido fítico, fitatos) e inibidores de fermentos digestivos (encontrados, por exemplo, na soja), formação de quelatos ou complexos com elementos metálicos etc.

Exemplifiquemos para maior clareza: as folhas de beterraba são muito ricas em cálcio e ferro, os quais entretanto acham-se ligados ao ácido fítico, formando fitatos insolúveis e, portanto, inabsorvíveis. (O cálcio e o ferro, para serem absorvidos pelo organismo, necessitam estar presentes sob a forma de sais solúveis.)

---

* Consideram-se *alimentos vivos* os grãos, cereais, leguminosas, ervas e legumes maduros ou germinados (em estado de brotos), bem como frutas comuns ou oleaginosas, consumidos crus.

SEÇÃO 1
ALIMENTOS VEGETAIS E DE ORIGEM VEGETAL*

---

* Observa-se certa confusão quanto aos termos legumes e verduras.

Como *legume* entendemos: (1) os frutos das plantas da família das leguminosas (feijão, grão-de-bico, ervilha, lentilha, soja, tremoço); (2) plantas hortenses (ou partes dessas plantas) empregadas na alimentação humana.

Os legumes podem provir de partes variadas das plantas: raízes (cenouras, nabos), tubérculos (batata), caules e rebentos (aspargos), bulbos (cebola), folhas (espinafre, couve), inflorescências (couve-flor), frutas, no sentido botânico do termo (abobrinha, pimentões, berinjela), sementes (ervilhas, feijões, lentilhas).

Como *verduras* compreendemos as folhas verdes de hortaliças e leguminosas empregadas na alimentação humana.

Acréscimo à nova edição

Cebola Rio Sweet

É um tipo de cebola originário dos Estados Unidos, onde foi desenvolvido, na década de 80, após pesquisas realizadas pelo professor Leonard Pike, diretor do Vegetable Improvement Center da Universidade do Texas. Resulta do cruzamento de mais de uma dezena de espécies e existe no Brasil desde 1991.

Relativamente à cebola comum, a Rio Sweet apresenta uma série de vantagens:
Não provoca mau hálito.
Não provoca irritação nos olhos: as cozinheiras podem manuseá-las "sem chorar".
Seu cheiro não permanece nas mãos durante muito tempo.
É mais durável que a cebola comum: se armazenada de forma adequada pode durar até seis meses sem estragar.

Endívia

O aparecimento desta variedade de chicória é devido a Bréziers, jardineiro-chefe da Sociedade Hortícola de Bruxelas, que teve a feliz idéia de tentar a cultura da chicória em grutas, onde eram cultivados champinhons. No solo escuro daquelas grutas surgiu um novo e surpreendente vegetal, com características diferentes da chicória, e que foi batizado de endívia belga.

Tal foi o sucesso culinário da endívia belga, que os habitantes de Bruxelas erigiram, alguns anos depois, uma estátua a seu ilustre descobridor: Bréziers.

Por sua baixíssima taxa calórica (17 calorias em 100g) é indicada nos regimes de emagrecimento. É rica em sais minerais e vitaminas A e C.

Possui ação digestiva, diurética e emoliente.

Raiz-forte

Sinonímia: rábano-rústico; rabanete-selvagem; salsão-silvestre; ráfano; rabo-de-cavalo.

Planta herbácea que atinge 60cm de altura, cultivada devido à raiz de cor branco-amarelado, de sabor forte e picante, usada como condimento em carnes, peixes e massas. As folhas, em algumas localidades, são utilizadas em saladas.

A raiz-forte, uma variedade de rábano, é por muitos confundida erroneamente como mostarda. Foi introduzida no Brasil por colonizadores alemães do sul do país.

Terapeuticamente, tem ação estimulante do apetite, digestiva, expectorante e diurética. Sendo vegetal pertencente à família das crucíferas, tem ação preventiva contra o câncer.

Abóbora

Designação geral dos frutos comestíveis de várias espécies da família das cucurbitáceas. De fato, são numerosas as variedades de abóbora: abóbora-moranga, abóbora-d'água (ou *abobrinha*), abóbora-do-campo, abóbora-menina, abóbora-cheirosa, abóbora-chila, abóbora-do-mato, abóbora-serpente etc.

Normalmente, a parte mais utilizada desses vegetais são os frutos polposos, mas as flores também podem ser consumidas (levemente refogadas ou à milanesa), bem como os brotos (cambuquira) e as sementes.

Do ponto de vista nutricional a abóbora contém hidratos de carbono (10%), minerais (principalmente fósforo e potássio) e vitaminas (em particular A e C).

Por ser rica em fósforo a abóbora é um bom alimento para o cérebro e para o sistema nervoso em geral. Além disso, é digestiva e antiflatulenta.

O purê de abóbora (quibebe) tem demonstrado apreciável ação diurética.

A seiva de suas folhas é usada com sucesso na remoção de verrugas.

As folhas frescas e amassadas constituem um cataplasma eficaz contra queimaduras.

As sementes de abóbora, muito ricas em proteínas (cerca de 30%) e em gorduras, são utilizadas com bons resultados no combate a parasitas intestinais, notadamente a solitária (tênia).

No Nordeste a abóbora é conhecida como jerimum.

Abobrinha

Cucurbita pepo, família das cucurbitáceas.

Também chamada de abóbora-d'água, a abobrinha é uma das muitas variedades de *abóbora*.

Embora seja em alguns locais bem mais utilizada que a abóbora, seu valor nutritivo não é dos maiores: 100 g. do fruto fornecem 24 calorias.

A abobrinha é composta por cerca de 93% de água, 1% de proteínas, 0,3% de gorduras, 5,5% de hidratos de carbono, alguns minerais (como cálcio e fósforo) e certa quantidade de vitaminas A, C e do complexo B.

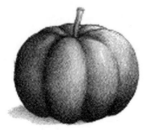

Abrolho

Centaurea calcitrapa, família das compostas.

Erva encontrada no sul do país, utilizada como condimento e, as folhas novas, como alimento.

As flores do abrolho têm propriedades antifebris, e a raiz é estimulante do apetite.

Açafrão

Crocus sativus, família das iridáceas.

Planta de origem mediterrânea cujas flores, purpúreas ou amareladas, são utilizadas na fabricação de tempero culinário e medicamento.

O açafrão consumido entre nós é produto caro, por ser habitualmente importado da Índia. (No estado de Goiás, entretanto, já está sendo produzido em escala industrial.)

Prós Os bulbos globosos do açafrão fornecem fécula comestível. Dos estigmas da planta extrai-se o pó amarelo utilizado em culinária, indústria de bebidas e farmácia (no preparo do láudano).

Terapeuticamente, o pó tem ação sedativa, antiespasmódica, antiflatulenta e emenagoga. Nutricionalmente, 100 g de açafrão em pó fornecem 337 calorias. Contém proteínas (6,5%), lipídios (5%), hidratos de carbono (72%), grande quantidade de cálcio, fósforo e ferro, bem como vitaminas C e do complexo B.

Contras Tóxico, o açafrão deve ser usado em doses diminutas. Em grandes quantidades pode produzir intoxicação caracterizada por sintomas mentais (que simulam a embriaguez) e até mesmo a morte.

Acelga

Beta vulgaris, var. *cycla*, família das quenopodiáceas.

Hortaliça da qual se utilizam as folhas e os talos em saladas ou refogados. São conhecidas diversas variedades, tais como a acelga-crespa, acelga-loura, acelga-de-cardo, acelga-japonesa etc.

Do ponto de vista nutricional a acelga contém cerca de 90% de água, 5,5% de hidratos de carbono, 1,5% de proteínas, vitaminas (A, C e do complexo B) e minerais (cálcio, fósforo, sódio, potássio, magnésio, cloro, enxofre, ferro).

Sob o aspecto terapêutico, a acelga tem vários empregos: é alcalinizante, laxativa e anti-hemorrágica.

Como laxante, mistura-se meia xícara do suco da planta com uma colher de chá de azeite de oliva. Toma-se à noite.

Como anti-hemorrágico, recomenda-se tostar e moer suas sementes, à maneira do que se faz com o café, adicionando-se em seguida uma colher de sopa do pó em um copo de água. Ferve-se durante quinze minutos e toma-se o caldo filtrado (uma colher de sopa duas vezes ao dia).

Nas cistites agudas, com dor e ardência, o chá por decocção das folhas (50 g em um litro de água) costuma produzir rápido alívio.

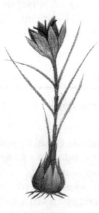

Contra cálculos da vesícula recomenda-se o suco da acelga misturado em parte iguais com suco de agrião. Toma-se um copo por dia, em jejum.

Açúcar

O uso do açúcar de cana é reconhecido desde a antiguidade mais remota (por volta de 8000 a.c.), tendo-se originado na Índia. Crônicas militares de Alexandre, o Grande, referem-se à cana-de-açúcar como uma planta da qual "se obtém um mel sólido, sem auxílio de abelhas". Contam as lendas que ela foi criada por Vishwamitra para alimentar os deuses.

Antigos escritos chineses afirmam que, em muitos casos, o tributo pago pelo povo ao imperador era feito sob a forma de açúcar, obtido na época pela simples evaporação do caldo da cana.

Os egípcios e árabes foram os responsáveis pela expansão do açúcar pelo mundo, e também os primeiros a submetê-lo ao processo de refinação, por meio de cristalizações repetidas com o emprego de várias substâncias químicas. Os califas antigos apreciavam muito o produto: segundo as lendas, no casamento de Harun-Al-Raschid, no ano de 870, foram consumidas quarenta toneladas de açúcar.

Mais tarde, a cana-de-açúcar foi levada para a Europa, pelos cruzados, e trazida à América por Colombo, em 1492.

No Brasil o açúcar foi produzido inicialmente com aparelhagem manual, datando de 1532, em São Paulo, o primeiro engenho moente. Já no primeiro século de nossa história, o Brasil se tinha convertido no maior produtor e fornecedor mundial de açúcar, perdendo essa liderança no segundo quartel do século XVII, em virtude não só da concorrência das colônias estrangeiras na América como também da corrida às minas.

Essa fase de decadência durou até pouco antes da proclamação da independência, época em que os engenhos se multiplicaram, elevando progressivamente a produção.

Com a finalidade de proteger a indústria canavieira, criou-se no Brasil, em 1933, o Instituto do Açúcar e do Álcool, a exemplo do que tinham feito antes outros países.

Atualmente os maiores produtores mundiais de açúcar são URSS, Cuba, Brasil, Índia e Estados Unidos.

Açúcar refinado

É produzido a partir do caldo de cana, mediante um processo de purificação, cristalização e refinação. (V. também *cana-de-açúcar*, nesta seção.)

Para ser purificada, a garapa, que contém cerca de 15% de sacarose, é levemente alcalinizada com cal. A maior parte das impurezas é removida por meio de aquecimento, formando-se uma espuma densa e um precipitado, que são depois separados (técnica conhecida como defecação).

Outra técnica de purificação consiste em adicionar-se à garapa pequenas quantidades de ácido fosfórico ou fosfato, ou ainda anidrido sulfuroso (dióxido de enxofre), que ajudam a filtrar as impurezas.

Para a obtenção do açúcar bruto, a garapa é então centrifugada, produzindo um líquido que, em seguida, é submetido a repetidos processos de concentração, até serem obtidas quantidades consideráveis de cristais de açúcar (cristalização). Ao final dessa fase, o líquido resultante apresenta-se escuro e viscoso, contendo cerca de 50% de açúcares fermentescíveis. Esse líquido, conhecido como melaço, é utilizado no preparo de rações e na produção de álcool.

O açúcar bruto passa então à refinaria, onde é submetido a lavagem centrífuga, dissolvido em água e tratado com cal-ácido fosfórico ou cal-ácido carbônico; posteriormente é tratado com carvão, para descoramento, e concentrado a vácuo.

O produto final é um pó contendo 98 a 99% de sacarose. Do ponto de vista técnico, o resultado é amplamente satisfatório, mesmo porque não são detectados, no açúcar branco refinado, enxofre, cal, ácido fosfórico ou qualquer outro produto empregado nas diversas fases de sua produção. Trata-se, portanto, de alimento quimicamente puro, sem substância tóxica alguma.

Prós Além de ser uma fonte energética, o açúcar, devido às suas propriedades físicas (adesividade e viscosidade em solução), ajuda a manter unidos componentes de vários produtos alimentares e farmacêuticos.

Em solução, constitui importante agente conservador, uma vez que em altas concentrações inibe o crescimento de germes, em virtude do aumento da pressão osmótica. Graças a essa propriedade, o açúcar é usado terapeuticamente na cicatrização de feridas.

Contras Em seu livro *Sacarose — Aspectos nutricionais e de segurança*

no uso do açúcar, Vetorazzi e MacDonald afirmam: "Não existe firme evidência de que o açúcar interfira na biodisponibilidade de vitaminas, minerais ou traços de nutrientes, como também não há evidência científica que comprove a noção de que desequilíbrios alimentares sejam provocados preferencialmente por um aumento de seu consumo". Entretanto, alguns autores sustentam que, para ser metabolizado, o açúcar necessita de várias substâncias, entre as quais a vitamina B_1. Diferentemente dos açúcares naturais encontrados nos alimentos, que vêm acompanhados das substâncias necessárias à sua metabolização, o açúcar branco, sendo única e exclusivamente açúcar, precisaria retirar essas substâncias do próprio organismo, acarretando-lhe prejuízos, portanto, quando ingerido em grandes quantidades.

Estudos recentes mostram que a alimentação rica em açúcar pode aumentar o risco de formação de cálculos renais (pedras nos rins), por provocar super-saturação de oxalato de cálcio na urina — afirmação que também é contestada na publicação citada acima.

Se ingerido em quantidade superior àquela que o organismo utiliza para gerar energia, o excesso será transformado em gordura, ocasionando aumento de peso.

Sendo um produto totalmente desvitalizado, morto, que diminui a imunidade natural, o açúcar favorece a proliferação de germes nocivos. Nas partes de menor resistência do organismo pode dar origem a infecções várias: rinites, faringites, otites, amidalites, sinusites, cistites etc.

Por ser rapidamente absorvido pelo intestino, eleva subitamente a taxa de glicose no sangue (hiperglicemia), a qual, em seguida, desencadeia baixa de glicose sanguínea (hipoglicemia). Tais alternâncias abalam os mecanismos reguladores do metabolismo e esgotam o sistema nervoso, produzindo fadiga, irritabilidade, agressividade e enfraquecimento.

O açúcar branco, ingerido em excesso, desempenha papel importante no aumento do número de casos de diabete.

Além disso, seu consumo está intimamente relacionado à incidência de cáries dentárias.

No II Congresso Internacional de Biotecnologia, realizado em 1991 em São Paulo, equipe da Faculdade de Engenharia de Alimentos da Unicamp, liderada pelo bioquímico Yong Kun Park, apresentou um novo tipo de açúcar sintetizado em laboratório, o qual, devido a modificações em sua estrutura molecular, não é metabolizado pelo organismo.

Tal açúcar, produzido sem participação de substâncias químicas e cujo teor de doçura é próximo ao do açúcar de cana, não engorda, não expolia o organismo em vitaminas e minerais, não provoca cáries dentárias e pode ser usado por diabéticos.

Açúcar de confeiteiro

Açúcar branco moído com 3% de amido, a fim de se evitar a agregação dos cristais.

Açúcar cristal

Açúcar não-refinado, cujo processo de produção termina na fase da cristalização. Contém de 98 a 99% de sacarose.

Além das desvantagens do açúcar refinado, o açúcar cristal retém sais de cal, ácidos orgânicos e outras substâncias acumuladas nos processos de purificação e cristalização.

O açúcar cristal é de difícil conservação, pois contém sais que absorvem a água do ar, fazendo com que umedeça com facilidade e por vezes se torne viscoso.

Açúcar demerara

Tipo de açúcar mascavo cristalizado.

Açúcar mascavo

Contém minerais e cerca de 94% de sacarose.

Apresenta mais impurezas que qualquer outro tipo de açúcar (sulfito de cal, hidrossulfito de sódio, ácido fosfórico, carbonato de sódio etc.).

Sua conservação é ainda mais difícil que a do açúcar cristal, por causa da ação de um tipo de levedura que, ao fermentar, produz álcoois e éteres, além de favorecer a ação de bactérias que originam uma goma viscosa (goma levana).

Às vezes o açúcar apresentado como mascavo não passa de açúcar branco re-colorido.

Adlay

Coix lacryma-jobi, família das gramíneas.

Pastagem alta de crescimento nativo em localidades da Ásia e da África, utilizada como cereal na suplementação ao suprimento de arroz na Índia, China, Filipinas e Tailândia.

Cem gramas da parte comestível do adlay fornecem 380 calorias. O alimento contém cerca de 15% de proteínas, 6% de gorduras, 65% de hidratos de carbono, minerais (cálcio, ferro, grande teor de fósforo) e vitaminas do complexo B.

Afiou

Sium sisarum, família das umbelíferas.

Também chamada de raiz açucarada, esta erva, originária do Oriente, fornece muitas raízes tuberculadas, brancas e doces, utilizadas na alimentação.

No Brasil, onde foi introduzido há vários anos, o afiou é cultivado muitas vezes em hortas.

Agrião

Nasturtium officinale, Sisymbrium nasturtium, família das crucíferas.

Erva muito rica em vitaminas e minerais — principalmente ferro e iodo —, o agrião apresenta inúmeras propriedades terapêuticas.

Com ele prepara-se uma infusão a frio excelente no combate à tosse: colocam-se algumas flores e folhas frescas em um pouco de água, deixando-se de molho toda a noite. No dia seguinte filtra-se e esmagam-se as flores e as folhas, para retirar todo o líquido. Toma-se em jejum.

Para hepatites e males do fígado em geral, recomenda-se pilar as folhas de agrião ou batê-las em liqüidificador, com um pouquinho de água, passando-as em seguida na peneira. Esse suco é muito útil também no tratamento de bronquites, anemias e fraqueza geral.

Para fortalecer as gengivas recomenda-se mastigar diariamente folhas de agrião.

O agrião é também eficaz no combate ao aumento de ácido úrico.

Sob o aspeto nutricional, é vegetal rico em vitaminas A e C, contendo também vitaminas do complexo B. Possui ainda numerosos minerais: cálcio, fósforo, potássio, magnésio, cloro, enxofre, ferro. Tem cerca de 90% de água, 2,8% de proteínas, 0,4% de gorduras e 3,3% de hidratos de carbono. Cem gramas de agrião proporcionam 22 calorias.

Outras variedades de agrião podem substituir o agrião comum nos usos culinários. São elas: agrião-bravo ou agrião-falso (*Cardamine amara*), agrião-do-brejo (*Nasturtium bonaviense, Nasturtium sylvestre*), agrião-da-terra ou agrião-dos-jardins (*Barbarea praecox*) e agrião-do-pântano (*Nasturtium palustre*), todos da família das crucíferas.

O agrião-da-terra, ou agrião-dos-jardins, tem também utilização ornamental.

Contras Por ser vegetal rasteiro o agrião pode-se contaminar com águas poluídas, devendo ser muito bem lavado antes de consumido.

Em virtude de sua ação abortiva, não é aconselhável seu uso durante a gravidez.

Agrião-do-pará

Spilanthes acmella, família das compostas.

Esta variedade de agrião, também conhecida como agrião-do-brasil ou jambu, é originária do norte do país, medrando sobretudo no estado do Pará.

Suas folhas e flores são utilizadas na alimentação, em saladas. Têm ação digestiva e antifebril.

Sob o aspeto nutricional, 100 g de agrião-do-pará fornecem 32 calorias. O alimento contém cerca de 89% de água, 1,9% de proteínas, 0,3% de gorduras, 7,2% de hidratos de carbono, minerais (cálcio, fósforo, ferro), grande quantidade de vitamina A e alguma de vitaminas C e do complexo B.

Aguapé

Designação comum a diversas plantas aquáticas flutuantes, entre as quais se destaca a *Eichhornia crassipes*, da família das ponteridáceas.

O nome aguapé, de origem tupi, significa "redondo e chato" (devido ao formato das folhas da planta, semelhantes a pratos).

Usado desde há muito como alimento de animais (suínos, bovinos, patos etc.), como adubo e na criação de peixes (que se alimentam de suas raízes), o aguapé foi tema de mestrado da agrônoma Helena von Ghlen Strano, que pesquisou a utilização da planta na alimentação humana. Extraindo o suco da massa seca do aguapé e eliminando sua umidade, a pesquisadora obteve um pó moído, sem gosto nem cheiro, com elevadíssimo teor protéico (50%). Segundo ela, é possível misturar esse pó a qualquer alimento, como por exemplo a farinha de mandioca, enriquecendo enormemente seu valor nutritivo, sem alterar-lhe o paladar ou aroma.

Os poluentes da água, absorvidos pelo aguapé, ficam retidos nas raízes, que funcionam como filtro e impedem a contaminação da parte aérea.

Por essa razão, em muitas localidades a planta é utilizada em estações de tratamento de água.

No estado de São Paulo, o cientista Eneas Salati, diretor do Centro de Energia Nuclear da Agricultura (CENA), desenvolveu um projeto para a despoluição do rio Piracicaba com o emprego do aguapé, cultivando a planta em tanques por onde passa a água a ser tratada.

Contra Por causa de sua enorme capacidade de reprodução e desenvolvimento, o aguapé é considerado praga temível, tendo impedido a navegação em vários rios da África e dos Estados Unidos. É considerado flagelo na Indonésia, Índia e Ceilão, sendo proibido por lei na Nova Zelândia.

Aipim

Ver *mandioca*.

Aipo

Ver *salsão*.

Alcachofra

A alcachofra mais comumente consumida na alimentação é a *Cynara scolynus*, da família das compostas, planta de até 1 m de altura, com grandes folhas carnosas. Habitualmente, além das folhas, também são utilizados em culinária os receptáculos ("fundos de alcachofra"), considerados iguarias das mais finas.

A alcachofra é consumida desde os tempos mais remotos, tendo sido usada inclusive na Grécia antiga.

Nutricionalmente contém cerca de 90% de água, 2,7 de proteínas, 0,2% de gorduras, 6% de hidratos de carbono, vitaminas A, C e do complexo B e, principalmente, numerosos minerais (cálcio, fósforo, ferro, silício, sódio, magnésio, iodo).

Do ponto de vista terapêutico, seu valor é extraordinário. Além de diurética e anti-reumática, a alcachofra é excelente para os males do fígado e da vesícula biliar.

Ajuda a diminuir a taxa de colesterol no sangue e combate energicamente o ácido úrico.

Possui um fermento, a cinarase, que auxilia a digestão do leite.

Além da *Cynara scolynus* são comestíveis também outros tipos de alcachofra:

1) Alcachofra-brava ou alcachofra-de-são-joão (*Cynara silvestris*, família das compostas), da qual se comem as nervuras das folhas e as raízes, grossas e tenras.

2) Alcachofra-da-barbária (*Cynara acaulis*, família das compostas), cuja parte utilizada em alimentação é a raiz.

3) Alcachofra-da-terra (*Helianthus tuberosus*, família das compostas), da qual se comem as raízes feculentas; as folhas são empregadas como forragem.

4) Alcachofra-dos-telhados (*Sempervivum tectorum*, família das crassuláceas), encontrada sobre os tetos das habitações ou entre fendas de muros velhos. Comem-se as folhas adstringentes. Por ser considerada eficaz na remoção de calos é conhecida também como *erva-dos-calos*.

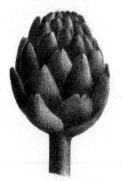

Alcaçuz

Glycirriza glabra, família das leguminosas.

Arbusto cuja raiz é empregada na fabricação de balas que purificam o há-

ALIMENTOS VEGETAIS E DE ORIGEM VEGETAL   11

lito. Além disso, é utilizado com sucesso em afecções do aparelho respiratório, sendo eficaz contra tosses, rouquidões, gripes, bronquites.

É também diurético, antiácido e útil em cólicas do aparelho digestivo e úlceras gastroduodenais.

O alcaçuz comum é também chamado alcaçuz-da-europa, em contraposição ao alcaçuz-do-brasil (*Periandra dulcis*), alcaçuz-da-terra (*Glycirriza americana*), alcaçuz-do-oriente (*Glycirrhiza echinata*) e alcaçuz-do-cáucaso (*Glycirrhiza glandulifera*).

Alcaparra

Capparris, família das caparáceas.

Planta nativa da região do Mediterrâneo, que cresce em frestas de muros e escarpas de rochedos e da qual são conhecidas centenas de espécies.

Os botões florais são muito apreciados em culinária (na preparação de molhos e temperos) ou como aperitivo de sabor acentuado. Ingeridos em quantidade moderada atuam como estimulante estomacal.

Alcarávia

Carum carvi, família das umbelíferas.

As sementes dessa planta têm o mesmo emprego que as do *cominho*. Aliás, a alcarávia (ou carvi) é chamada também cominho-do-prado ou cominho-armênio.

Terapeuticamente, a alcarávia tem ação antiflatulenta.

Alecrim

Rosmarinus officinalis, família das labiadas.

Arbusto de origem européia, com pouco mais de 1m de altura e folhas duras e estreitas, de cor verde-escura. Também conhecido como rosmarinho e rosmaninho.

Em seu *habitat* natural cresce em solos rochosos, geralmente próximos do mar; daí o nome botânico *ros marinus*: rocio do mar, orvalho do mar.

O alecrim comum é também chamado alecrim-de-jardim, alecrim-de-horta, alecrim-de-cheiro e alecrim-de-casca. Além dele são conhecidos vários outros, como o alecrim-do-campo (*Lantana microphylla*), alecrim-do-mato (*Macharis macrodonta*), alecrim-bravo (*Pectis apodochephala*), alecrim-de-são-josé (ou onze-horas).

Na culinária, um raminho ou broto de alecrim confere aroma delicioso às carnes assadas, entrando também na composição de molhos e temperos. Suas flores, muito visitadas por abelhas, são usadas em saladas.

Como remédio é reconhecido como excelente tônico geral, antigripal, antiasmático, digestivo e eficaz no combate à enxaqueca.

Sua essência, em fricções sobre o couro cabeludo, combate a queda dos cabelos.

Para resolver rapidamente abscessos e furúnculos, ferver um raminho de alecrim em meio litro de água, até o líquido reduzir-se à metade. Aplicar como compressas nos locais atingidos.

Em casos de gripes e bronquites, colocar um punhado de folhas secas sobre uma chapa quente (mas não incandescente) e aspirar a fumaça.

Contra rouquidões, fazer gargarejos com a decocção de um punhado de folhas de alecrim e ban-chá em um pouco de água (juntar sal, de preferência não-refinado, quando o líquido estiver morno).

Para tratamento da sarna, usa-se pomada preparada com dez partes de gordura vegetal e uma parte de suco de alecrim.

As folhas, colocadas na água de banho de imersão, ajudam a aliviar o reumatismo.

Tantas e tão louvadas são as propriedades terapêuticas do alecrim, que no Brasil Colônia os bandeirantes não o dispensavam.

Alface

Lactuca sativa, família das compostas.

Hortaliça originária da Índia, da qual são conhecidas dezenas de variedades.

Habitualmente empregada crua, em saladas, a alface também pode ser comida cozida.

Prós A alface tem propriedades sedativas e hipnóticas, sendo utilizada como calmante e no combate à insônia (para esta finalidade pode-se empregar chá preparado por decocção).

É utilizada também na preparação de cosméticos para tratamentos rejuvenescedores da pele (cremes de alface).

Nutricionalmente, 100 g de alface fornecem 18,6 calorias. Contém cerca de 2,9% de hidratos de carbono, 1,3% de proteínas, 0,2% de gorduras, 95% de água, vitaminas A, E e do complexo B e vários minerais (cálcio, fósforo, sódio, potássio, magnésio, cloro, ferro, enxofre).

Contras Por ser verdura rasteira, freqüentemente regada com águas poluídas e contaminadas, a alface pode transmitir muitas doenças se não for lavada cuidadosamente. Por esse motivo, não se recomenda seu consumo em restaurantes, bares e lanchonetes.

A alface contém alguma quantidade de nitratos (sobre o assunto ver *espinafre*).

Alfafa

Medicago sativa, família das leguminosas.

Arbusto cujas folhas são utilizadas na alimentação humana (em saladas) e de animais e cujos brotos, de grande valor nutritivo, são muito saborosos.

Existem dezenas de variedades de alfafa, tais como: alfafa-arbórea, alfafa-de-folhas-manchadas, alfafa-de-sementes-espinhosas, alfafa-espinhosa, alfafa-gigante, alfafa-lupulina etc.

Verde ou seca, é planta forrageira de primeiríssima qualidade.

Prós A alfafa comum, também conhecida como luzerna, é uma verdadeira farmácia. Além de excelente tônico geral e reconstituinte, é também aperiente, digestiva e sedativa.

Atua eficazmente nos casos de artritismo e reumatismo e é muito útil nos males do aparelho urinário, no combate à hipertrofia da próstata e para aumentar o leite das nutrizes.

Contra Pode produzir meteorismo.

Alfarroba

Vagem produzida pela alfarrobeira (*Ceratonia siliqua*, família das leguminosas), árvore do Mediterrâneo e da Síria, que cresce somente à beira d'água.

Essa árvore, da qual existem inúmeras variedades, é freqüentemente mencionada na literatura antiga, tendo tido participação importante nas atividades religiosas dos judeus. Sua madeira vermelha e dura, de excelente qualidade, tem amplo emprego em marcenaria.

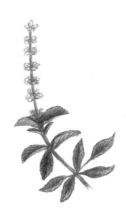

A alfarroba contém polpa açucarada e muito nutritiva, e suas sementes, utilizadas na antiguidade como padrão de medida, contêm 26% de proteínas, 10% de gorduras, 47% de hidratos de carbono, vitaminas do complexo B e minerais (cálcio, fósforo e ferro). Cem gramas das sementes fornecem 380 calorias.

Por sua acentuada ação antidiarréica, a alfarroba é particularmente útil nas diarréias infantis. Os frutos, em decocção, são utilizados em infecções catarrais.

É também empregada na fabricação de cremes de beleza e como lubrificante de catéteres.

Alfavaca

Designação comum a diversas espécies de plantas da família das labiadas, gênero *Ocimum*.

A alfavaca comum é um arbusto originário do Brasil, cujo caule mede cerca de 40 cm de altura, com flores pequenas, vermelhas ou brancas manchadas de roxo.

Em culinária é usada para conferir a sopas e molhos sabor característico e muito apreciado. Mesmo seca conserva aroma forte e agradável.

Possui propriedades digestivas, antiflatulentas, anticatarrais, antiasmáticas, antitérmicas, além de agir beneficamente nos males do aparelho urinário (inclusive cólicas e cálculos renais.)

Contra afecções da boca e da garganta, recomendam-se bochechos e gargarejos com 50 g de folhas secas ou 100 g de folhas frescas, fervidas durante 10 minutos em meio litro de água.

Para combater a queda dos cabelos, fricciona-se o couro cabeludo com o suco extraído da erva.

No interior do Brasil, a alfavaca é usada para perfumar o banho dos recém-nascidos e criancinhas e também para purificar o hálito.

Do ponto de vista nutricional, a alfavaca contém cerca de 87% de água, 3,3% de proteínas, 1,2% de gorduras, 7% de hidratos de carbono, minerais (fósforo, ferro e, particularmente, cálcio), grande quantidade de vitamina A e também vitaminas C e do complexo B.

Outras designações da alfavaca comum incluem: manjericão-de-folha-larga, manjericão-das-cozinheiras, manjericão-grande, erva-real.
Ver também *manjericão*.

Algaroba

Vagem da algarobeira (*Algarobia dulcis*, família das leguminosas), árvore de pequeno porte, de origem provavelmente oriental, que se aclimatou no Brasil, particularmente no Rio Grande do Sul, onde é encontrada em quantidade.

As algarobas medem de 20 a 30 cm de comprimento e são utilizadas na alimentação humana e animal. Em alguns países, fabrica-se com elas bebida denominada "chica", sendo às vezes adicionadas ao cacau para o fabrico de chocolate.

Terapeuticamente, atua de modo eficaz em casos de diarréia.

Algas

Vegetais sem raízes, flores ou sementes, cuja forma e tamanho variam desde milésimos de milímetros a centenas de metros. Existem algas marinhas (que vivem no mar), fluviais (que vegetam em rios e lagos) e palustres (de pântanos, brejos e locais úmidos). Quanto à cor, podem ser verdes, marrons ou vermelhas.

Ao que sabemos até agora, apenas as algas marinhas têm sido utilizadas na alimentação humana, podendo provir de colônias que vegetam espontaneamente nos oceanos ou então ser cultivadas para essa finalidade específica.

Inúmeras são as variedades de algas empregadas como alimento. Como exemplos podemos citar a *kombu*, a *hiziki* ou *hijiki*, a *wakame* e a *kelp* (todas as quatro marrons), a *nori* e o ágar-ágar, ou *kanten* (ambas vermelhas).

Prós Alimento muito versátil, as algas podem ser consumidas de diversas maneiras: *in natura*, em sopas e saladas; em cozidos com legumes; como condimentos e chás; sob a forma de patês etc. Acrescidas aos feijões, diminuem o tempo de cozimento destes, além de torná-los mais digeríveis e menos flatulentos. Por serem gelatinosas, as algas *kombu*, colocadas em tiras no fundo de uma panela de arroz ou legumes, impedem que estes grudem no fundo.

Do ponto de vista nutricional, as algas variam entre si quanto aos nutrientes. De modo geral, entretanto, são consideradas como alimentos de altíssimo valor nutritivo, uma vez que possuem grande quantidade de minerais (particularmente iodo, magnésio, cálcio, ferro e fósforo), inúmeras vitaminas (inclusive a B_{12}, raramente encontrada em vegetais), proteínas, hidratos de carbono e gorduras.

Também terapeuticamente possuem virtudes extraordinárias: removem o estrôncio radioativo do organismo, têm propriedades anti-reumáticas e laxativas e atuam contra pedras nos rins e na vesícula. Há quem as considere úteis no tratamento do câncer e na prevenção de resfriados.

São muito utilizadas também em dietas de emagrecimento, basicamente por duas razões: a) pelo elevado conteúdo de fenilalanina, aminoácido que atua sobre o centro nervoso da fome, inibindo-o; b) por provocar sensação de plenitude gástrica, fazendo o indivíduo sentir-se saciado.

Contras Algumas algas podem apresentar toxicidade natural ou tornar-se tóxicas devido a condições do meio ambiente. Nesses casos, provocam às vezes graves problemas à saúde do indivíduo, mesmo quando ingeridas indiretamente (comendo-se peixes, moluscos ou crustáceos contaminados pelo veneno).

Determinadas algas produzem um tóxico denominado saxitoxina. Em certas condições e épocas, essas algas acumulam-se no plâncton, que chega a conter 20 a 40 milhões desses microorganismos por litro. A superfície da água adquire, então, tonalidade avermelhada, recebendo por isso o nome de maré vermelha. Ostras e mariscos normalmente inócuos tornam-se tóxicos ao ingerir o plâncton da maré vermelha, e só podem ser considerados para consumo novamente várias semanas após a cessação do referido episódio.

Outras algas produzem a ciguatoxina, e quando ingeridas por peixes transferem a eles sua toxicidade. O homem, ao comer tais peixes, poderá apresentar quadro grave, inclusive fatal, de intoxicação.

Algodão

Planta da família das malváceas (gênero *Gossypum*, com numerosas espécies), conhecida desde a mais remota antiguidade egípcia, tendo sido introduzido na Europa pelos fenícios e árabes. No Brasil as espécies nativas de algodão começaram a ser cultivadas na época da colonização, pelos colonos portugueses e jesuítas.

Prós O algodão é amplamente utilizado nas indústrias têxtil, química e farmacêutica.

Do ponto de vista medicinal é digestivo, diurético, emoliente, anti-hemorrágico e favorece a lactação.

O grão oleaginoso fornece óleo comestível e constitui também boa fonte protéica.

A torta preparada com sementes de algodão é de grande valor na alimentação animal.

Contra Os grãos de algodão contêm um pigmento tóxico chamado gossypol.

Existem, entretanto, processos que permitem obter isolados protéicos isentos de gossypol, podendo-se desse modo empregar farinha de algodão no fabrico de pães ricos em proteínas.

Alho

Allium sativum, família das liliáceas.

Vegetal cuja raiz, em forma de bulbo, é empregada há milênios como condimento, sendo também muito reputada hoje em dia por suas propriedades medicinais.

Prós Nutricionalmente, o alho contém cerca de 25% de hidratos de carbono, 6,5% de proteínas, vitaminas A, B e C e minerais (cálcio, fósforo, ferro, iodo e silício).

Medicinalmente é utilizado na prevenção e tratamento das doenças agudas e crônicas do aparelho respiratório, sendo notável sua ação antitussígena.

É também digestivo, laxante e estimulante geral do organismo, e no homem tem o efeito de aumentar a quantidade de esperma.

No aparelho circulatório, previne o enfarte e a arterioesclerose e baixa a pressão arterial, bem como a taxa de colesterol.

Como vermífugo (eficaz contra lombrigas, oxiúros e solitária), fervem-se alguns dentes previamente esmagados em leite quente adoçado, durante um minuto. Tomam-se duas a três colheres ao dia.

Contra insônia, esmaga-se um dente de alho numa xícara de leite quente, deixando em infusão durante dez minutos. Bebe-se a seguir.

Utilizado externamente, na forma de ungüento preparado com a polpa esmagada em óleo de oliva, é de grande eficácia na remoção de calos. (Aplica-se o ungüento sobre a área afetada e cobre-se com um pedaço de tecido, repetindo-se a aplicação, se necessário.)

É um dos componentes do "superchá" ou "chá-maravilha" (ver *cebola*).

O óleo de alho, produto rico em vitaminas e minerais, apresenta também muitos dos efeitos curativos do vegetal. Costuma ser encontrado em cápsulas, nas farmácias e em casas de produtos naturais.

Existem indícios, ainda, de que o alho tem ação benéfica contra o câncer, em especial do estômago e da bexiga.

O alho tem também acentuado poder anti-séptico, cuja fama remonta ao ano de 1300, aproximadamente. Segundo a lenda, havia nessa época quatro ladrões marselheses que, durante uma epidemia de peste, invadiram e saquearam os locais atingidos pela doença, sem contudo serem acometidos por ela. Conta-se que os bandidos utilizavam, externa e internamente, um vinagre preparado com alho e outros vegetais (canela, sálvia, losna, noz-moscada etc.), que lhes conferia resistência à infecção. Esse vinagre ficou conhecido com o nome de vinagre dos Quatro Ladrões de Marselha.

O folclore assinala que o alho afugenta demônios, maus espíritos, lobisomens, mulas-sem-cabeça, sacis e caiporas.

Contra O alho costuma deixar um hálito bastante desagradável na boca. Esse inconveniente, contudo, pode ser contornado de várias maneiras: comendo-se salsa crua, mastigando-se nozes juntamente com alho ou tomando-se suco de limão misturado com igual quantidade de água, meia hora após ter ingerido alho. (Esse mesmo suco serve também para desodorizar as mãos.)

Alho-porro

Allium porrum, família das liliáceas.

Hortaliça de sabor delicado e levemente adoçicado, da qual se consomem, cozidos, o bulbo alongado e as folhas.

Também chamado de alho-macho, o porro, tal como o alho comum, é utilizado há milênios na alimentação humana, sendo referido na própria Bíblia.

Prós Nutricionalmente, o alho-porro contém 15% de hidratos de carbono, 2% de proteínas, vitaminas C e do complexo B e minerais (cálcio, fósforo, ferro).

ALIMENTOS VEGETAIS E DE ORIGEM VEGETAL 17

Terapeuticamente, é utilizado no tratamento de verminoses intestinais e como diurético, sendo eficaz na eliminação de cálculos renais.

Contra Usado em excesso pode ter ação irritante sobre o aparelho digestivo.

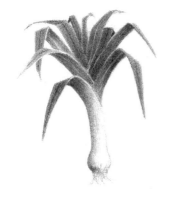

Almeirão

Chicorium intybus, família das chicoriáceas.

Natural da Europa, o almeirão é cultivado em todo o mundo. Em virtude do sabor de suas folhas, é conhecido também como chicória-amarga.

Além do emprego na alimentação humana, o almeirão constitui excelente planta forrageira.

Terapeuticamente, suas folhas são estimulantes do fígado e da vesícula biliar, estomáquicas, depurativas e antidiarréicas.

Do ponto de vista nutricional, 100 g de almeirão fornecem 20 calorias. Contém cerca de 93% de água, 1,7% de proteínas, 0,2% de gorduras, 4% de hidratos de carbono, vitaminas A, C e do complexo B e minerais (cálcio, fósforo, ferro).

Angélica

Angelica archiangelica, família das umbelíferas.

Planta com cerca de 3 m de altura, cujo caule, agradavelmente aromático, é empregado na fabricação de licores e em confeitaria.

Na alimentação, é usada em saladas e também para aromatizar frutas assadas e bebidas. Tem propriedades antiflatulenta e digestiva.

A angélica tem esse nome porque, antigamente, eram-lhe atribuídas tantas e tão preciosas virtudes, que se acreditava ter origem celestial.

Anis

Pimpinella anisum ou **Carum anisum**, família das umbelíferas.

Erva originária do Oriente, cujas sementes são amplamente utilizadas em culinária, confeitaria, na fabricação de xaropes e licores (anisete) etc., bem como em medicina e veterinária. Trata-se da popular erva-doce.

O anis têm ação calmante, antiasmática, digestiva, antiflatulenta, diurética e purificadora do hálito, além de aumentar o leite das nutrizes.

O óleo de suas sementes, friccionado sobre o couro cabeludo, combate os piolhos.

As folhas, muito aromáticas, são usadas para perfumar a roupa.

O bulbo é apreciado cru (em saladas) ou cozido (à milanesa).

Ver também *funcho*.

Anis-estrelado

Illicium verum ou *Illicium anisatum*, família das magnoliáceas.

Arbusto cujos frutos, em forma de estrela, têm sabor e empregos muito semelhantes aos do *anis*.

Suas sementes são muito utilizadas, e até preferidas às do verdadeiro anis, na fabricação de certas bebidas (Chartreuse, Absinto, Anisette de Bordeaux etc.)

Araruta

Maranta arundinacea, família das marantáceas.

Esta planta, cujo nome latino homenageia o botânico italiano Bartolomeo Maranta (século XVI), possui rizomas tuberosos dos quais é extraída a fécula branca, fina, luzidia e inodora que se conhece pelo mesmo nome.

Por extensão, costuma-se chamar também de araruta a fécula extraída de várias outras plantas (mandioca, inhame, batata), o que evidentemente não é correto.

O nome português do vegetal parece derivar do inglês *arrow-root*. De acordo com Spruce, citado por Pio Corrêa, os índios acreditavam que a fécula da planta neutralizava o veneno das flechas inimigas, o que explicaria o nome em inglês.

Do ponto de vista nutricional, a fécula de araruta constitui fonte rica de hidratos de carbono (85%), além de conter alguma quantidade de vitamina B e minerais (cálcio, fósforo e ferro). Cem gramas da farinha de araruta fornecem 344 calorias.

O suco da planta, de sabor acre, é recomendado contra picadas de insetos, em aplicações locais.

O caldo de araruta é muito eficaz no combate à diarréia. Para essa finalidade, dilui-se uma colher de chá da fécula em duas ou três partes de água; em seguida adiciona-se um quarto de litro de água e ferve-se até ficar transparente.

Areca

Areca catechu, família das arecáceas.

Palmeira asiática e indonésia, de 15 a 20 m de altura, tronco ereto, muito cultivada em parques e jardins graças ao seu belo efeito ornamental.

Dela se extrai a goma e o córtex, utilizado na confecção de fibras e cordas.

Os frutos marrons, do tamanho de nozes, são usados pelos nativos da Ásia e Indonésia como narcóticos.

O palmito da areca é comestível.

Aroeira

Schinus molle, família das anacardiáceas.

Árvore de grande porte, cujas folhas, flores, frutos e casca têm propriedades medicinais, sendo utilizados contra reumatismo, bronquite, doenças das vias urinárias e como purgativos.

Sob o aspeto culinário, os frutos, semelhantes à pimenta-do-reino, podem ser utilizados em substituição a esta — razão por que a aroeira é conhecida

também como pimenteira-bastarda e pimenta-da-américa.
Contra A aroeira é muito conhecida por produzir, com freqüência, irritação na pele, quando tocada.

Arroz

Oryza sativa, família das gramíneas.

O arroz é cultivado há aproximadamente 5.000 anos, o que explica a existência de suas inúmeras variedades (só na Índia contam-se mais de 8.000). A produção mundial de arroz é de cerca de 300.000.000 toneladas, das quais mais de 90% provêm dos países da Ásia meridional e oriental, em particular a China (também Índia, Japão, Paquistão, Indonésia, Tailândia e Birmânia, sendo os dois últimos os principais exportadores mundiais).

No Brasil, a cultura do arroz data dos primeiros tempos da colonização, quer com espécies nativas, quer com espécies trazidas pelos portugueses.

Além de ser amplamente empregado na alimentação humana (muitos povos alimentam-se praticamente só de arroz integral), o arroz é também utilizado na alimentação animal (os grãos e a forragem verde).

Com o cereal, preparam-se farinhas empregadas em bolos, mingaus e doces, bem como bebidas (aguardentes e o saquê) e o famoso pó-de-arroz, produto de toucador aplicado sobre a pele para diminuir o brilho e retocar a maquilagem.

Por ser pobre em sódio, o arroz é indicado na alimentação de pacientes com moléstias cardíacas ou renais, particularmente quando inchados. Devido a sua ação obstipante, é amplamente utilizado no combate a diarréias.

Estudos recentes indicam que o farelo de arroz pode ser útil na prevenção de cálculos urinários.

Entre as milhares de variedades de arroz, podemos citar: amarelão, agulha, carioca, cateto, japonês, moti etc.

Existe no mercado um tipo de arroz pré-cozido, desidratado, ao qual basta adicionar água para que adquira novamente as características de arroz cozido.

Arroz branco

Prós Por conter uma quantidade de lipídios bem menor que o integral (praticamente a terça parte), o arroz branco é mais resistente à rancificação.
Contras Grande parte de seus nutrientes são retirados pelo processo de beneficiamento, que elimina a cutícula e o germe do grão. Além disso, é parafinado e recebe adição de talco.

Arroz integral

Prós Possui mais nutrientes que o arroz branco: 8,1% de proteínas contra 7,2% no branco; 1,6% de lipídios contra 0,6% no branco; 2,5 vezes mais cálcio; 2,5 vezes mais fósforo e duas vezes mais ferro; quatro vezes mais vitamina B_1; duas vezes mais vitamina B_2; 3,5 vezes mais niacina.

É também muito mais rico em fibras, as quais estimulam o peristaltismo intestinal, facilitando a evacuação.
Contra Conserva mais agrotóxicos

que o arroz branco, pois estes se acumulam nas porções mais periféricas dos grãos, sendo eliminados apenas parcialmente pelo processo de beneficiamento.

Para evitar este inconveniente do arroz integral deve-se consumi-lo proveniente de plantações orgânicas, nas quais não se utilizam agrotóxicos.

Arroz malekizado

No processo de malekização, o arroz com casca é macerado em água fria por três dias e, a seguir, submetido a vapor d'água a alta temperatura (600 a 700°C), sendo posteriormente desidratado e descascado.

Por meio desse processo, os produtos da cutícula transferem-se para o interior do grão. Em outra fase são retirados a cutícula e o germe.

O arroz malekizado é, portanto, um produto semi-integral.

Arroz parboilizado

A parboilização, processo utilizado na Índia há vários séculos, é muito semelhante à malekização, com a diferença de que os grãos, em vez de macerados em água fria por três dias, são submetidos à ação de água fervente por oito horas. No restante, ambos os processos são idênticos.

Arruda

Ruta graveolens, família das rutáceas.

Arbusto sempre verde, nativo do sul da Europa e do Oriente Próximo.

O nome botânico provém do grego *reuo*, que significa liberar, pois se acreditava (e ainda hoje se acredita) que a arruda podia livrar o corpo de todas as doenças, além de encerrar poderes mágicos que protegiam contra feitiçarias e mau-olhados.

A arruda tem propriedades tônicas e é rica em sais minerais. Na culinária é usada em saladas e como aromatizante de vários pratos.

Árvore-vaca

Tabernaemontana utilis, família das apocináceas.

Essa curiosa árvore exsuda abundante líquido branco, muito doce e nutritivo, de aspeto semelhante ao leite de vaca e empregado no lugar deste pelo povo.

O "leite" da árvore-vaca tem grande reputação como produto eficaz no combate às febres em geral.

Aspargo

Asparagus officinalis, família das liliáceas.

Ou espargo. Herbácea de rizoma rastejante que, na primavera, dá brotos comestíveis, muito apreciados e sofisticados. Esses brotos, ou turiões, são mantidos artificialmente debaixo da terra, sem luz, a fim de se conservarem brancos, isentos de clorofila.

Prós O aspargo tem extraordinário poder diurético, sendo indicado para aumentar a quantidade de urina, bem como nas moléstias cardíacas, renais e hipertensivas.

ALIMENTOS VEGETAIS E DE ORIGEM VEGETAL 21

É também sedativo.

Nutricionalmente, possui proteínas (20%), minerais (particularmente flúor, fósforo e potássio), vitaminas (A, C e do complexo B), 4,4% de hidratos de carbono, 0,2% de gorduras e 92% de água. Cem gramas de aspargos fornecem 22 calorias.

Contras Por ser cultivado sob a terra, ao abrigo da luz, tem valor nutricional limitado.

As vitaminas C e do complexo B contidas no aspargo são destruídas pela cocção.

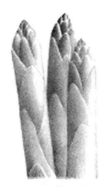

Aveia

Avena sativa, família das gramíneas.

Planta herbácea cultivada para alimentação humana e de animais (particularmente cavalos, que se tornam ágeis, vigorosos e de pêlos lisos e luzidios). Os maiores produtores mundiais de aveia são os Estados Unidos e a Rússia; no Brasil é cultivada sobretudo no Rio Grande do Sul.

A aveia encontrada nos supermercados, sob a forma de farinha, flocos etc., é integral. Tais formas, entretanto, são inferiores ao produto em grãos, que conserva sua energia vital.

Prós Do ponto de vista nutricional, é um excelente alimento energético. Tradicionalmente é o cereal que confere força e vigor. Cem gramas de aveia fornecem 369 calorias.

A aveia contém cerca de 13,5% de proteínas (ricas em aminoácidos indispensáveis), 4,8% de gorduras (constituídas por ácidos graxos insaturados, portanto benéficos ao aparelho circulatório), 69% de hidratos de carbono, vários minerais (particularmente fósforo, potássio e magnésio), vitaminas E e do complexo B.

Sob o aspecto terapêutico, as fibras da aveia estimulam o peristaltismo intestinal, sendo portanto indicada em casos de obstipação (prisão de ventre).

Além disso, é útil na alimentação dos diabéticos, dada sua ação hipoglicemiante (baixa a taxa de açúcar no sangue), e estimula o funcionamento da glândula tireóide, aumentando assim a resistência ao frio. (Por isso deve ser consumida, preferencialmente, no inverno.)

Contras A aveia contém grande quantidade de ácido fítico, que reagindo com o cálcio forma sais (fitatos) de cálcio insolúveis e não-absorvíveis. Portanto, a aveia impede a absorção de cálcio.

Por conter grande quantidade de purina, não deve ser utilizada por pacientes com gota.

Azedinha

Designação comum a várias espécies das famílias das oxaliáceas e das poligonáceas, cujas folhas, por serem ricas em oxalatos, têm sabor ácido.

Das várias azedinhas extrai-se o sal-de-azedas (oxalato de potássio), utilizado para remover manchas de ferrugem.

O ácido oxálico contido nessas plantas tem a propriedade de eliminar manchas de tinta de caneta das roupas.

Entre as espécies mais comuns de azedinha, podemos citar:

Trevo-azedo

Também conhecido como pé-de-pombo e três-corações, o trevo-azedo (*Oxalis corniculata*), em alguns locais — Índia, por exemplo —, é largamente empregado na alimentação.

Suas folhas são antitérmicas e úteis contra diarréias, e o suco extraído delas é empregado no tratamento de verrugas.

Trevo-d'água

Esta variedade de azedinha (*Oxalis barrelieri*) pode ser consumida crua, em saladas, ou cozida, em refogados.

Azeda-miúda

Planta hortense, também conhecida como azedinha-da-horta ou azeda-brava (*Rumex acetosa*, família das poligonáceas), cujas folhas são utilizadas, na culinária, no preparo de purês, guisados, refogados, sopas e saladas. Suas sementes fornecem fécula que, em alguns países, é empregada na fabricação de pães e biscoitos.

A azeda-miúda tem ação diurética, laxativa e antifebril, e constitui bom auxiliar no tratamento da icterícia e dos males do fígado (uma colher de sopa de suco a cada hora). Ingerida diariamente em saladas é útil para combater inflamações dos intestinos e da bexiga.

O chá (50 a 100 g das folhas para um litro de água) é usado no tratamento da asma (4 a 5 xícaras por dia).

Quanto ao aspeto nutricional, trata-se de planta muito rica em vitamina C e sais minerais (magnésio, sódio, potássio, cálcio, ferro e silício). Possui também grande quantidade de vitamina A.

Azedinha-de-flor-amarela

Esta espécie (*Oxalis chrysantha* e *Oxalis eriorhiza*) vegeta em campos do Rio Grande do Sul, conferindo belo aspeto à paisagem.

Seu bulbo é comestível, e as folhas e/ou raízes cozidas são empregadas contra dores de garganta, faringites e amidalites.

Azedinha-tuberosa

Originária do Peru, a azedinha-tuberosa (*Oxalis crenata*) é atualmente cultivada em nossas hortas.

Fornece numerosos tubérculos (amarelos, vermelhos ou brancos, conforme a variedade), todos comestíveis, muito feculentos e considerados bastante saborosos.

Suas folhas e brotos são utilizados em saladas e picles ou conservas em vinagre.

Azedinha-vermelha

O chá da azedinha-vermelha (*Oxalis hirsutissima*) é eficaz contra faringites, amidalites, anginas e processos inflamatórios da garganta.

Contras As várias azedinhas são plantas com elevado teor de oxalatos, os quais, combinando-se com ferro e cálcio, formam sais insolúveis e, portanto, impossíveis de serem absorvidos pelo organismo. Como a maioria dos cálculos renais é formada por oxalatos, as pessoas com tendência a calculose devem evitar a ingestão de azedinhas, bem como de quaisquer alimentos ricos nesses sais.

A ingestão constante de grande quantidade de azedinha pode determinar intoxicação caracterizada por náuseas, vômitos, cólicas abdominais, lesões hepáticas e, principalmente, renais.

Bambu

Ao contrário das demais espécies pertencentes à família das gramíneas, geralmente ervas de constituição delicada, os bambus podem atingir muitos metros de altura.

Há cerca de 1.000 variedades de bambu espalhadas pelo mundo. Entre nós as mais comuns são o bambu-verde (*Bambusa vulgaris*) e o bambu-gigante (*Dendrocalamus giganteus*).

O bambu, trazido ao Brasil pelos portugueses, tem inúmeras aplicações, sendo utilizado para construção de cercas e manufatura de cestos, jacás e balaios, como matéria-prima na produção de papel e como estacas nas culturas de tomate. Seus colmos são empregados na fabricação de bengalas, cabos de guarda-chuvas, cestas, cortinas, leques, esteiras, biombos etc.

Na agricultura, é utilizado para o combate à erosão, graças a suas raízes em feixes, que formam verdadeira teia sob o solo. Além disso, pode substituir os tubos de PVC na irrigação e captação de água.

A Faculdade de Engenharia Agrícola da Universidade de Campinas (FEAGRI) vem realizando pesquisas no sentido de aproveitar o bambu na confecção de mourões, lajes e paredes (bambucreto), o que poderá reduzir substancialmente o preço da construção. Tal processo, aliás, já é utilizado com sucesso na China e na Colômbia.

Terapeuticamente, o bambu é considerado afrodisíaco, sendo também eficaz contra febres, diarréias e hemorragias.

Seus brotos, ricos em hidratos de carbono, minerais (cálcio, fósforo e ferro), enzimas e aminoácidos assemelham-se, em aparência e sabor, ao palmito. Na alimentação, são consumidos refogados. Ver também *brotos*.

Contra O bambu contém um princípio tóxico (a linamarina) que, em determinadas condições, pode liberar cianeto, produzindo intoxicação caracterizada inicialmente por náuseas, vômitos, cólicas abdominais e diarréia; posteriormente podem ser observados graves sintomas neurológicos, cardíacos e respiratórios.

Baobá

Adansonia digitata, família das bombacáceas.

Árvore originária da África e aclimatada no Brasil, de altura não muito elevada (cerca de 10 m) mas de circunferência majestosa, chegando a medir até 30 m de diâmetro. É considerada o gigante da floresta, a rainha da flora mundial, e pode chegar a viver por milênios.

A madeira do baobá, mole, branca e muito leve, é utilizada na África para a confecção de urnas funerárias. Aliás, é costume nessa região abrirem-se sarcófagos no interior da própria árvore, onde se enterram artistas, poetas e músicos.

A entrecasca do baobá (líber) é utilizada para a fabricação de sacaria para café, amendoim, algodão e outros produtos, além de fornecer fibras de altíssima resistência para cordas, tecidos grosseiros e papel.

As folhas do baobá são comestíveis e entram na composição do cuscuz árabe. Quando verdes são emolientes do aparelho digestivo e úteis em afecções do aparelho respiratório. Secas, constituem prato muito apreciado pelos senegaleses (o lalo), sendo muito utilizadas também em doenças do aparelho urinário.

Os frutos têm polpa ácida e comestível. As sementes, também comestíveis, têm ação antidiarréica quando torradas.

Bardana

Lappa major ou *Arctium lappa*, família das compostas.

A bardana ou bardana-maior (em contraposição à bardana-menor), conhecida pelos japoneses como gobô, é vegetal que atinge cerca de 1 m de altura, tem folhas violáceas e raiz comestível.

Essa raiz, considerada afrodisíaca, é muito apreciada pelos macrobióticos, por ser extremamente *yang*. Possui hidratos de carbono, minerais (cálcio e fósforo) e vitaminas do complexo B.

As folhas da bardana são utilizadas em chás eficazes no tratamento de cálculos renais e biliares, bem como em afecções da bexiga e da pele (feridas, úlceras) e diversas perturbações reumáticas e estomacais.

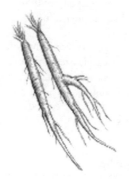

A bardana (ou pegamassa) é também utilizada para combater a crosta láctea dos nenês, a furunculose e a queda dos cabelos (fricções com o suco), além de ter ação antidiabética e hipoglicemiante (ou seja, baixa a taxa de açúcar no sangue).

O chá bem forte da raiz atua como antídoto nas intoxicações por mercúrio. Como depurativo e contra eczema, furunculose, feridas e acnes (espinhas), o decocto de bardana costuma produzir ótimos resultados: colocam-se 5 g da raiz, cortada em pedacinhos, em 100 ml de água; ferve-se por 10 minutos e deixa-se repousar durante 15 minutos; depois de coado, toma-se uma xícara de chá três vezes ao dia, fora das refeições.

Basilicão

Designação comum a diversas espécies da família das labiadas, gênero *Ocimum*.

O basilicão, originário da África, tem folhas comestíveis, que podem ser consumidas frescas (sabor suave e aromático) ou secas (ardidas e picantes).

Terapeuticamente, é digestivo e diurético.

Batata

Solanum tuberosum, família das solanáceas.

Também conhecida como batata-inglesa (embora originária da América), foi levada do continente americano ao europeu pelos espanhóis, tendo sido plantada pela primeira vez na Europa pelo botânico Clausicus.

São conhecidas centenas de variedades de batata-inglesa, além de inúmeros outros tipos de batata, tais como: batata-doce, batata-baroa (ver *mandioquinha*), batata-brava (*Cisampelos fasciculata*, família das menispermáceas), batata-de-caboclo (*Bignonia exoleta*, família das bignoniáceas), batata-silvestre (*Solanum commersonii*, família das solanáceas) etc.

Do ponto de vista nutricional, a batata contém cerca de 80% de água, 18% de hidratos de carbono, 1,8% de proteínas, 0,10% de gorduras e vitaminas C e do complexo B. Além disso, trata-se de alimento muito rico em minerais: cálcio, fósforo, potássio (em quantidade apreciável), magnésio, cloro, enxofre, sódio, ferro (estes dois últimos com baixos teores).

Cem gramas de batata fornecem 79,7 calorias.

Contras A batata contém diversos alcalóides tóxicos — em particular a solanina — que se acumulam sob a casca e são encontrados principalmente nos tubérculos esverdeados, amassados e com brotos. Quando a batata é cozida com casca, esses produtos tóxicos transferem-se às porções centrais, motivo pelo qual se deve cozinhá-la sempre descascada.

A intoxicação pelos alcalóides da batata pode levar a quadros caracterizados por náuseas, vômitos, diarréia, febre, dor de cabeça e nos membros. Existem referências a casos fatais.

As vitaminas da batata são sensíveis ao calor, sendo destruídas pelas preparações culinárias habituais.

Batata-doce

Convolvulus batatas, família das convolvuláceas.

Vegetal originário provavelmente da Índia e do qual existem diversas variedades, de acordo com a coloração externa e interna dos tubérculos: branca, amarela, vermelha ou roxa.

Existe uma variedade de batata-doce, de tamanho muito avantajado, usada sobretudo na alimentação de animais: é a batata-de-arroba.

Sob o aspecto nutricional, a batata-doce contém vitaminas C e do complexo B, além de numerosos minerais: cálcio, fósforo, sódio, magnésio, cloro, enxofre, potássio (teor elevado) e ferro (baixo teor).

As variedades roxa e amarela são boas fontes de vitamina A, presente também nas brancas, embora em quantidade bem menor.

A batata-doce contém ainda cerca de 69% de água, hidratos de carbono (21,7% nas roxas e 28,6% nas amarelas e brancas), 1,1% de proteínas, 0,3% de gorduras. Cem gramas da variedade amarela fornecem 122,3 calorias, enquanto que a mesma quantidade das variedades branca e roxa fornece 94,9 calorias.

As folhas da batata-doce são comestíveis e ricas em ferro. Cozidas são eficazes no tratamento de tumores e inflamações da boca e garganta, sob a forma de bochechos e gargarejos.

O suco da batata-doce japonesa (batata-simão ou *shime-ami*) é útil no combate às hemorragias em geral.

Contra Por ser rica em amido, sua digestão costuma levar à produção de gases, com meteorismo e flatulência.

Batata-roxa

Ver *batata-doce*.

Baunilha

Nome comum a várias parasitas trepadeiras da família das orquidáceas, que apresentam flores em cachos e frutos como vagens oblongas, cilíndricas. Esses frutos contêm um princípio aromático, a vanilina, que lhes confere aroma e sabor dos mais delicados, sendo por isso empregados na fabricação de aromatizante muito utilizado em confeitaria. (A espécie *Vanilla planifolia* é a que fornece quase a totalidade da essência de baunilha do comércio.)

A baunilha foi descoberta no México em 1571 e durante muito tempo não podia crescer em nenhum outro lugar do mundo, uma vez que a polinização só podia ser efetuada por uma pequena abelha mexicana. Em 1820 foi introduzida a polinização artificial, passando a baunilha a crescer em várias outras partes do globo. Atualmente as principais regiões produtoras são Madagáscar e Taiti.

No comércio com freqüência são encontrados extratos artificiais, sintéticos de baunilha, os quais, evidentemente, não possuem as propriedades da essência natural.

Beldroega

Portulaca oleracea, família das portulacáceas.

Erva originária do Brasil, muito comum em roçados, plantações e lugares abandonados, e da qual existem inúmeras variedades.

Suas folhas, utilizadas em saladas, têm várias propriedades medicinais: são analgésicas, aumentam a produção de leite e, em infusão de 15 minutos em água fervente, têm ação diurética. O suco combate inflamações dos olhos.

As sementes são úteis no tratamento de parasitoses intestinais, sobretudo as causadas por ancilostomídeos (vermes que produzem o amarelão).

O talos (também comestíveis) e as folhas, amassados, aliviam a dor de

ALIMENTOS VEGETAIS E DE ORIGEM VEGETAL 27

queimaduras e apressam a cicatrização de feridas.
A beldroega é muito rica em vitaminas A e C.

Beldroega-de-cuba

Claytonia perfoliata, família das portulacáceas.

Ou espinafre-de-cuba. Erva originária de Cuba e cujas folhas são comestíveis cruas (em saladas) ou cozidas.

Benincasa

Benincasa cerifera ou *Cucurbita cerifera*, família das cucurbitáceas.

Planta prostrada, originária da África e da Ásia, cujos frutos têm os mesmos usos que a abóbora, sendo por isso também conhecida como abóbora-branca. O fruto, uma baga cilíndrica de 35 a 45 cm de comprimento, é comido cozido e utilizado também no preparo de doces.

Berinjela

Solanum melongena, família das solanáceas.

Planta hortícola originária da Índia e introduzida na Europa pelos árabes, por ocasião da invasão da península ibérica.
De acordo com a cor de seus frutos esse vegetal pode apresentar três variedades: roxa, branca ou amarela.
Os frutos são comidos cozidos, fritos ou crus (em conserva).

Além da berinjela comum existe uma outra variedade (*Solanum ovigerum*) cujos frutos, da forma e do tamanho de um ovo de galinha, podem também ser brancos (os mais cultivados), amarelos ou roxos.
Do ponto de vista nutricional, a berinjela contém cerca de 6,5% de hidratos de carbono, alguns minerais (notadamente cálcio) e vitaminas C e do complexo B.
Sob o aspeto terapêutico, é recomendada para males do fígado, gota, artrite e reumatismo.
O chá das folhas tem ação diurética, e o suco do fruto, aplicado localmente, tem-se mostrado eficaz na remoção de verrugas.
Segundo alguns autores, a berinjela tem ainda a propriedade de diminuir a taxa de colesterol.
Contras A berinjela apresenta desproporção acentuada entre potássio e sódio: cerca de 500 miliequivalentes para 1, quando o ideal é considerado 5:1.
Comida crua é de digestão difícil.

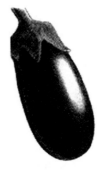

Bertalha

Designação comum a várias espécies da família das baseláceas, semelhantes ao espinafre e muito apreciadas e consumidas principalmente no estado do Rio.

Suas folhas, ricas em vitamina A, são empregadas com sucesso em moléstias do fígado e também como anti-hemorrágico no pós-parto.

As principais espécies de bertalha são: *Basella rubra*, originária da Índia, de folhas carnosas e avermelhadas e flores comestíveis; *Basella cordifolia* (conhecida também como espinafre-da-china), com folhas em formato de coração, grandes e carnosas; *Boussingaultia basseloides*, trepadeira de raízes comestíveis.

Beterraba

Beta vulgaris, família das quenopodiáceas.

Planta bisanual, com folhas grandes, verdes ou avermelhadas, flores esverdeadas e raiz carnosa e suculenta.

Conhecida já na Grécia antiga, foi introduzida na França por ocasião da Renascença, tendo sido utilizada durante muito tempo apenas como alimento, ao natural. Em 1806, após o triunfo inglês em Trafalgar, Napoleão ordenou o chamado bloqueio continental. Com o fechamento dos portos europeus, tornou-se então imprescindível a pesquisa de um produto que substituísse o açúcar de cana, proveniente das colônias. A solução encontrada na época foi a obtenção de açúcar a partir da beterraba.

São cultivadas atualmente três variedades de beterraba: as *hortenses*, vermelhas, de raízes carnudas, destinadas à alimentação humana; as *forrageiras*, de raízes grossas e pobres em açúcar (5%), destinada à alimentação animal; e as *industriais*, destinadas à produção de açúcar. (Atualmente 1/3 de todo o açúcar produzido no mundo provém da beterraba, o que atesta sua enorme importância econômica.)

Quanto à cor, as beterrabas podem ser vermelhas, amarelas ou brancas.

Trata-se de vegetal de grande valor nutritivo, contendo hidratos de carbono (15%), sais minerais (ferro, cobre, cálcio, fósforo, manganês, cromo, potássio, zinco) e vitaminas (A, C e do complexo B). Deve ser ingerida preferencialmente crua, a fim de conservar todos os princípios nutritivos e terapêuticos.

Sua ingestão costuma conferir cor vermelha às fezes e à urina, o que é absolutamente normal.

Em geral, apenas as raízes são utilizadas na alimentação, mas suas folhas também podem ser consumidas (refogadas ou cruas, em saladas e sopas).

Terapeuticamente, a beterraba tem um sem-número de empregos. É antianêmica, antiartrítica, alcalinizante, laxativa, diurética, estimulante das funções do fígado e do baço e, também, das funções intelectuais.

Um ótimo remédio para combater a tosse (principalmente a da coqueluche) consiste em deixar rodelas cruas de beterraba ao relento, com um pouco de mel. O suco que se forma deve ser tomado várias vezes ao dia, às colheradas.

A beterraba auxilia também na formação de plaquetas, sendo indicada,

portanto, em casos de púrpuras por diminuição de plaquetas. Tem demonstrado ainda propriedades anticancerígenas. (Seu suco é dos recursos mais utilizados pela medicina natural no combate aos tumores malignos.)
Contra As folhas da beterraba possuem quantidade excessiva de oxalato, o qual, em combinação com o cálcio e o ferro, forma sais insolúveis desses elementos (oxalatos de cálcio e de ferro).

Esses oxalatos, impossíveis de serem absorvidos pelo organismo, podem precipitar-se nas vias urinárias, levando à formação de cálculos (pedras). Além disso, são também prejudiciais aos artríticos, gotosos e pacientes com úlceras duodenais.

torcidas (daí o nome) formam um S duplo, vermelho por dentro e rugoso e acinzentado por fora.

Essas raízes produzem fécula nutritiva (freqüentemente misturada à farinha de trigo para a fabricação do pão) e também um corante utilizado em tinturaria.

Cozidas são empregadas, externamente, como cataplasmas no tratamento de feridas e úlceras, e internamente contra diarréias, febre e hemorragias. Sob a forma de bochechos e gargarejos, auxiliam no tratamento de inflamações da boca, gengivas e garganta.

As folhas e as sementes da bistorta são consumidas, em muitos lugares, como alimento.

Biru-manso

Planta com caule reto e purpúreo, de cerca de 2 m de altura, flores vermelho-violáceas e frutos contendo sementes globosas, duras e luzidias.

Os rizomas do biru-manso, amarelos externamente, encerram fécula comestível, sucedânea da araruta. São considerados diuréticos e eficazes no combate às cistites.

O biru-manso é conhecido também como araruta-de-porco, araruta-bastarda, meru e beri.

Bistorta

Polygonium bistorta, família das poligonáceas.

Planta originária da Europa, que se aclimatou bem no Brasil. Suas raízes

Boldo

Peumus boldus, família das monimiáceas.

Vegetal originário do Chile e aclimatado no Brasil, que produz um óleo essencial bastante empregado na fabricação de doces e bolos.

Terapeuticamente, é de grande utilidade no tratamento de moléstias do fígado e da vesícula biliar e também no combate à dispepsia e à prisão de ventre. Tem ainda ação sedativa, sendo eficaz contra insônia.

Bordo

Dessa árvore florestal, pertencente à família das aceráceas, são conhecidas várias espécies, que fornecem madeira leve e sólida, muito usada em marcenaria.

Uma dessas espécies, o bordo-doce (*Acer saccharum*), produz uma seiva da qual são extraídos um xarope e um tipo de açúcar muito apreciados em países como o Canadá e os Estados Unidos. Uma única árvore pode fornecer até 100 litros desse xarope.

Borragem

Borrago officinalis, família das borragináceas.

Planta herbácea de origem mediterrânea, com cerca de 50 cm de altura, cultivada em jardins. É coberta de pêlos e tem flores azuis ou róseas, muito visitadas pelas abelhas.

Desta planta, conhecida também como foligem, utilizam-se em culinária as folhas (refogadas em saladas), os talos tenros (cozidos ou em omeletes) e as flores (em saladas ou doces).

A borragem é um vegetal rico em potássio e magnésio. Suas folhas têm ação depurativa, anti-reumática, sudorífera (em chás quentes) e antigotosa (localmente, em cataplasmas).

As sementes secas e moídas aumentam a produção de leite.

Bredo

Amaranthus graecizans, família das amarantáceas.

Ou bredo-verdadeiro. Planta originária da Europa, tendo-se tornado subespontânea em muitos estados do Brasil, onde é encontrada em construções velhas e às margens de estradas.

Possui caule ereto e ascendente, verde ou avermelhado (como os ramos).

As folhas verdes, freqüentemente confundidas com o caruru — razão pela qual o bredo é também conhecido como caruru-de-porco —, são comestíveis e, quando secas, constituem diurético suave.

Sob o aspeto nutricional, as folhas do bredo contêm cerca de 84% de água, 4,6% de proteínas, 0,2% de gorduras, 8,3% de hidratos de carbono. São riquíssimas em cálcio, fósforo e ferro e possuem um elevado teor de vitamina A, além de uma quantidade apreciável de vitaminas C e do complexo B. Cem gramas das folhas fornecem 42 calorias.

Além do bredo-verdadeiro também se utiliza na alimentação o bredo-de-espinho (*Amaranthus spinosus*), conhecido como crista-de-galo.

O bredo-de-espinho apresenta caule duro, às vezes avermelhado, com numerosos ramos armados de espinhos de até 2 cm de comprimento. Suas folhas e brotos, além de comestíveis, são emolientes e laxativos, embora seu aproveitamento seja dificultado pela presença dos espinhos.

Brócolos

Brassica oleracea, var. *Botrytis asparagoides*, família das crucíferas.

Constituem uma variedade de couve-flor. Os tipos mais cultivados entre nós são o especial-da-sicília e o roxo-da-itália.

São muito ricos em minerais, particularmente enxofre, potássio, ferro e cálcio. (As folhas dos brócolos contêm porcentualmente cerca de 5 vezes mais

ALIMENTOS VEGETAIS E DE ORIGEM VEGETAL 31

cálcio que o leite de vaca). Possuem ainda alto teor de vitaminas, notadamente A e C, e contêm 6,4% de hidratos de carbono e 4,5% de proteínas.

Os brócolos têm ação calmante, remineralizante e laxativa.

Além disso, agem também na prevenção do enfarte do miocárdio e de vários tipos de câncer (mama, garganta, pulmões e bexiga).

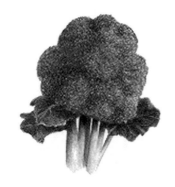

Brotos

Os brotos (vegetais em fase de germinação) foram introduzidos na alimentação, ao que consta, na época da construção da Grande Muralha da China, aproximadamente três séculos antes de Cristo. O imperador os recomendava como meio de conservar a saúde.

Posteriormente, vários outros povos passaram a utilizar os brotos como alimento, e hoje em dia vários estudos científicos têm demonstrado seu extraordinário valor nutritivo.

Quando em fase de germinação, os grãos sofrem mudanças que aumentam de forma notável seu valor nutritivo: tornam-se ricos em enzimas e proteínas e apresentam uma quantidade cinco vezes maior de vitaminas.

São utilizados com maior freqüência os brotos de *trigo* (trigo germinado), *feijão* (*moyashi*), alfafa, milho, lentilha, soja e cana-do-reino (*Arundo donax*, família das gramíneas).

Como obter um broto, uma germinação? Nada mais fácil.

Num recipiente de vidro, coloque certa quantidade de qualquer um dos grãos citados e acrescente um pouco de água, deixando-os de molho por meia hora. Retire-os então do molho mas mantenha-os úmidos, enxaguando-os três vezes ao dia. Deixe o recipiente em temperatura ambiente e no escuro.

No quarto dia da operação, os grãos já estarão germinando. Enxágüe-os novamente e, depois de escorridos, guarde-os na geladeira.

Bucha-de-purga

Luffa acutangula, família das cucurbitáceas.

Os frutos desta trepadeira, quando ainda verdes e pequenos, são comestíveis e costumam ser utilizados em substituição ao pepino. Também enquanto verdes têm ação purgativa (bem como as raízes).

Após maduros e secos, os frutos são empregados na fabricação de esponjas de limpeza, luvas para massagens e fricções, cestos, chinelos de banho, chapéus etc.

Sob o aspeto nutritivo, trata-se de alimento bastante pobre: 100 g da parte comestível do fruto fornecem apenas 17 calorias. A bucha-de-purga possui praticamente 95% de água, 4% de hidratos de carbono, alguns minerais (em particular cálcio e fósforo) e certa quantidade de vitaminas A, C e do complexo B.

Bucha-paulista

Luffa aegypciaca, família das cucurbitáceas.

Também conhecida como maxixe-do-pará, pepino-bravo e esfregão, esta planta de origem asiática pode atingir 5 m de altura. Seus frutos fusiformes, cilíndricos e achatados nos ápices, medindo até 35 cm de comprimento, contêm sementes chatas e oblongas (amarelas quando maduras e pretas depois de secas).

Esses frutos, depois de secos e sem as sementes, são utilizados principalmente para limpeza, em particular de utensílios de cozinha e no banho. Além disso, tal como as folhas, podem ser empregados na alimentação humana.

Terapeuticamente, a bucha é usada no tratamento de moléstias do fígado e como vermífugo.

Buriti-do-brejo

Mauritia flexuosa, família das palmáceas.

Palmeira majestosa, que atinge até 50 m de altura, cujo caule fornece uma fécula alimentícia denominada pelos indígenas de ipurana.

Do espique da palmeira extrai-se um líquido que constitui bebida semelhante ao vinho.

Café

Fruto do cafeeiro (*Coffea arábica* família das rubiáceas) cujas sementes, secas, torradas e moídas, são utilizadas no preparo da bebida.

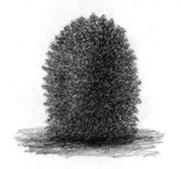

Conhecido e utilizado na Pérsia desde o ano de 875, o café parece ser originário da Etiópia (região de Kaffa), e não da Arábia, conforme se acreditava. Da Etiópia foi levado, no século XV, para a Arábia, onde se aclimatou com facilidade, difundindo-se posteriormente para todo o mundo. No Brasil, foi introduzido em 1723, no Pará, pelo brasileiro Francisco de Mello Palheta, que o trouxe da Guiana Francesa.

A infusão dos grãos só teve início em 1511, em Medina e Meca; antes disso, os frutos eram assados em gordura e consumidos com açúcar.

Atualmente é bastante utilizado também o café solúvel, preparado de início com a infusão costumeira e, em seguida, submetido a um processo de secagem, até atingir 3% de umidade.

Prós O café é digestivo e combate a flatulência, além de ser antitussígeno e diurético. Tem também ação coadjuvante no tratamento da obesidade, conforme demonstram pesquisas realizadas em 1974 e retomadas posteriormente, em 1982.

O alcalóide cafeína, presente no café, é estimulante do sistema nervoso central, atingindo níveis sangüíneos máximos cerca de 15 a 45 minutos após a ingestão da bebida e permanecendo no organismo entre três e sete horas. Por essa razão, o café é eficaz quando se deseja manter-se acordado. (Rudolf Steiner o chamava "bebida dos jornalistas".)

Graças também à cafeína, o café pode ser útil no combate a crises de asma.

As folhas do cafeeiro, colocadas em banho de imersão, melhoram o reumatismo.

Contras Os sacerdotes antigos abominavam o café, denominando-o "bebida preta do diabo", por causa das ações prejudiciais da cafeína.

Por ser excitante do sistema nervoso central, como vimos, a cafeína é contra-indicada a pessoas excitáveis, nervosas e insones.

Além disso, aumenta o colesterol e os triglicéridos, a pressão arterial e a taxa de glicose sangüínea (sendo portanto desaconselhada para diabéticos). Produz taquicardia (contra-indicada a cardíacos) e, em determinados indivíduos, pode ocasionar diarréia.

O café descafeinado é ainda mais tóxico que o comum, devido ao emprego de produtos graxos no processo de descafeinização.

O café contém ainda substâncias cancerígenas.

Calêndula

Calendula officinalis, família das compostas.

Também chamada de maravilha-dos-jardins, mal-me-quer ou verrucária, esta planta de origem européia aclimatou-se muito bem no Brasil, onde é encontrada com facilidade. Para o homem do campo, a calêndula tem função de barômetro: se as flores, depois das 7 horas da manhã, ainda estiverem fechadas, é sinal de chuva; mas se abrirem entre 6 e 7 horas, prenunciam dia de sol.

Em culinária, suas folhas são utilizadas como tempero em grande número de iguarias.

Terapeuticamente, a calêndula tem ação cicatrizante e anti-séptica em feridas recentes ou antigas, furúnculos, queimaduras e picadas de insetos. É empregada também em aplicações locais no tratamento de calos e verrugas.

Sob a forma de bochechos e gargarejos, a tintura de calêndula (20 gotas

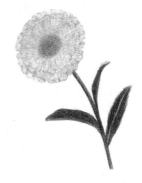

em meia xícara de água morna) é eficaz contra infecções da boca e garganta.

Cana-de-açúcar

Saccharum officinarum, família das gramíneas.

Originária da Ásia (Índia ou Polinésia), a cana-de-açúcar expandiu-se para o Ocidente graças a Alexandre, o Grande, no século IV a.C. Foi introduzida na Europa pelos árabes, tendo os mouros iniciado seu cultivo na Espanha (Andaluzia). Mais tarde passou a ser cultivada em regiões mais quentes, mais favoráveis à produção de açúcar: arquipélago das Canárias, pelos espanhóis, e ilha da Madeira, pelos portugueses.

No Brasil, onde as primeiras mudas foram introduzidas em 1502, vindas da Madeira, a cana-de-açúcar é hoje amplamente utilizada para fins energéticos, como matéria-prima para a produção do álcool que substitui a gasolina nos motores a explosão.

Existem dezenas de variedades de cana-de-açúcar, entre as quais podemos citar: crioula ou mirim, caiena ou bourbon, P.O.J., caiana, amarelinha, caninha (usada principalmente para produção de cachaça), prata, rainha etc.

Espremida, a cana fornece um caldo de cor esverdeada e paladar muito apreciado, a garapa, da qual se extrai, por evaporação, um xarope ou melado, que constitui a base dos diferentes tipos de açúcar: refinado, cristal, mascavo, demerara, rapadura. O resíduo líquido é o melaço, do qual se obtém por fermentação o rum e, por destilação, a pinga e o álcool (com ampla utilização farmacêutica, hospitalar e domiciliar). O resíduo final (vinhoto) é empregado como adubo, de excelente qualidade.

Do ponto de vista nutricional, a garapa, o melado e a rapadura, além de conter grande porcentagem de açúcar (respectivamente 79%, 72% e 92%), possuem também numerosos sais minerais (cálcio, fósforo, ferro, cloro, potássio, sódio, magnésio) e vitaminas do complexo B.

A cana-de-açúcar é empregada também no fabrico de papel e velas (com a cera-de-cana ou cerosina).

Uma simpatia considerada muito eficaz no tratamento de reumatismo e dores na coluna consiste em colocar-se uma cana sob a cama do paciente, com o que se acredita obter acentuada melhora.

O parênquima das folhas da cana-de-açúcar é comestível assado.

O álcool derivado da cana, ampla e tradicionalmente utilizado pela indústria farmacêutica, tem também emprego hospitalar e domiciliar, inclusive para limpeza.

Ver também *açúcar*.

Cana-de-macaco

Costus speciosus, família das zingiberáceas.

Ou canela-de-ema. Erva ornamental originária da Ásia e cujos rizomas, comestíveis, fornecem fécula muito semelhante à da araruta.

Tais rizomas apresentam propriedades tônicas e diuréticas.

Cana-do-brejo

Costus spicatus, família das zingiberáceas.

Planta ornamental, bastante cultivada em jardins, conhecida também como cana-do-mato, cana-roxa e jacuacanga.

Seu suco, misturado com água e açúcar, fornece bebida refrigerante de paladar muito apreciado.

A cana-do-brejo, em infusão ou decocção, é considerada tônica, vitalizante e antianêmica, além de atuar eficazmente contra afecções das vias urinárias.

Canela

Cinnamonum zeylanicum ou *Laurus cinnamonum*, família das lauráceas.

Árvore originária do Ceilão e cultivada também na Índia e na América do Sul, e cuja casca, de aroma peculiar e muito apreciado, é bastante utilizada em culinária (*in natura* ou reduzida a pó).

Terapeuticamente, a canela tem ação tônica, reconstituinte, antianêmica, digestiva, estomacal, antigripal, antitussígena e antifebril.

Além da canela propriamente dita (canela-do-ceilão), existem dezenas de outras variedades: canela-branca, canela-de-veado, canela-gosmenta, canela-fedorenta, canela-do-mato, canela-escura, canela-de-cheiro etc.

Cálamo

Acorus calamus, família das aráceas.

Conhecida também como cálamo-aromático ou ácoro, trata-se de planta herbácea originária do mar Negro e atualmente muito disseminada na Europa e na Ásia.

Seu rizoma fornece o óleo de cálamo, usado em perfumaria.

As raízes, secas e transformadas em pó, são utilizadas para aromatizar e dar sabor a doces, em substituição à canela.

Além disso, o cálamo é estimulante do apetite e das secreções gástricas.

Capuchinha

Tropaeolum majus, família das tropeoláceas.

Ou chagas. Planta ornamental originária do Peru e cujas flores, vermelhas ou amarelas, são muito utilizadas em culinária como enfeite ou condimento (graças ao sabor picante).

Os frutos verdes e os botões, em vinagre, são usados como sucedâneos da alcaparra. Secos e reduzidos a pós, os frutos têm bom efeito purgativo (meio grama do pó em meio copo de água).

As folhas, consumidas em saladas ou ensopados, têm sabor semelhante ao do agrião e constituem bom remédio contra eczemas, psoríases e outras manifestações cutâneas. São ricas em minerais e vitamina C.

Outra planta da mesma família, a capuchinha-miúda (*Tropaeolum pentaphyllum*), é também muito rica em vitamina C. Suas folhas são comidas em saladas, juntamente com outras ervas.

Cará

Designação comum a centenas de espécies da família das dioscoreáceas, todas com tubérculos de tamanho e forma extremamente variáveis, geralmente subterrâneos.

Entre as espécies mais comuns podemos citar: cará-pedra, cará-do-mato (ou cará-sapo), cará-do-ar (ou cará-de-corda), cará-açu, cará-da-terra, cará-de-caboclo, cará-de-sapateiro, cará-do-campo, cará-inhame etc.

Por ser rico em amido, o cará é reputado como alimento energético, sendo bastante apreciado pelos macrobióticos.

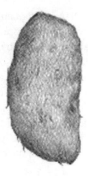

Em geral, o tubérculo é cozido ou assado e servido como sobremesa, com mel.

De acordo com o Estudo Nacional da Despesa Familiar realizado pelo IBGE, 100 g de cará *Dioscorea spp* fornecem 120 calorias. O tubérculo contém 68,4% de água, 28,4% de hidratos de carbono, 2% de proteínas, 0,1% de gorduras, alguns minerais (cálcio, fósforo), alguma quantidade de vitaminas C e do complexo B e traços de vitamina A.

Cardamomo

Elettaria repens, família das zingiberáceas.

Planta herbácea que ocorre no sudeste asiático, cultivada pelas suas sementes, que são utilizadas como condimento aromático.

O cardamomo é um dos componentes do *curry*.

Cardo

Por este nome são designadas numerosas plantas de diversas famílias botânicas (cactáceas, compostas, dipsacáceas, umbelíferas). Alguns tipos de cardo são comestíveis, a saber:

Cardo-ananás

Cereus triangularis, família das cactáceas. Trepadeira grande, de caule triangular e espinhento, conhecida também como ananá. Produz frutos vermelhos de até 15 cm de comprimento por 8 cm de diâmetro, com polpa vermelho-escura, envolvendo numerosas sementes pretas, de sabor e aroma muito delicados.

Cardo-da-praia

Cereus variabilis, família das cactáceas.

Planta espinhosa de 3 a 4 m de altura, cultivada sobretudo pelo valor ornamental. Fornece frutos doces e comestíveis, oblongos, verde-amarelados ou vermelhos, contendo polpa branca.

Cardo-de-ouro

Scolymus hispanicus, família das compostas.

Planta de caule ramoso, de até 80 cm de altura e folhas espinhentas. Na alimentação humana são utilizadas as nervuras médias, as raízes (que são comidas fritas ou cozidas) e os brotos, que enquanto novos e tenros são consumidos à guisa de aspargos.

Cardo-melão

Echinocactus tenuispinus, família das cactáceas.

Os aborígines mexicanos e norte-americanos comiam a planta por considerá-la fonte de vida, felicidade e riqueza. Possui alcalóides que produzem intoxicação caracterizada por visões coloridas, agudez da percepção visual, modificações das cores, delírios e embriaguez.

Cardo-negro

Cirsium lanceolatum, família das compostas.

Planta anual de até 1,5 m de altura e cujos receptáculos são comestíveis à guisa de alcachofras. A despeito dos espinhos que possui é usada como forragem para o gado.

Cardo-rajado

Ver *mandacaru*.

Cardo-santo

Carbenia benedicta, família das compostas.

Ou cardo-bento. Erva com cerca de 50 cm de altura, que possui propriedades tônicas, estomáquicas, febrífugas e diuréticas. Entra na composição do famoso licor dos beneditinos.

Ver também *serralha*.

Cardo-selvagem

Onopordon acanthium, família das compostas.

Planta ereta de até 2 m de altura e cujos receptáculos são comestíveis à guisa de alcachofra. A raiz do cardo-selvagem é diurética.

Carnaúba

Copermicia cerifera, família das palmáceas.

Palmeira típica do nordeste brasileiro, denominada "árvore da vida" ou "árvore da providência", pois dela tudo se aproveita, inclusive a polpa do fruto (utilizada para o preparo de doces) e o caroço (que fornece óleo comestível).

Seu principal produto é a cera, que por ser a mais dura das ceras vegetais tem ampla aplicação industrial.

38 LIVRO DOS ALIMENTOS

O caule fornece madeira para construção, e a folha, após a extração da cera, é usada para fabricação de cordas, chapéus e coberturas para habitações.

A raiz é medicinal e o fruto serve para a alimentação do gado.

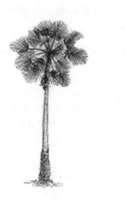

Caruru

Designação comum a várias plantas da família das amarantáceas, herbáceas em sua maioria. A espécie mais cultivada entre nós é o *Amaranthus*, encontrado em todo o território nacional.

Trata-se de planta de caule reto, verde, com até 2 m de altura e muito ramoso na base. As folhas, de até 8 cm de comprimento e cor verde-acinzentada, são comidas cruas ou ensopadas, bem como os talos.

Terapeuticamente, o caruru é muito louvado como eficaz no tratamento de moléstias do fígado.

Sob o aspeto nutricional a parte comestível contém cerca de 86% de água, 3,7% de proteínas, 0,8% de gorduras, 7,4% de hidratos de carbono. É riquíssimo em cálcio e possui também elevados teores de fósforo e ferro. Excelente fonte de vitamina A, contém ainda apreciável quantidade de vitamina C e vitaminas do complexo B.

Cem gramas de caruru fornecem 42 calorias.

Caruru-amarelo

Amaranthus flavus, família das amarantáceas.

Planta de caule sulcado e estriado, com até 1 m de altura, flores amarelas ou esverdeadas e folhas tenras comestíveis. A raiz é considerada diurética.

Caruru-amargoso

Erechtites valerianaefolia, família das compostas.

Erva anual, de até 2,5 m de altura, ereta, que vegeta de preferência em lugares úmidos e cujas folhas são comestíveis.

Caruru-bravo

Nome comum a duas plantas herbáceas: a *Senecio crassiflorus*, da família das compostas, e a *Phytolacca thyrsiflora*, da família das fitolacáceas.

A segunda é comestível, mas considerada venenosa quando crua, só podendo ser comida depois de cozida (segundo crença popular há necessidade de cozinhá-la quatro vezes).

… ALIMENTOS VEGETAIS E DE ORIGEM VEGETAL 39

Caruru-da-baía

Corchorus aestuans, família das tiliáceas.

Planta anual, pequena, de ramos pilosos e brotos comestíveis quando novos.

Caruru-das-cachoeiras

Mourera fluviatilis, família das podostemáceas.

Erva que cresce em pedras temporariamente recobertas pelas águas, nas cachoeiras.
Depois de seca ao sol, queimada e lavada, fornece um sal grosseiro, utilizado na alimentação.

Caruru-de-cacho

Phytolacca decandra, família das fitolacáceas.

Conhecido também como erva-delaca, este subarbusto mede até 2 m de altura e tem caule grosso e carnoso.
As folhas, de ação irritante quando cruas, tornam-se comestíveis (à guisa de espinafre) após cozidas.
Os brotos, quando novos, são tenros e carnosos; embora insípidos são utilizados, às vezes, para substituir os aspargos.

Caruru-de-sapo

Designação comum a duas espécies de plantas da família das oxalidáceas, uma das quais, a *Oxalis martiana*, fornece bolbilhos comestíveis, de sabor agridoce, e que apresentam ação antitérmica e antianginosa.

Caruru-verdadeiro

Amaranthus blitum, família das amarantáceas.

Planta originária da Ásia e bastante disseminada em todo o mundo, sendo muito comum no Brasil. Muito apreciada na culinária, geralmente é utilizada à guisa de espinafre.
O caruru-verdadeiro é considerado eficaz para estimular a secreção de leite nas nutrizes.

Caruru-verde

Amaranthus viridis, família das amarantáceas.

Suas folhas, usadas como legumes em muitos países, são consideradas emolientes, diuréticas e eficazes no combate às cistites.

Carvalho

Árvore florestal da família das fagáceas e cujo gênero principal é o *Quercus*. Pode atingir de 20 a 40 m de altura e viver mais de quinhentos anos.
Sua madeira é muito empregada em marcenaria e carpintaria.
Em épocas de escassez, os frutos de várias espécies de carvalho têm sido utilizados no preparo de uma farinha para pão, rica em proteínas.

Castanha-d'água

Trapa bicornis, família das enoteráceas.

Planta anual que flutua sobre a água, encontrada em pântanos desde a Europa central até o leste da China e por todo o sudeste asiático. No Japão, suas sementes, muito nutritivas e de alto valor protéico, são utilizadas para se preparar uma farinha que se adiciona a pães e doces.

Outra variedade de castanha-d'água, a *Trapa bispinosa*, também fornece sementes que são comidas cruas, picadas em saladas, ou fervidas em sopas.

Catalônia

Ver *chicória*.

Cebola

Allium cepa, família das liliáceas.

Vegetal originário da Pérsia e cujas virtudes são conhecidas e empregadas há milênios, sendo até hoje sobejamente utilizado quer na culinária, quer na terapêutica.

Prós Quanto aos nutrientes, a cebola é rica em minerais (cálcio, enxofre, fósforo, silício e outros), bem como em vitaminas B e C.

Terapeuticamente, tem uma infinidade de aplicações: é diurética, auxilia na prevenção de moléstias cardiovasculares e do enfarte e age contra vermes intestinais.

Crua, cortada em duas e aspirada, faz cessar hemorragias nasais.

Aplicada localmente é eficaz na remoção de calos e frieiras, além de amenizar picadas de abelhas e outros insetos. Em ungüentos é usada no tratamento de hemorróidas.

Friccionada sobre o couro cabeludo é eficaz contra queda do cabelo.

É também calmante (boa para insônia), útil contra prisão de ventre e afrodisíaca.

Para combater resfriados e gripes, pode-se fazer uso do "chá maravilha" ou "super-chá": em uma xícara de água ferve-se, durante cinco minutos, duas cebolas cortadas, alguns dentes de alho e limão picado, com casca. Adoça-se com mel e bebe-se quente.

Além disso, a cebola contém agente hipoglicemiante (que baixa o açúcar no sangue), sendo portanto indicada na alimentação dos diabéticos.

Testes de laboratório em animais demonstraram que o propilsolfuro, substância isolada na cebola, tem atividade anticancerígena.

Contras Assim como o alho, a cebola também costuma conferir hálito desagradável, contra o qual se recomendam as mesmas medidas desodorizantes empregadas em relação ao alho.

A cebola contém ainda substâncias bociogênicas (que produzem papo), e seu consumo excessivo pode levar ao aparecimento desse mal. No Líbano, por exemplo, em regiões muito afastadas do litoral e nas quais a cebola é usada em grande quantidade, é bastante acentuada a incidência de bócio.

Cebola-de-portugal

Allium lusitanicum, família das liliáceas.

Erva de até 20 cm de altura, cujas folhas são empregadas em tempero de saladas e outros pratos.

Os bulbos da cebola-de-portugal (conhecida também como cebola-de-são-tiago) têm as mesmas aplicações que os da cebola comum.

Cebolinha

Allium fistulosum, família das liliáceas.

Conhecido também como cebolinha-verde ou cebola-de-cheiro, este vegetal, originário da Sibéria e utilizado desde a antiguidade, foi introduzido no Brasil pelos portugueses. Adaptou-se maravilhosamente em nosso país, tornando-se presença obrigatória nas hortas do interior.

Da cebolinha são utilizados em culinária os bulbos e as folhas verdes, crus ou refogados. Picada bem fina, costuma ser usada sobre uma série de alimentos (pão, batata, molhos, carne, ricota etc.), constituindo tempero estimulante das secreções digestivas.

Quanto ao aspeto nutricional, contém cerca de 7,1% de hidratos de carbono, 1,6% de proteínas, 0,2% de gorduras, 90% de água, minerais (cálcio, fósforo, ferro), vitaminas A, C e do complexo B.

Cebolinha-francesa

Allium shoenoprasum, família das liliáceas.

Embora originária da China, esta planta é muito utilizada na França — daí seu nome —, onde entra na composição das *fines herbes* francesas, além de constituir elemento decorativo.

De sabor suave e delicado, a cebolinha-francesa, rica em vitaminas A e C, é formada por pequenos bulbos e folhas verdes, ambos utilizados em culinária.

Cenoura

Daucus carota, família das umbelíferas.

Planta cosmopolita, originária da Europa e hoje muito cultivada no Brasil, e da qual existem inúmeras variedades.

Sua raiz constitui excelente alimento, contendo cerca de 10% de hidratos de carbono, várias vitaminas (principalmente vitamina A, na qual a cenoura é riquíssima) e sais minerais (cálcio, ferro, fósforo, magnésio, silício, manganês, cromo).

Prós Rica em nutrientes, a cenoura estimula as funções intelectuais e a produção de leite; atua favoravelmente sobre a visão, a pele e na ossificação e formação dos dentes; combate verminoses (lombrigas e oxiúros) e é anti-séptico intestinal. É também tônica e vitalizante e eficaz contra reumatismo e gota.

O caldo concentrado de cenouras, resultante do cozimento (250 g das raízes em meio litro de água, até que o líquido fique viscoso), acrescido de mel e limão, é muito útil no combate a afonias, rouquidões, bronquites e asma.

O suco de cenoura, puro ou misturado com o de beterraba, aplicado sobre a pele, constitui ótimo bronzeador natural.

A sopa de cenouras é excelente no combate à diarréia, em particular das crianças.

A cenoura é também tônico dos nervos e cicatrizante de fissuras dos seios de mulheres que amamentam. À cenoura crua são atribuídas ainda propriedades antitumorais, sendo considerada eficaz por alguns no tratamento de certos tipos de câncer (carcinomas). Também previne enfarte do miocárdio.

Na Grécia antiga, era considerada afrodisíaca.

Contra Infelizmente a cenoura absorve e retém grande quantidade de agrotóxicos, motivo pelo qual se recomenda ingerir sempre cenouras provenientes de plantações orgânicas, nas quais não se utilizam produtos químicos nocivos.

Centeio

Secale cerale, família das gramíneas.

Com o fim do subsídio do trigo em nosso país, outros cereais passaram a receber maior atenção no setor agrícola e alimentar. Dentre estes destaca-se o centeio, que se adapta muito bem aos solos exauridos, degradados, arenosos e ácidos, além de ser muito resistente a numerosas pragas da lavoura.

Um programa destinado à melhora desse cereal lançou, em 1982, a variedade BR-1, que se destaca pela resistência à ferrugem — doença que dizimou a cultura do centeio no Brasil a partir de 1981.

Os maiores produtores de centeio são a Rússia, a Polônia e a Alemanha.

Muito rico em minerais, principalmente potássio, o centeio é indicado em doenças do coração e do fígado.

Por sua notável ação fluidificante sobre o sangue, é útil na prevenção da arterioesclerose e de doenças cardiovasculares em geral.

Contra Por conter pouco glúten, a farinha de centeio produz um pão bem mais duro que o de trigo, embora mais facilmente digerível que este. (Os pães de centeio macios, encontrados no mercado, são misturados com trigo.)

Cercefi

Tragoponon porrifolius, família das compostas.

Esta planta hortense, também chamada de barba-de-bode ou salsífi, é cultivada principalmente por sua raiz, que tem aspeto semelhante à da bardana.

As raízes de cercefi, carnudas e levemente açucaradas, são aperitivas, diuréticas e peitorais.

Suas folhas, ricas em vitaminas A e C, também são utilizadas em culinária: cruas (em saladas) ou cozidas.

Cereais

O termo cereal deriva de Ceres, deusa romana da Agricultura. Na antiguidade a semeadura e colheita dos cereais eram acompanhadas de rituais sagrados em louvor ao Deus-Pai e à Mãe-Terra.

Os cereais pertencem à família das gramíneas, vegetais monocotiledôneos que se apresentam sob a forma de espigas e cujos grãos constam de três partes principais: o germe (rico em proteínas e gorduras), o grão amidoso propriamente dito (contendo principalmente hidratos de carbono) e a película (constituída por sete camadas e rica em vitaminas e minerais, sobretudo silício).

Habitualmente são utilizados em nossa alimentação seis tipos de cereais: *arroz, aveia, centeio, cevada, milho* e *trigo*. Um outro cereal, o painço, até pouco tempo atrás usado apenas como alimento de pássaros, começa agora a ser introduzido na alimentação humana. Em alguns países é bastante consumido também o sorgo.

Todos os cereais apresentam algumas características comuns quanto à composição: são ricos em amido (cerca de 70%); as proteínas são de qualidade média; não possuem vitamina C; as gorduras (presentes particularmente no germe) são ricas em ácidos graxos insaturados (combatem o colesterol) e vitamina E.

Quando beneficiados, os cereais perdem a película (cutícula) e o germe, onde se concentra a maior parte dos nutrientes (vitaminas, proteínas, minerais e ácidos graxos insaturados), de modo que se deve preferir os grãos integrais.

Além disso, no grão integral a energia vital está conservada, o que não ocorre com as farinhas e os grãos beneficiados. Para se ter uma idéia, quando lançados em solo fértil, os grãos só germinam se estiverem inteiros.

Grãos lascados ou quebrados também perdem sua força vital. Ao lavá-los, numa vasilha com água, deve-se rejeitar sempre os que ficarem boiando: são alimentos mortos, que perderam a capacidade de germinar.

Os grãos integrais, por sua vez, apresentam uma séria desvantagem: acumulam agrotóxicos na cutícula. Assim, deve-se consumir grãos provenientes de plantações tratadas organicamente, sem pesticidas tóxicos.

As farinhas de cereais, idealmente, deveriam ser produzidas em moinhos de pedra, pois o excesso de calor ocasionado pelo moinho industrial também destrói parte dos nutrientes. Além disso, as farinhas deveriam ser preparadas minutos antes de serem consumidas, para não perderem totalmente a energia vital.

Como vimos, os cereais devem ser consumidos integrais, de preferência germinados e, sempre que possível, crus. Sua cocção destrói a vitamina E, que desempenha importante papel nos mecanismos de desintoxicação do organismo, em particular na eliminação de mini-cânceres em vias de formação.

Cerefólio

Anthriscus cerefolium, família das umbelíferas.

Planta anual originária da Pérsia e do sul da Rússia e cujo nome provém de *cheiri y phyllum*, que significa "o que alegra o coração", por causa de seu perfume reconfortante (semelhante ao do anis). Possui caule ereto, aromático e intumescido nos nós. O início de sua cultura remonta, presumivelmente, ao século III a.C.

As folhas do cerefólio costumam ser consumidas cruas, em saladas, e constituem também base de muitos pratos e molhos.

Existem duas variedades de cerefólio comum, ambas cultivadas no Brasil: a de folhas crespas e a de folhas simples — esta considerada aperiente, diurética e útil no tratamento de doenças de pele.

Além do cerefólio comum existe também o cerefólio-bravo (*Chaerophyllum temulum*), que vegeta em lugares úmidos e cujo bulbo também é utilizado em alimentação.

Do ponto de vista nutricional, o cerefólio é alimento rico em vitaminas A e C e ferro.

Contra As raízes do cerefólio, quando cruas, podem conter princípios tóxicos, devendo portanto ser fervidas antes do consumo.

Cerveja

Bebida resultante, classicamente, da fermentação do *lúpulo* e da *cevada* (*malte*), pela ação de uma levedura, a *Saccharomyces cerevisiae*.

Outros cereais, como milho e arroz, podem eventualmente ser utilizados na produção da cerveja, bem como outros tipos de ingredientes (açúcar, por exemplo). Na Bélgica são comuns as cervejas frutadas, como a Krick, com sabor de cereja.

A levedura de cerveja decompõe a maltose em álcool e gás carbônico. No final do processo obtém-se produto constituído por água, álcool (geralmente de 2 a 8%), extrato de malte e açúcares (em geral cerca de 10%).

A cerveja é uma bebida pasteurizada, ao passo que o chope é não-pasteurizado — razão por que não pode ser conservado por muito tempo.

Os primeiros a deixarem registro sobre a produção de cerveja foram os sumérios, cerca de 4.000 a.C. Durante a Idade Média somente os mosteiros conheciam os segredos de sua produção e apenas eles podiam obtê-la.

As cervejas podem ser produzidas por fermentação alta (ou superficial) ou por fermentação baixa, de acordo com a posição da levedura.

No primeiro caso, a levedura age por poucos dias (dois a cinco) e fica flutuando na superfície. Essas cervejas em geral são amargas, têm cor de cobre e teor alcoólico entre 4 e 8%. Como exemplo de cervejas de fermentação superficial (alta) temos:

Ale — Termo inglês para cervejas de alta fermentação, produzidas em grande variedade de cores, sabores e teores alcoólicos.

Porter — Mais escura, encorpada e forte, feita em parte com malte crestado.

Stout — Semelhante à anterior, contendo mais extrato e maior conteúdo alcoólico (é a do tipo Caracu). Pode ser doce ou seca.

Nas cervejas de baixa fermentação (conhecidas também como *Iager*), a levedura fica sedimentada no fundo do tanque durante vários dias e depois sofre processo rápido de pasteurização. Entre elas podemos citar:

Bock — Termo alemão para cerveja forte. Podem ser douradas ou marrom-escuras e costumam ser tomadas no outono, inverno e na primavera.

Munchner — Cerveja escura e forte, desenvolvida originariamente em Munique.

Pilsner, Pilsener, Pils, Pilsen — Cerveja leve e clara, ligeiramente amarga e seca, com baixo teor alcoólico, desenvolvida em 1842 por uma cervejaria da cidade de Pilsen, na Tchecoslováquia. Constitui a maioria das cervejas brasileiras.

As cervejas conservam todas as propriedades do malte e da levedura.

Contras Na fabricação da cerveja muitas vezes se utiliza o açúcar branco para acelerar a fermentação. Além disso, para se produzir espuma, algumas vezes são empregados os alginatos, cujos efeitos sobre o organismo não são bem conhecidos. [Atualmente estão incluídos na lista GRAS (*Generally Regarded as Safe*: Geralmente considerados seguros).]

Em 1966, nos Estados Unidos, alguns indivíduos apresentaram problemas cardíacos após terem tomado grande quantidade de cerveja à qual se havia adicionado cobalto, a fim de se produzir mais espuma.

A cerveja é bebida alcoólica e, portanto, deve ser consumida com moderação.

Cevada

Hordeum vulgare, família das gramíneas.

Este cereal, utilizado principalmente na fabricação de cerveja, pode ser consumido à guisa de arroz (cozido) ou utilizado no preparo de mingaus e mamadeiras (farinha de cevada). A infusão, preparada com o cereal torrado e moído, é utilizada por muitos como substituto do café. O grão sem a casca é conhecido no comércio como cevadinha.

Rica em cálcio, fósforo e potássio, a cevada tem ação recalcificante, sendo particularmente indicada durante o crescimento e estados de fraqueza intelectual.

O cozimento da cevada produz uma mucilagem que auxilia o tratamento de doenças do aparelho respiratório, cistite, inflamações do estômago, intestinos e fígado.

Quanto ao aspeto nutricional, 100 g do grão inteiro de cevada proporcionam 348 calorias. Possui cerca de 10% de água, 9,7% de proteínas, 75% de hidratos de carbono, 1,9% de gorduras, vitaminas do complexo B e grande quantidade de minerais (principalmente cálcio, fósforo, ferro, potássio, magnésio e enxofre).

Contra Pode, eventualmente, conter *aflatoxinas* (ver em Outros Alimentos).

Chá

Thea chinensis ou **sinensis**, família das teáceas.

Conta a lenda que a origem do chá-preto, chá-da-índia ou simplesmente chá provém do príncipe Darma, filho de um soberano da Índia, que se propôs meditar solitariamente todas as noites em um jardim, até que o sol raiasse. Certa vez, entretanto, o princípe não resistiu e adormeceu; ao acordar, desesperado, arrancou as pálpebras e atirou-as ao solo, onde criaram raízes e transformaram-se nessa planta.

A palavra chá vem do chinês *tchá* ou *tchai* (*tsjá* em japonês). Também do chinês *theh* ou *teha* provêm *thé* (francês), *té* (italiano e espanhol), *thee* (alemão) e *tea* (inglês).

O primeiro trabalho científico europeu a respeito dessa bebida foi feito pelo médico holandês Tulpius.

No Brasil as primeiras sementes de chá foram trazidas em 1812 pelo português Luiz de Abreu. Hoje em dia é cultivado em larga escala, principalmente no vale do Ribeira, em São Paulo, recebendo por isso o nome de chá-ribeira.

Existem numerosas variedades de chá. Quaisquer que sejam, terminadas a torrefação e aromatização, devem ser guardadas em vasilhames bem secos e hermeticamente fechados, para impedir contato prolongado com o ar úmido e com substâncias aromáticas estranhas.

Se o chá for colhido e preparado no mesmo dia é verde; se for preparado apenas no dia seguinte, sofre fermentação e adquire cor escura, quase preta. O chá verde é considerado de melhor qualidade e mais saboroso que o preto.

Freqüentemente são adicionadas ao chá flores e essências que lhe conferem sabor especial: rosa, flores de laranjeira, óleo de bergamota, jasmim, essência de limão, camélia etc.

O chá é digestivo, tônico, antifebril, obstipante (prende o intestino) e auxilia na eliminação de cálculos renais.

Segundo os antroposofistas, estimula a leveza e a espiritualidade. Rudolf Steiner o considerava a "bebida dos diplomatas". A lenda chinesa o chama de "bebida da inspiração".

Contra Por conter cafeína (ou teína), o chá é excitante do sistema nervoso central, além de apresentar todas as desvantagens desse alcalóide (ver *café*).

A porcentagem de cafeína é maior no chá do que no café, mas devido à diferença no modo de preparo (um longo período de fervura extrai mais cafeína que um aquecimento pouco duradouro) o café, normalmente mais concentrado que o chá, tem ação excitante bem mais acentuada.

Cherivia

Pastinaca sativa, família das umbelíferas.

Planta de origem européia cujas folhas, muito ricas em vitaminas e minerais, são utilizadas como condimento, participando das *fines herbes* da culinária francesa. Seus usos e modo de preparo são iguais ao do *nabo*.

As raízes de cherivia, embora consideradas bom alimento para os animais (cruas ou cozidas), podem ser tóxicas para o homem.

A cherivia é conhecida também por chirivia, cruruvia ou pastinaca.

Chícharo

Lathyrus sativus, família das leguminosas.

Originário do Mediterrâneo e da Ásia, o chícharo é muito utilizado pelos povos do norte da África e da Ásia, que o consomem sob a forma de sopas e mingaus.

Entre nós costuma ser usado, sobretudo no Paraná, como adubação verde de inverno, principalmente antes das culturas de milho.

Chicória

Planta da sub-família das chicoráceas, que apresenta várias espécies, todas ricas em minerais e constituindo bons remineralizantes do organismo, indicados nos estados de anemia e fraqueza geral. Entre as espécies mais comuns podemos citar a *Chicorium endivia* e a *Chicorium intybus*.

A *Chicorium endivia* compreende a chicória-crespa e a escarola (conhecida também como endívia, em alguns lugares), utilizadas na alimentação sob a forma de saladas ou refogadas.

A *Chicorium intybus* apresenta duas variedades: o almeirão e a catalônia, sendo esta a mais amarga de todas.

A chicória é depurativa do sangue, laxativa e útil no combate a afecções do estômago, fígado e vesícula biliar.

Suas raízes, torradas e moídas, produzem um pó utilizado como sucedâneo ou adulterante do café. (Este uso da chicória data do ano de 1600, tendo se desenvolvido intensamente na Europa a partir do bloqueio continental ordenado por Napoleão.)

Quanto ao aspeto nutricional, a *Chicorium endivia* possui cerca de 93% de água, 4,1% de hidratos de carbono, 1,7% de proteínas, 0,1% de gorduras, minerais (principalmente cálcio, fósforo, ferro, potássio), vitaminas A (em quantidade apreciável), C e do complexo B.

Ver também *almeirão* e *endívia*.

Chocolate

Produto obtido a partir da mistura de cacau torrado e açúcar.

Para a fabricação do chocolate, o cacau é submetido inicialmente a processo de fermentação e depois de desidratação.

O chocolate foi preparado pela primeira vez na Espanha, onde aliás continua sendo a bebida preferida para o desjejum.

Na Espanha tornou-se monopólio de Estado e, por meio de contrabando que se destinava à Holanda, atingiu o resto da Europa.

A porcentagem de açúcar no chocolate varia conforme os diferentes tipos: o chocolate com leite tem 40% de açúcar; o branco possui praticamente o mesmo teor: 40,6%; já o chocolate meio-amargo, ao contrário do que se poderia imaginar, contém bem maior proporção de açúcar: 49,6%.

Chuchu

Fruto de uma trepadeira da família das cucurbitáceas (*Sechium edule*), originária provavelmente do México e da América Central.

O chuchu, conhecido também como machucho, representa uma importante fonte de minerais (ferro, magnésio, potássio, fósforo, cálcio) e de fibras (que estimulam o funcionamento intestinal), além de possuir alguma quantidade de vitaminas C e do complexo B.

Cozido sem sal é altamente diurético e baixa a pressão arterial. Os brotos dos ramos, batidos no liqüidificador, têm a mesma propriedade.

O caule da trepadeira serve para a fabricação de papel, e os feixes, tratados, são utilizados na confecção de chapéus.

As raízes da planta, que às vezes chegam a pesar mais de 5 quilos, constituem tubérculos comestíveis: cozidos, fritos ou reduzidos a fécula para a preparação de doces.

Chucrute

É o produto obtido pela fermentação lática de várias espécies de *repolhos*.

Os fermentos láticos, produzidos por bactérias que se encontram nas folhas do vegetal, devem atuar durante algumas semanas, até que a concentração do ácido lático atinja 1,5%.

Uma vez obtido adequadamente, com bom controle das várias etapas do processo de elaboração, o chucrute resulta num excelente alimento, rico em minerais, vitamina C e vitaminas do complexo B.

O suco do chucrute, ingerido às colheradas várias vezes ao dia, é benéfico às moléstias do fígado, inclusive hepatite.

Ver também *alimentos lactofermentados*, em Outros Alimentos.

Coca

Erythroxylum coca, família das erythroxyláceas.

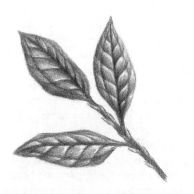

Arbusto frondoso, com caule de cerca de 3 m de altura e 10 cm de diâmetro, cujas folhas contêm vários alcalóides. O principal destes, a cocaína (encontrada também na casca do vegetal), é empregado medicinalmente como anestésico e, em doses mínimas, como tônico estimulante da atividade mental.

Prós Devido a propriedades excitantes a coca, utilizada em quantidades muito pequenas, pode ser útil em ocasiões nas quais se deseja manter-se em vigília.

Os índios sul-americanos, principalmente do Peru, conhecem a planta desde épocas muito remotas, utilizando-a para aumentar sua resistência à fadiga e ao sono — o que lhes permite passar vários dias em longas caminhadas, sem dormir ou ingerir alimentos.

Contra Em doses maiores a coca pode provocar profundas alterações mentais, com sintomas de loucura e até mesmo a morte.

Os refrigerantes preparados com coca, embora utilizem folhas descocainizadas, conservam, entretanto, os demais alcalóides do vegetal. Tomados habitualmente por crianças e adolescentes, podem predispô-los cada vez mais à necessidade de excitantes. A exemplo do que ocorre com a cola, tal necessidade, com o correr do tempo, pode encaminhá-los em direção a drogas ainda mais tóxicas.

Coentro

Coriandrum sativum, família das umbelíferas.

Deste vegetal, cujo caule atinge até 60 cm de altura, utilizam-se as folhas frescas, os frutos secos e, principalmente, as sementes aromáticas — em sopas, peixes, molhos, juntamente com cereais, na indústria confeiteira e na fabricação de licores.

O coentro entra também na composição da famosa água-de-melissa, preparado outrora amplamente utilizado como estomáquico e revitalizante.

Tem propriedades digestivas e combate diarréias e inflamações intestinais.

Cogumelos

Além dos *champignons*, fina iguaria muito apreciada pelo *gourmets*, existem inúmeras outras variedades de cogumelos — de importância alimentar, industrial e farmacêutica. Alguns deles vivem na água (os mais primitivos), enquanto outros vegetam na terra, em solo úmido.

As diferentes variedades de cogumelos têm muitas aplicações. As leveduras, por exemplo, são utilizadas na fabricação de pães e na produção de bebidas fermentadas (vinho, cerveja, cidra etc.). Os bolores, empregados para apurar o paladar de alguns queijos, como o Roquefort, fornecem também antibióticos valiosíssimos (como a penicilina).

Há também os cogumelos nocivos, que atacam plantas, produzem micoses ou causam alergias respiratórias, e os cogumelos venenosos, como a amanita-falóide, altamente tóxicos para o homem — dois ou três, às vezes, são suficientes para produzir o óbito. Somente micologistas experientes são capazes de distinguir espécies venenosas de inofensivas. Por isso, não se deve comer cogumelos silvestres. (A afirmação de que cogumelos roídos por insetos ou lesmas são inofensivos para o homem é falsa.)

Os cogumelos comestíveis contêm quantidade apreciável de proteínas (em torno de 2% a 10%), são ricos em vitaminas do complexo B (particularmente ácido pantotênico e biotina) e constituem ótima fonte de sais minerais (potássio, fósforo, magnésio, cálcio etc.)

Por serem ricos em celulose, combatem a prisão de ventre. Muitos ainda têm ação anti-hemorrágica, antitussígena e oxitócica (promovem contração do útero).

As leveduras possuem proteínas com uma série de aminoácidos essenciais de alto valor biológico. Além disso, sua produção tem a vantagem de ser totalmente independente dos problemas a que está sujeita a agricultura (solo, clima, intempéries, pragas etc.). Mais ainda, sua velocidade de crescimento supera a dos vegetais superiores em até 500 vezes, e a matéria-prima utilizada para sua obtenção é muito barata.

Por todas essas razões, as leveduras comestíveis passaram a constituir uma excelente alternativa para alimentos ricos em proteínas, sendo, hoje em dia, produzidas industrialmente por vários países (Estados Unidos, Rússia, Japão, China, França, Suíça, Inglaterra etc).

Ver também *levedura de cerveja*.

Cola

Cola acuminata ou ***Sterculia acuminata***, família das esterculiáceas.

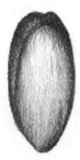

O gênero *Cola* tem mais de 120 espécies e é nativo da África tropical, principalmente Serra Leoa e Congo.

A *Cola acuminata*, uma dessas espécies, é uma árvore bastante copada, com folhas pontiagudas medindo de 17 a 20 cm de comprimento. As flores amarelas, com manchas de cor púrpura, fornecem sementes grandes (conhecidas como noz-de-cola ou simplesmente cola), que contêm os alcalóides cafeína e teobromina. Os frutos, ricos em suco, medem de 2 a 5 cm de comprimento; expostos ao sol, libertam-se da casca e adquirem cor marrom-avermelhada.

A cola é muito empregada atualmente na fabricação de várias bebidas, em particular refrigerantes gasosos.

Prós Por conter alcalóides excitantes do sistema nervoso central (cafeína, teobromina), a cola pode ser útil em determinadas ocasiões, quando é preciso manter-se desperto, ativo, em vigília. Costumava ser mascada pelos indígenas, durante longas caminhadas, para produzir sensação de força e vigor.

Contra As bebidas feitas com cola contêm substâncias estimulantes do sistema nervoso. Tomadas freqüentemente por crianças e adolescentes podem predispô-las cada vez mais à necessidade de excitantes.

Cominho

Cuminum cyminum, família das umbelíferas.

Originária do Egito e da Abissínia, esta planta era utilizada já pelos fariseus, que efetuavam o pagamento do dízimo com suas sementes.

As sementes do cominho, aromáticas e oleaginosas, são amplamente utilizadas como condimento em bolos, queijos, pães (principalmente por judeus), lingüiças e na fabricação da bebida Kümmel. Na Índia, entram na composição do famoso *curry*.

Além de antiflatulento e emenagogo (provoca ou restabelece as menstruações), o cominho é empregado como diurético no combate a afecções das vias urinárias e no ingurgitamento dos seios e dos testículos.

Quanto ao aspeto nutricional, 100 g de cominho em pó fornecem 370 ca-

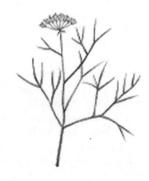

ALIMENTOS VEGETAIS E DE ORIGEM VEGETAL

lorias. Contém cerca de 18% de proteínas, 11,8% de gorduras, 51,2% de hidratos de carbono, grande quantidade de cálcio, fósforo e ferro, bem como vitaminas do complexo B.

Confrei

Symphytum officinale, família das borragináceas.

Conhecida também como consólida ou consolda, esta erva, originária da Rússia, pode ser ingerida cozida ou crua (em saladas).

Atua muito eficazmente como cicatrizante (encontra-se no comércio pomada de confrei), além de ser antiséptica das afecções respiratórias, expectorante e antiasmática. Protege também as mucosas e auxilia na consolidação de fraturas.

Por conter alantoína (responsável pela ação cicatrizante), alguns autores atribuem ainda ao confrei propriedades anticancerígenas.

A parte ativa da planta é o rizoma de cor escura. Sob o aspeto terapêutico devem ser desprezadas as partes aéreas da planta, bem como os rizomas de cor branca.

Couve

Brassica oleracea, família das crucíferas.

Hortaliça de origem provavelmente européia e muito bem aclimatada no Brasil, onde medra em todos os estados.

Muitos tipos de couve são conhecidos e utilizados na culinária: couve-manteiga, couve-coração-de-boi, couve-tronchuda, brócolos, couve-flor, couve-de-bruxelas, couve-nabo, couve-rábano, repolho, couve-nabiforme, couves-de-olhos (cavaleiro, galega, nabiça e frisada).

Várias dessas plantas, bem como outras da mesma família, são ricas em enxofre, o que explica o odor desagradável que exalam durante o cozimento.

Prós Ricas em minerais (sobretudo cálcio e potássio), as couves — principalmente a manteiga e a tronchuda — contêm ainda boa quantidade de vitaminas, em particular A e C. (Como a vitamina C é destruída pela cocção, é preferível utilizar a hortaliça crua.)

O suco de couve é de grande valia no combate às úlceras do estômago e do duodeno. Friccionado sobre o couro cabeludo impede a queda de cabelos. Além disso, misturado com óleo de fígado de bacalhau e óleo de germe de trigo, é útil no tratamento local de feridas.

Da couve cozida em água obtém-se tisana eficaz no combate a moléstias do aparelho respiratório (tosse, bronquite, rouquidão, asma).

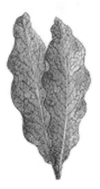

Estudos recentes revelam que a couve possui propriedades antitumorais e preventivas do enfarte do miocárdio.

As sementes dos vários tipos de couve contêm óleos utilizados para diversos fins: o óleo de colza (uma variedade de couve), por exemplo, é empregado para iluminação.

Contras Devido ao alto teor de enxofre, a couve costuma produzir flatulência quando ingerida cozida.

Por ser muito rica em celulose, é um pouco indigesta, sendo contra-indicada para pessoas de aparelho digestivo delicado. (Os sucos, entretanto, costumam ser bem tolerados.)

A couve-manteiga, como o espinafre, contém grande quantidade de nitratos, os quais podem levar à produção de distúrbios. A este respeito, ver *espinafre*.

Couve-de-bruxelas

Brassica oleracea var. **gemmifera**, família das crucíferas.

Planta com caule de até 1 m de altura e cujas folhas pequenas, sobrepostas umas às outras, formam no conjunto pequenos repolhos laterais fechados.

Em muitos países, como a França por exemplo, a couve-de-bruxelas é considerada uma iguaria finíssima, sendo consumida em grandes quantidades.

Quanto ao aspeto nutricional, a couve-de-bruxelas contém cerca de 5,2% de proteínas, 10% de hidratos de carbono e vários minerais (principalmente fósforo, potássio e enxofre). Possui um teor bastante alto de vitamina C, além de vitaminas A e do complexo B.

Couve-flor

Brassica oleracea var. **Botrytis cauliflora**, família das crucíferas.

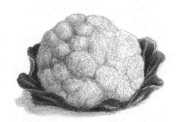

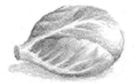

Esta variedade de couve se desdobra em numerosas subvariedades (imperial, holanda, primus, paris, bola-de-neve etc.). Sua cultura data de muito tempo e vem sendo praticada, ininterruptamente, pelo menos desde o século XII — a princípio no Oriente

Próximo e Itália e, mais tarde, em todo o mundo.

Rica em minerais (principalmente magnésio, enxofre e potássio) e vitaminas (sobretudo C), a couve-flor tem ação neutralizante sobre a acidez gástrica, além de ser calmante, laxativa e remineralizante.

Deve ser comida crua, de preferência, a fim de conservar seu alto valor vitamínico.

Contras Por ser rica em sais minerais, a couve-flor seria contra-indicada, segundo alguns autores, para pessoas com cálculos renais e da vesícula.

É flatulenta e contém substâncias que, em excesso, podem produzir o bócio.

Couve-marinha

Crambe maritima, família das crucíferas.

Planta herbácea que vive em areias do litoral e recebe também o nome de crambe. Possui folhas verde-acinzentadas e raízes alongadas.

A parte comestível da couve-marinha é a porção inferior do talo.

Couve-nabo

Brassica campestris var. ***Napobrassica***, família das crucíferas.

Este tipo de couve, de polpa branca ou amarela, tem o caule muito desenvolvido (subterrâneo ou à flor da terra), carnoso e arredondado.

Além de ser empregada na alimentação humana, a couve-nabo é também planta forrageira.

Couve-rábano

Brassica oleracea var. ***gongylodes***, família das crucíferas.

Também chamada de couve-rabão ou couve-rapa, esta variedade tem o caule carnoso e intumescido, encontrado à flor da terra ou acima desta. Seu sabor lembra o da couve-flor.

Para ser apreciada na mesa, a couve-rábano deve ser colhida antes de amadurecer completamente, a fim de se evitar que se torne dura e lenhosa.

Constitui também planta forrageira.

Cravo-da-índia

Syzygium, família das mirtáceas.

Os botões florais desta planta são colhidos ainda verdes para a produção de especiaria muito utilizada em doces, chás e no preparo de quentão.

Seu óleo (que pode ser adquirido em farmácias) é útil contra dor de dente e também contra micose das unhas.

O cravo-da-índia, ou simplesmente cravo, é especiaria conhecida desde 600 a.C. na Índia, China e Egito. Foi introduzido na Europa no século XVI, tornando-se produto muito apreciado nesse continente.

Cravo-de-defunto

Desta planta da família das compostas conhecem-se três variedades, uma das quais (*Tagetes lucida* ou *Tagetes minuta*) tem folhas de cheiro agradável, utilizadas às vezes como condimento (em lugar do estragão).

A durabilidade e a resistência das flores do cravo-de-defunto ao sol e às intempéries faz com que sejam muito utilizadas em sepulturas, onde vicejam durante longo tempo, embora deixadas ao abandono. Por esse motivo muitas pessoas consideram de mau agouro cultivar a planta em seus jardins — razão pela qual os floricultores passaram a chamá-la, impropriamente, de cravo-da-índia.

Curcuma

Curcuma longa, família das zingiberáceas.

Planta ornamental, de origem asiática e de cujo rizoma se extrai pó utilizado como condimento — e que entra na composição do *curry*.

É um gênero de sete espécies, que apresenta raízes tuberosas das quais emergem longas folhas elíticas, de cor amarelada, que chegam a atingir 1 m de altura.

O nome curcuma provém do árabe *karkum*, que significa açafrão, pois sua cor é muito parecida com a dos estigmas desta planta.

A especiaria é obtida não apenas do rizoma, como também das sementes secas e moídas, reduzidas a pó.

Dália

Dahlia officinalis, família das compostas.

Pela beleza de suas flores coloridas, a dália geralmente é considerada planta apenas ornamental.

Suas raízes grossas, entretanto (medindo de 5 a 15 cm de comprimento por 10 cm de diâmetro), apresentam alto valor nutritivo e chegaram a constituir o principal alimento dos astecas.

Dente-de-leão

Taraxacum officinale, família das compostas.

Também conhecida como taráxaco e amor-dos-homens, esta planta muito resistente floresce o ano inteiro e cresce em qualquer terreno, bem como em frestas e pedras, sendo até considerada por alguns como erva-daninha.

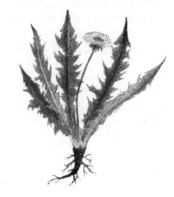

Na verdade, porém, o dente-de-leão é muito rico em vitamina C e, além de comestível em saladas (raízes e folhas novas), tem numerosas propriedades terapêuticas: é diurético, depurativo, protetor hepático, aperiente e laxativo.

Seu suco, preparado com as raízes e folhas frescas, é útil contra cálculos dos rins e da vesícula.

Endro

Anethum graveolens, família das umbelíferas.

ALIMENTOS VEGETAIS E DE ORIGEM VEGETAL

Planta semelhante ao funcho, também chamada endrão ou aneto.

Suas folhas frescas e as sementes, de sabor suavemente picante, são usadas em molhos, saladas e patês. Têm ação digestiva e antiflatulenta, sendo úteis contra dispepsias, arrotos, gases e cólicas intestinais e hiperacidez do estômago.

Nas estomatites (aftas e feridas na boca) são eficazes os bochechos e gargarejos feitos várias vezes ao dia com 5 g das sementes colocadas em um litro de água fervendo (amornar o líquido antes de coá-lo).

Fervido em azeite de oliva o endro é bastante eficaz também na cura de furúnculos (aplicado quente no local).

Eruca

Eruca sativa, família das crucíferas.

Erva perene que vegeta em terrenos rochosos.

Suas folhas, utilizadas em saladas, apresentam sabor amargo e são ricas em vitamina C e sais minerais.

Erva-armoles

Atriplex hortensis, família das quenopodiáceas.

Conhecida também como armolão ou armole, esta planta é originária da Ásia e dela são cultivadas duas variedades nas hortas: uma de cor verde esmaecida e outra vermelha (a qual é também cultivada em jardins, como ornamento).

Suas folhas, preparadas à maneira do espinafre, têm sabor suave e adocicado. As sementes são vomitivas e purgativas.

Erva-cidreira

Melissa officinalis, família das labiadas.

Conhecida também como melissa, a erva-cidreira é cultivada principalmente para preparação de licores, drogas e chás. (O nome melissa, que em grego significa mel, deriva do fato de suas flores produzirem grande quantidade de néctar utilizado pelas abelhas na produção de mel.)

As folhas da erva-cidreira, quando espremidas, desprendem agradável odor de limão. Em infusão têm propriedades digestivas e antiespasmódicas.

Em culinária, a erva-cidreira é utilizada em saladas.

Erva-de-santo-antônio

Epilobium angustifolium, família das enoteráceas.

Planta vistosa, de folhas estreitas e lanceoladas e flores de cor rosa ou púrpura.

Os brotos novos, cortados, são comidos da mesma maneira que os aspargos.

Em alguns países, as folhas secas são usadas para fazer chá.

A erva-de-santo-antônio possui propriedades adstringentes e tônicas.

Erva-de-são-pedro

Crysanthemum balsamita, família das compostas.

Erva originária do Oriente, de sabor amargo mas muito aromático (semelhante ao da hortelã), empregada como condimento em saladas. Tem ação diurética, digestiva e estimulante das funções hepáticas.

Erva-doce

Nome que se dá popularmente ao anis e também ao funcho.

Ervilha

Pisum sativum, família das leguminosas.

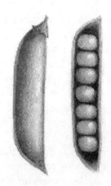

Podemos dividir essa leguminosa em dois tipos principais: a "ervilha de descascar" (da qual são aproveitadas apenas as sementes) e a "ervilha come-se tudo" (cujas vagens são também comestíveis). Em ambos encontram-se centenas de variedades hortícolas (a ervilha-torta é uma variedade do segundo tipo).

Prós As ervilhas constituem boa fonte de proteínas e hidratos de carbono, bem como de vitaminas e minerais. Ao contrário da maioria dos membros da família das leguminosas, são de fácil digestão — principalmente a ervilha-torta, cuja casca, rica em hidratos de carbono, lhe confere sabor adocicado.

Cem gramas de ervilha fresca fornecem 118 calorias. O alimento contém cerca de 21% de hidratos de carbono, 7,6% de proteínas, 0,4% de gorduras, vitaminas A, C e do complexo B e vários minerais: cálcio, enxofre, magnésio, ferro, alto teor de fósforo e potássio, baixo teor de sódio.

Contra Devido à quantidade de purinas que contém (e que se transformam em ácido úrico no organismo) a ervilha não é alimento recomendável aos doentes de gota.

Escorcioneira

Scorzonera hispanica, família das compostas.

Ou escorzoneira. Hortaliça originária da Espanha e cujas raízes brancas e carnosas, de sabor amargo mas agradável, são usadas em saladas (bem como as folhas).

As raízes apresentam propriedades depurativas e diuréticas, além de constituírem um ótimo laxativo. Para esta finalidade, basta beber uma xícara da água na qual se cozinhou a raiz. (Atenção, porém, pois às vezes advém diarréia profusa.)

A escorcioneira é também excelente planta forrageira.

Espinafre

Spinacia oleracea, família das quenopodiáceas.

A verdura do marinheiro Popeye, da qual existem numerosas variedades, é originária do Oriente, provavelmente da Pérsia. Sua fama como excelente alimento é amplamente justificada, pois é rico em vitaminas e minerais.

O espinafre deve ser comido de preferência cru, a fim de serem aproveitados todos os seus nutrientes. (Para cozinhá-lo não há necessidade de se colocar água, pois a verdura contém cerca de 92% de água, liberados na própria cocção.)

Prós   O espinafre é alcalinizante, laxativo, calmante e diurético, além de ser considerado preventivo do câncer.

Para se preparar um bom laxativo recomenda-se picar cinco ou seis folhas, juntamente com um talo de salsão e uma cenoura, e bater tudo em liqüidificador com meio copo d'água. Toma-se em jejum e antes de cada refeição.

Cem gramas de espinafre fornecem 37,1 calorias. A verdura contém cerca de 4,9% de hidratos de carbono, 2,8% de proteínas e 0,7% de gorduras; vitaminas A (na qual é riquíssima), C, K e do complexo B, além de numerosos minerais (cálcio, fósforo, ferro, cobre, magnésio e principalmente potássio).

Contras   O espinafre contém grande quantidade de oxalatos, que ao se combinarem com ferro e cálcio formam sais insolúveis desses elementos, limitando muito sua absorção. Os oxalatos podem também precipitar-se nas vias urinárias, levando à formação de cálculos.

Além disso, o espinafre contém muito nitrato, principalmente se for regado com água de poço (rica nesse sal) ou se provier de terreno excessivamente adubado. Em determinadas condições, os nitratos podem transformar-se em nitritos e, reagindo com a hemoglobina dos glóbulos vermelhos, levar à formação de um composto (metahemoglobina) responsável por graves perturbações. Crianças pequenas, abaixo de três ou quatro meses de idade, apresentam essas condições (menor acidez gástrica e maior crescimento de germes intestinais redutores), motivo pelo qual o espinafre não deve ser introduzido na alimentação delas.

Espinafre-da-guiana

Phytolacca icosandra, família das fitolacáceas.

Arbusto de até 3 m de altura encontrado na Amazônia e na Guianas. Suas folhas e brotos são utilizados na alimentação humana à guisa de espinafre. O suco da raiz e dos frutos ainda verdes tem ação purgativa.

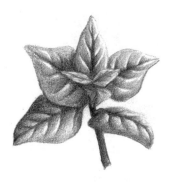

Espinafre-da-nova-zelândia

Tetragonia expansa, família das aizoáceas.

Vegetal originário da Austrália e da Nova Zelândia, conhecido também como beldroega-de-folha-grande e beldroega-do-sul.

Tem as mesmas qualidades do espinafre comum, com a vantagem de não conter ácido oxálico.

Espinafre-do-mar

Salsola spiroloba, família das quenopodiáceas.

Planta comum nos países temperados, onde cresce à beira-mar, em terrenos arenosos. Trata-se de vegetal rasteiro, de pequeno porte, com folhas grossas de cor verde-acinzentada.

Essas folhas, que podem ser comidas em saladas ou cozidas ao molho branco, são muito ricas em sais minerais e vitamina C.

Estragão

Artemisia dracunulus, família das compostas.

Erva originária da Sibéria, de gosto forte e pronunciado, usada em saladas e molhos, bem como em tempero para carnes, peixes e frangos.

O estragão tem ação digestiva e é utilizado particularmente nas conservas em vinagre e pastas de mostarda.

Falsa-glicínia

Apios tuberosa, família das leguminosas.

Planta originária do Canadá e dos Estados Unidos, cujas raízes ou caules subterrâneos, cilíndricos, medem até 2 m de comprimento e formam um verdadeiro rosário de tubérculos.

Esses tubérbulos contêm fécula de sabor adocicado e agradável ao paladar, sendo às vezes utilizados para substituir a batata. Contêm grande quantidade de água, além de 24% de hidratos de carbono, 4,5% de proteínas, 0,8% de gorduras e 2,25% de sais minerais.

Fava

Vicia faba, família das leguminosas.

Planta originária da região do Cáspio e do norte da África e que, na antigüidade, era considerada alimento proibido, "impuro", pois se acreditava que tivesse nascido ao mesmo tempo que o homem e da mesma corrupção.

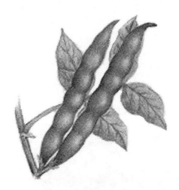

Alguns autores, como por exemplo Pitágoras, encontravam nas sementes das favas semelhanças com corpos animados, o que os levava a supor que elas tivessem alma e que as pessoas, ao morrerem, poderiam tornar-se favas.

A introdução das favas na Europa é antiqüíssima, pré-histórica mesmo. Os navegadores europeus trouxeram-nas para a América, onde foram desenvolvidas diversas variedades.

Trata-se de alimento rico em proteínas (24% nos grãos secos), hidratos de carbono (58% nos grãos secos), vitaminas (particularmente do complexo B) e minerais (cálcio, ferro e, principalmente, fósforo).

Contras A fava é alimento de digestão difícil para muitas pessoas e, dado seu alto teor em purinas, contraindicada para artríticos e gotosos.

Os sábios gregos recomendavam a seus conterrâneos que se abstivessem do uso da fava, pois era bem conhecido e freqüente que, após sua ingestão, algumas pessoas desenvolvessem icterícia. Hoje em dia sabe-se que isso decorre do fato de muitos habitantes do Mediterrâneo (gregos, italianos), bem como caucasianos, judeus sefarditas, iranianos e indonésios apresentarem os glóbulos vermelhos do sangue alterações que determinam a eclosão de icterícia, não apenas por ingestão de fava, mas também por vários outros alimentos e remédios (anemias hemolíticas).

Feijão

Phaseolus vulgaris, família das leguminosas.

Herbácea anual muito conhecida e largamente utilizada entre nós, constituindo mesmo a base da alimentação do povo brasileiro. Pode ser consumida verde (vagens) ou seca (o feijão propriamente dito).

Alguns atribuem sua origem à Índia, enquanto que outros afirmam ser originária da América, provavelmente do Brasil ou do Paraguai.

Existem mais de mil variedades e subvariedades de feijão, cuja cor varia do branco até o negro.

Prós Fonte apreciável de proteínas (cerca de 25% nos grãos secos), hidratos de carbono (60% também nos grãos secos), vitaminas (particularmente do complexo B) e minerais (cálcio, potássio, magnésio, cloro, enxofre, ferro e, principalmente, fósforo).

Contras Os hidratos de carbono do feijão são constituídos por substâncias complexas, de difícil digestão, produzindo classicamente fermentação e flatulência.

Devido ao elevado teor de ácido oxálico não é recomendado aos portadores de cálculos renais de oxalato.

É também contra-indicado aos artríticos e gotosos, dado seu alto conteúdo em purinas, que no organismo transformam-se em ácido úrico.

O feijão cru possui numerosas substâncias tóxicas e antinutricionais. Experiências realizadas com animais alimentados com feijão cru acarretaram sua morte em período de duas a três semanas. Felizmente a maioria dessas substâncias é destruída pelo calor, de modo que os procedimentos culinários habituais são suficientes para eliminá-las parcial ou totalmente.

Os brotos de feijão (*moyashi*) podem (e até devem) ser consumidos crus, uma vez que são isentos de toxinas e antinutrientes.

Feijão-azuki

Phaseolus angularis, família das leguminosas.

Este feijão, de grãos pequenos e do qual existem numerosas variedades, é originário da Ásia, onde é empregado principalmente na confecção de doces.

O feijão-azuki é bem mais facilmente digerível que o feijão comum, pois com ele os fenômenos de fermentação e flatulência são bastante atenuados. É indicado, portanto, àqueles que apreciam o paladar dessa leguminosa mas que fazem restrições a seu uso, devido justamente a essa contra-indicação.

O feijão-azuki possui menos gordura que o feijão comum e é considerado excelente tônico renal.

Feijão-chicote

Dolichos lubia, família das leguminosas.

Enquanto não ultrapassam 30 cm de comprimento, as vagens deste feijão são tenras e comestíveis, sendo utilizadas como "feijão verde".

O feijão-chicote, também chamado feijão-de-metro, é utilizado ainda como planta ornamental.

Feijão-da-china

Phaseolus radiatus, família das leguminosas.

Planta anual de grande valor alimentar, utilizada também como adubo verde.

Feijão-da-índia

Phaseolus mungo, família das leguminosas.

Esta variedade de feijão ocupa lugar de destaque na alimentação dos habitantes da Índia e do Egito. No Brasil foi introduzido provavelmente nos tempos de colônia, sendo cultivado sobretudo nos estados do Norte.

Além de nutritivo para o homem, constitui espécie forrageira para praticamente todos os animais e também adubo verde.

Feijão-de-corda

Vigna sinensis, família das leguminosas.

Nativo em alguns estados brasileiros, esse feijão, usado como alimento principalmente no Nordeste, é também importante planta forrageira. Tem rápido ciclo vegetativo, frutificando em pouco mais de três meses.

Feijão-de-porco

Carnavalia ensiformis, família das leguminosas.

Habitualmente o feijão-de-porco, ou mangalô, não entra na alimentação do brasileiro, embora seja bastante utilizado para esse fim na Europa.

Contém 22% de proteínas, 1% de gorduras, 61% de hidratos de carbono, minerais e vitaminas do complexo B.

Feijão-de-vaca

Vigna catjang, família das leguminosas.

Nativo do estado da Bahia, o feijão-de vaca, embora comestível, é empregado principalmente como adubo verde.

Feijão-fradinho

Dolichos monachalis, família das leguminosas.

Feijão proveniente de vagens finas, compridas e carnosas e cujos grãos são mais tenros e macios que os do feijão comum.

Habitual no Nordeste, é com ele que se prepara o famoso acarajé da culinária baiana.

Do ponto de vista nutricional, os grãos secos contêm 10% de água, 24% de proteínas, 1,2% de gorduras, 60% de hidratos de carbono, sais minerais (cálcio, ferro e, sobretudo, fósforo) e vitaminas (em particular do complexo B).

Feijão-tepari

Phaseolus acutifolius, família das leguminosas.

Feijão originário do México e dos Estados Unidos, encontrado abundantemente em ruínas de antigas civilizações mexicanas. Ao que tudo indica era usado como alimento principal entre os índios mexicanos, desde eras pré-históricas.

Natural de regiões secas e semiáridas, o feijão-tepari foi introduzido no Brasil em 1971, pela Secretaria de Agricultura de Minas Gerais.

Feno-grego

Trigonella foenum-grecum, família das leguminosas.

Planta originária da Ásia, introduzida mais tarde na Europa e aclimatada no Brasil.

No continente europeu e entre nós o feno-grego, conhecido também como alforba, é usado principalmente como forragem. Em vários outros locais, entretanto, suas sementes são bastante empregadas na alimentação humana, sobretudo na forma de farinha, que é misturada ao trigo na panificação ou com a qual se prepara uma pasta alimentar (a *psisa* dos árabes).

As sementes do feno-grego têm ação estimulante, tônica e vitalizante. São também úteis no combate a diarréias e disenterias.

Fruta-de-burro

Xylopia xylopioides, família das anonáceas.

Árvore grande que fornece madeira própria para construção civil, naval, marcenaria e carpintaria.

Seus frutos (conhecidos também como pimenta-de-bugre, pimenta-do-sertão e pimenta-de-macaco), antes de completar a maturação, têm sabor acre, picante e aromático, sendo utilizados para substituir a pimenta-do-reino.

São considerados vermífugos, antifebris, estomacais e digestivos.

Funcho

Foenicolum officinale, família das umbelíferas.

O funcho, assim como o anis, é conhecido também como erva-doce.

Trata-se de planta de até 1,80 m de altura, utilizada pelos gregos e romanos desde a antiguidade e outrora considerada verdadeira panacéia, sendo-lhe atribuída a cura de praticamente todos os males. Seguramente tem ação antiflatulenta, aperiente e estomáquica.

Suas sementes são amplamente empregadas em culinária no preparo de pães e doces, bem como na fabricação de determinadas bebidas alcoólicas (anisete, absinto etc.). A base comum das folhas do funcho é carnosa e pode ser utilizada na alimentação.

Seu rizoma (impropriamente considerado como raiz) pode ser comido puro (em pedacinhos misturados a verduras e legumes vários), em conserva (à maneira japonesa), ou utilizado no preparo de numerosos doces e bebidas (tais como quentão, *ginger-ale*, jingibirra etc.) Além disso, entra também na composição do famoso *curry* indiano.

O gengibre tem ação antiflatulenta, digestiva e estimulante do apetite, sendo também muito eficaz no combate a males do aparelho respiratório (gripes, bronquites, catarro crônico, tosses em geral).

Genciana

O gênero *Gentiana*, da família das gencianáceas, compreende cerca de 400 espécies nativas das regiões temperadas da Europa e da Ásia.

As raízes de algumas espécies, em particular da *Gentiana lutea*, quando secas, são utilizadas na preparação de uma bebida tônica chamada amargo de genciana, ou *bitter* de genciana.

Essas raízes, que eram utilizadas na produção da cerveja antes da introdução do lúpulo, constituem poderoso reconstituinte e vitalizante para convalescentes e pessoas débeis.

Gengibre

Zingiber officinalis, família das zingiberáceas.

Ou mangarataia. Vegetal originário da Ásia, conhecido e apreciado na Europa há cerca de 2.000 anos, e que vegeta melhor em climas quentes e úmidos.

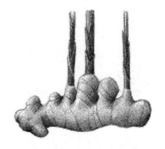

O chá de gengibre é utilizado com proveito no tratamento de furúnculos, espinhas, antrazes, inflamações e infecções em geral da pele. Para se prepará-lo, ferve-se um rizoma de tamanho médio, em pedaços, em meio litro de água, durante 10 a 15 minutos. Toma-se à vontade.

Nutricionalmente, o gengibre possui 87% de água, 1,6% de proteínas, 1% de gorduras, 9,5% de hidratos de carbono, certa quantidade de minerais (cálcio, fósforo e ferro) e vitaminas (particularmente niacina).

Gergelim

Sesamum orientale, família das pedaliáceas.

Ou sésamo. Arbusto com cerca de 1 m de altura, originário provavelmente da África e conhecido desde a antiguidade remota: na época dos faraós já era utilizado no Egito. Foi trazido da África ao nosso país pelos portugueses.

Existem pelo menos três variedades de gergelim, distintas entre si pela cor das sementes, que podem ser brancas (as mais apreciadas), pretas ou marrons.

Prós O óleo de gergelim é considerado eficaz contra reumatismo, artritismo e dor de ouvido. Esse mesmo óleo, extraído a frio, é usado com grande sucesso como colírio.

As folhas fornecem loção que fazem crescer e escurecer o cabelo.

As sementes de gergelim, além de laxativas, constituem dos alimentos mais nutritivos que se conhecem. (Nas *Mil e Uma Noites* a expressão "Abre-te sésamo" significa a entrada para o esplendor e a abundância.)

De fato, contêm grande quantidade de proteínas (seis vezes mais que o leite), 53% de gorduras, 22% de hidratos de carbono, sais minerais (dez vezes mais cálcio, seis vezes mais fósforo e cem vezes mais ferro que o leite) e vitaminas do complexo B, particularmente a niacina, na qual são riquíssimas.

Contras A casca do gergelim marrom contém cristais de oxalato de cálcio que, por serem insolúveis, não permitem a absorção do mineral. Além disso, quando ingeridos em excesso, esses oxalatos podem produzir irritações gastrintestinais, cálculos no aparelho urinário, desequilíbrio mineral e artrite.

Por outro lado, quando descascadas, as sementes perdem 100% de potássio e vitamina A, 80% do teor em ferro e vitamina B_1, bem como 50% de vitamina B_2.

Um outro inconveniente são os métodos empregados para o descasque, que costumam usar substâncias químicas cáusticas, lixívia, clareadores e temperaturas excessivamente elevadas para a secagem. (Atualmente já existe método, de uso ainda restrito, isento de produtos químicos e que fornece sementes sem as desvantagens resultantes dos procedimentos habituais.)

Gila

Espécie do gênero *Cucurbita*, também conhecida como chila, originária da América. Seus frutos, semelhantes a melancias, são globulares e cilíndricos, medindo até 30 cm de comprimento

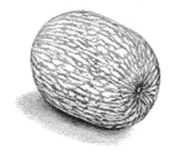

por 20 cm de largura. Possuem polpa fibrosa, branca e macia, levemente adocicada e com numerosas sementes pretas achatadas.

Quando novos os frutos são consumidos refogados à guisa de abobrinha. Maduros são empregados no preparo de musses, doces cristalizados e docinhos de festa. Em Portugal entram na composição de guloseimas famosas, como o dom-rodrigo do Algarve e as tibornas de Vila Viçosa.

No Brasil não há cultura de gila e sua ocorrência espontânea restringe-se atualmente aos estados do Paraná, Rio Grande do Sul e, particularmente, Santa Catarina, onde costuma ser consumida regularmente.

Quanto ao aspeto nutricional, não se têm ainda dados definitivos e completos a respeito de seus nutrientes. Sabe-se que, a exemplo do que ocorre com a abóbora, sua polpa chega a conter 94% de água, é pobre em vitamina A e rica em fibras.

Gilbarbeira

Ruscus aculeatus, família das liliáceas.

Arbusto de até 1 m de altura, originário da Europa, que produz fruto comestível, avermelhado e de forma esférica (do tamanho de uma cereja).

Os ramos da gilbarbeira também são comestíveis e costumam ser utilizados em substituição ao aspargo.

As sementes (três em cada fruto) podem ser torradas e usadas como sucedâneas do café.

O rizoma tem sabor agridoce e é estimulante do apetite. O chá preparado com ele é diurético.

Ginseng

Panax ginseng, família das araliáceas.

Arbusto baixo, originário do leste da Ásia e da América do Norte, cuja raiz, transformada em farinha, é utilizada no preparo de doces e iguarias.

Por suas propriedades tônicas, o ginseng é apreciado como alimento desde há 3.000 anos, na China, Coréia e Tibete. Hoje em dia, sua raiz é consumida em todo o mundo.

Girassol

Helianthus annuus, família das compostas.

Planta medindo de 1 a 3 m de altura, originária do Peru e outros países da América e levada à Europa pelos espanhóis e portugueses.

Suas flores, sempre voltadas para o sol (daí o nome), resultam da reunião de inúmeras flores miúdas dispostas sobre um largo disco.

As folhas constituem excelente forragem para o gado.

O girassol é um dos poucos vegetais que não acumulam material radioativo, e suas sementes são consideradas antipoluentes. Além disso, têm a propriedade de reter energia solar, transmitindo imensa vitalidade às pessoas que as ingerem.

Utilizadas entre nós quase que apenas na alimentação de papagaios e outras aves domésticas, essas sementes atualmente são comercializadas já descascadas e torradas (como amendoim). Moídas fornecem farinha excelente para alimentação infantil. Em infusão, produzem um "café" eficaz contra enxaquecas e dores de cabeça de origem nervosa.

Das sementes extrai-se também óleo de grande aceitação culinária, cujo consumo em escala industrial iniciou-se na Rússia, no século passado. O óleo de girassol obtido por compressão a frio, bochechado diariamente durante cerca de 15 minutos, pode curar simultaneamente células, tecidos e órgãos, atuando sobre todo o corpo humano.

As sementes de girassol contêm 35% de gorduras, 13,5% de proteínas, 24% de hidratos de carbono, vitaminas D, E e do complexo B e minerais (particularmente fósforo). Apresentam também vestígios de flúor, o que possivelmente explica a pequena incidência de cáries entre os povos que as utilizam de maneira habitual.

Glúten

Complexo protéico de consistência pastosa e colante, obtido quando os grãos de trigo, centeio, aveia e cevada são moídos, transformados em farinha e cozidos.

Prós O glúten confere à massa do pão as características de elasticidade e plasticidade. Os pães preparados com grãos isentos de glúten (sarraceno, por exemplo) são muito mais duros.

Por ser alimento protéico, sem açúcar, o glúten costuma ser utilizado no preparo de produtos para diabéticos e regimes de emagrecimento (pães, biscoitos, massas etc.)

Contras Por ser pastoso e colante, o glúten adere às paredes intestinais, tornando mais lenta a progressão dos alimentos no intestino. (Uma alimentação rica nessa substância pode levar mais de oito dias para percorrer o tubo digestivo, em vez de um a dois dias, que é o normal.)

Além de favorecer as putrefações intestinais e diminuir a absorção de vitaminas do complexo B, freqüentemente provoca sintomas alérgicos, tais como perturbações digestivas, inflamações repetidas dos ouvidos, nariz e garganta, dores articulares, estados depressivos, perturbações psíquicas etc.

É fato comprovado que o responsável pela lesão intestinal característica da doença celíaca é o glúten. Iniciando-se de quinze dias a vários meses após a introdução de alimentos contendo glúten na dieta das crianças, a doença caracteriza-se basicamente por diarréias intermitentes e comprometimento do estado nutritivo, com mau desenvolvimento em peso e estatura. A lesão intestinal da doença celíaca regride com a suspensão desses alimentos.

O processamento dos cereais a fim de ser obtido o glúten destrói a vitamina E contida nos mesmos.

Grão-de-bico

Cicer arietinum, família das leguminosas.

Arbusto com 40 a 50 cm de altura, oriundo das costas do Mediterrâneo, o grão-de-bico já era cultivado na Grécia no século I de nossa era, ao tempo de Plínio e Dioscórides.

Suas folhas são muito empregadas como forragem.

Prós Boa fonte protéica (cerca de 18% de proteínas), o grão-de-bico possui ainda 60% de hidratos de carbono, 6% de gorduras, minerais (potássio, fósforo, cálcio, magnésio, silício, enxofre, ferro, sódio) e vitaminas do complexo B — particularmente niacina. (Vale observar que essas vitaminas são destruídas pelo cozimento prolongado a que se costuma submeter o alimento.)

Contras Por ser alimento de digestão difícil, produz flatulência. (Aconselha-se deixar os grãos de molho por dez a doze horas e cozinhá-los em fogo lento.)

Dado seu alto teor em purina, o grão-de-bico não é recomendável a artríticos e gotosos. Além disso, por conter ácido oxálico, deve ser ingerido com moderação por pacientes portadores de cálculos renais de oxalato.

O grão-de-bico contém ainda toxinas, embora estas sejam atenuadas ou inativadas pelo calor do cozimento.

Gravatazinho

Eryngium nudicaule, família das umbelíferas.

Planta cujas raízes cônicas ou fusiformes, de até 5 cm de comprimento por 1 cm de espessura, são comestíveis como legumes, tendo sabor muito semelhante ao da cenoura.

Guacuri

Attalea princeps, família das palmáceas.

Também conhecida como acuri ou uacuri, esta palmeira alta, que atinge até 18 m, vegeta em estados do Nordeste e no Mato Grosso.

Além dos frutos, que são comestíveis cozidos, o broto terminal da palmeira fornece palmito muito apreciado.

As folhas são empregadas na alimentação de cavalos.

Guando

Cajanus indicus, família das leguminosas.

Conhecido também como guandu ou andu (na Bahia), este subarbusto mede até 3 m de altura e é originário provavelmente da África oriental, tendo sido introduzido no Brasil pelos escravos. Além de excelente planta forrageira e adubo verde, o guando fornece também vagens de sementes comestíveis.

Na época da escravidão, o guando era largamente utilizado na culinária. A partir da lei Áurea seu emprego entrou em declínio, e hoje é utilizado apenas na Bahia e no Rio de Janeiro, onde entra na preparação de vários pratos, tais como o guando ensopado (feito com pedaços de carne de porco, toicinho, alho, cebola e sal).

Na Índia o guando alimenta dezenas de milhões de pessoas, aí ocupando o terceiro lugar entre as plantas alimentares. Na África sua cultura estende-se por quase todo o continente.

A raiz do guando combate inflamações da garganta e dores de dente. Os brotos e as folhas (também diuréticas) são eficazes no combate à tosse.

Do ponto de vista nutricional, 100 g dos grãos secos fornecem 337 calorias. Contêm ainda 64% de hidratos de carbono, 20% de proteínas, 1,5% de gorduras, enorme quantidade de cálcio e fósforo, ferro e vitaminas do complexo B (particularmente niacina).

Guar

Cyamopsis tetrabonoloda, família das leguminosas.

Herbácea natural da Índia e do Paquistão, o guar é muito resistente à seca e adapta-se bem às zonas semiáridas do nordeste brasileiro.

Seus grãos constituem excelente fonte de proteínas, com 35% de teor protéico (a planta no conjunto tem 13,5% de proteínas).

O guar é utilizado principalmente como planta forrageira, mas sua farinha é empregada na indústria de queijos e sorvetes, para dar consistência.

Na indústria têxtil é usado como fixador de cores nos tecidos.

Hissopo

Hyssopus officinalis, família das labiadas.

Planta herbácea perene, de folhas violáceas, com odor forte e aromático e sabor amargo. É utilizada na culinária, como condimento, e na fabricação de perfumes e licores.

Quanto ao aspeto nutricional, trata-se de vegetal rico em vitamina C.

Terapeuticamente o hissopo é aperiente e depurativo. É útil no combate a afecções do aparelho respiratório e, em infusão, age como estimulante geral.

Na Bíblia o hissopo simboliza a purificação. Seu nome vem do hebraico *arob*, que significa planta sagrada.

Hortelã

Designação comum a todas as espécies de menta (cerca de 25) da família das labiadas, entre as quais a mais conhecida é a hortelã-pimenta (*Mentha piperita*), originária da Inglaterra.

A hortelã-pimenta, de flores vermelhas dispostas em espigas, é utilizada em culinária (como condimento), na indústria confeiteira (preparação de licores) e como remédio.

Outras espécies, como a hortelã-verde (*Mentha viridis*), a hortelã-crespa (*Mentha crispa*), a hortelã-aquática (*Mentha aquatica*) e a hortelã-doce (*Mentha arvensis*), têm propriedades medicinais muito semelhante às da hortelã-pimenta. São plantas de acentuada ação digestiva, tônica, antiespasmódica e calmante. Delas se extrai também o mentol, princípio utilizado em medicina caseira e farmácia.

Localmente a hortelã é usada para purificar o hálito, aliviar pruridos cutâneos (principalmente quando devidos a picadas de inseto) e combater gripes e resfriados (inalação de algumas gotas da essência colocadas em vasilha com água fervente). Externamente, em fricções, combate o reumatismo.

O chá de folhas de hortelã é útil para pessoas com tendência a verminose.

Sob o aspeto nutricional, a hortelã encerra 90% de água, 3% de proteínas, 5,5% de hidratos de carbono, grande quantidade de cálcio e vitamina A, além de fósforo, ferro e vitaminas C e do complexo B.

Inajá

Maximiliana regia, família das palmáceas.

Bela e imponente palmeira, medindo de 5 a 7 m de altura e encontrada no Pará, Maranhão e Mato Grosso.

Seu palmito, adocicado e volumoso, é considerado iguaria de primeira qualidade.

A amêndoa, comestível, contém cerca de 60% de gordura.

O caule da árvore é usado para confecção de caibros e ripas muito resistentes, empregados em construção de casas.

Indaiá-do-campo

Attalea oleifera, família das palmáceas.

Palmeira muitas vezes confundida com o babaçu (sendo mesmo conhecida como pseudobabaçu), de folhas e palmitos comestíveis.

O óleo extraído de suas amêndoas é utilizado para fins energéticos e industriais, podendo também ser empregado em alimentação.

Inhame

A palavra inhame parece provir de *yam*, que na língua dos negros da costa de Guiné significa comer. De ori- gem africana, esse vegetal foi trazido ao Brasil das ilhas de Cabo Verde e São Tomé.

O termo designa várias plantas das famílias das aráceas e dioscoráceas, que produzem grandes tubérculos, em geral comestíveis, de cores diversas (conforme a variedade).

Algumas características são comuns a todas, como por exemplo as folhas grandes, em forma de escudo, e o alto teor de amido nos tubérculos, o que lhes confere valor como alimento energético.

Além do amido, o inhame contém também cálcio, fósforo, ferro e vitaminas do complexo B.

Entre as inúmeras variedades de inhame podemos citar: inhame-branco, inhame-bravo, inhame-cigarra, inhame-da-china (ou cará-amarelo), inhame-da-índia, inhame-da-costa, inhame-nambu, inhame-taioba, inhame-cará, inhame-roxo, inhame-vermelho, inhame gigante etc. Algumas variedades são tóxicas, não podendo ser consumidas.

Desse vegetal, que goza de grande reputação como depurativo sangüíneo

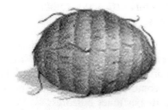

(utilizado por exemplo em casos de furunculose), aproveitam-se não apenas a parte feculenta, mas também as folhas e os talos.

De acordo com o Estudo Nacional da Despesa Familiar da Secretaria de Planejamento da Presidência da República, 100 g da parte comestível do inhame *Colocasia esculenta* contêm: 73,1 g de umidade, 1,8 g de proteínas, 0,1 g de lipídios, 23,8 g de glicídios, 1,0 g de fibras, 51mg de cálcio, 88 mg de fósforo, 1,2 mg de ferro, 0,10 mg de vitamina B_1, 0,03 mg de vitamina B_2, 0,8 mg de niacina, 8 mg de vitamina C.

Do ponto de vista medicinal, além da ação depurativa, o inhame é preventivo da malária, dengue e febre amarela; fortalece o sistema imunológico, ativando o funcionamento dos gânglios linfáticos (cuja forma, aliás, o inhame reproduz); aumenta a fertilidade nas mulheres.

Sob a forma de emplastro, o inhame "puxa" tudo: furúnculos, abscessos, verrugas, espinhas, corpos estranhos introduzidos acidentalmente nos pés ou nas mãos (farpas, pequenos cacos de vidro, espinho etc.). S. Hirsch nos dá a seguinte receita de emplastro de inhame:

"Descasque e rale na parte mais fina do ralador uma quantidade de inhame suficiente para cobrir a área afetada. Rale também um pouquinho de gengibre com casca, dez por cento do volume do inhame. Misture tudo com farinha de trigo comum, para dar liga. Aplique sobre a região, cubra com gaze ou outro paninho fino, nunca com plástico. Em duas ou três horas o emplastro estará seco; retire, ajudando com água morna se for necessário. Repita duas vezes ao dia."

A autora adverte que o inhame medicinal é aquele pequeno, cabeludo (também chamado inhame-chinês), marronzinho por fora.

Jacatupé

Pachyrizus bulbosus, família das leguminosas-papilionáceas.

Na raiz dessa planta, conhecida também como feijão-batata, são encontrados grossos tubérculos alimentícios, de sabor adocicado, que fornecem amido finíssimo, semelhante ao da araruta. Esses tubérculos geralmente são comidos crus, temperados com sal e pimenta. No estado de Minas Gerais costumam ser defumados e assim conservados durante longo tempo.

As folhas e os caules do jacatupé constituem excelente forragem para o gado, possuindo grande valor nutritivo. As raízes, raladas e misturadas ao leite, deixam as mãos macias e suaves.

Do ponto de vista nutricional, 100 g do tubérculo fornecem 45 calorias. O alimento contém cerca de 88% de água, 10,6% de hidratos de carbono, 1,2% de proteínas, 0,1% de gorduras, minerais (cálcio, fósforo, ferro) e vitaminas C e do complexo B.

Contra As sementes são consideradas venenosas.

Jiló

Fruto do jiloeiro (*Solanum gilo*, família das solanáceas), de sabor amargo, comestível apenas enquanto verde e depois de cozido.

É tônico geral, estomáquico, regulador digestivo, antidiarréico e estimulante do metabolismo hepático. A raiz da planta é considerada diurética.

Sob o aspeto nutricional, o jiló possui 90% de água, 7% de hidratos de carbono, 1,4% de proteínas, 1,1% de lipídios, minerais (cálcio, fósforo, ferro) e vitaminas A, C e do complexo B (notadamente niacina).

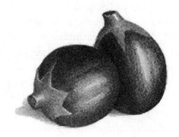

Junça

Cyperus esculentus, família das ciperáceas.

Planta com cerca de meio metro de altura, que produz tubérculos e rizomas comestíveis, conhecidos pelo povo como "amêndoas da terra", por terem sabor muito semelhante ao das verdadeiras amêndoas.

Tais rizomas são considerados afrodisíacos e, torrados, são utilizados como sucedâneos do café.

Lâmio-branco

Lamium album, família das labiadas.

Variedade de urtiga, de origem européia, cujas folhas são comestíveis e produzem matéria corante.

Lentilha

Lens esculenta, família das leguminosas-papilionáceas.

Originária do Oriente e citada no Antigo Testamento, a lentilha é uma das plantas cultivadas mais antigas, tendo sido muito conhecida pelos egípcios e persas. Começou a ser introduzida na Europa após a época dos romanos.

Prós Do ponto de vista nutritivo a lentilha constitui alimento realmente extraordinário, principalmente se ingerida crua (germinada). Contém 24% de proteínas, 62% de hidratos de carbono, 1,5% de gorduras, vários e importantes minerais (cálcio, fósforo, ferro, enxofre, potássio, magnésio) e vitaminas (em particular do complexo B).

Contras Para ser consumida, a lentilha necessita de intensa cocção, a qual tem o inconveniente de destruir boa parte de suas vitaminas. Para se ter uma idéia, os grãos crus possuem 0,46 mg de vitamina B_1, 0,33 mg de vitamina B_2 e 2,4 mg de niacina, sendo que, após cozidos, essas taxas caem respectivamente para 0,10, 0,12 e 0,9. Além disso, a pequena quantidade de vitaminas A e C presentes na lentilha é totalmente eliminada pela cocção.

Os hidratos de carbono da lentilha são de difícil digestão, de modo que se trata de alimento contra-indicado a dispépticos.

Devido a seu elevado teor em purinas, também não é recomendável a artríticos e gotosos.

Língua-de-vaca

Nome comum a várias plantas, entre as quais a *Talinum patens* (família das portulacáceas), conhecida popularmente também como maria-gomes, mariagorda, joão-gomes e bunda-mole.

Trata-se de erva que atinge 70 cm de altura, comum em roçados, capoeiras e terrenos recém-queimados. Suas flores, amarelas ou róseas, só se abrem à luz do Sol.

As folhas, carnosas, são comestíveis em saladas ou cozidas, geralmente acompanhando carnes ou peixes.

Linhaça

É a semente do linho, usada na alimentação como recheio de pães e também, ocasionalmente, na cozinha macrobiótica.

O líquido resultante da infusão da linhaça (água de linhaça) tem ação emoliente sobre o conteúdo intestinal, sendo recomendado em casos de prisão de ventre.

O cataplasma de linhaça, em que esta é reduzida a farinha, é aplicado como emoliente sobre tumorações, furúnculos e abscessos.

Na indústria o óleo de linhaça tem numerosas aplicações.

Lírio-do-brejo

Hedychium coronarium, família das zingiberáceas.

Planta de grandes e perfumadas flores brancas, originária da Ásia e muito comum nos brejos do sul do país.

Seus rizomas, de sabor semelhante ao do gengibre (porém mais suave), são usados como fécula alimentar, a qual tem propriedades antitussígenas.

Lótus

Nelumbo nucifera, família das ninfeáceas.

Planta originária da Ásia meridional, de papel relevante na religião budista, e que apresenta duas variedades: a branca e a rósea.

Cultivado em lagos e tanques, o lótus produz grandes flores solitárias (cerca de 25 cm de diâmetro), de perfume suave e formadas por 20 a 30 pétalas.

Os rizomas feculentos (impropriamente chamados raízes) são consumidos principalmente pelos povos asiáticos e seus descendentes. As folhas novas são utilizadas como verduras. As sementes secas também são empregadas na alimentação, sendo consideradas fina iguaria.

Do ponto de vista medicinal, o lótus é considerado sedativo e refrigerante. Os rizomas têm ação diurética e atuam eficazmente nos males do aparelho respiratório, desde simples tosses até graves afecções.

Sob o aspeto nutricional 100 g do rizoma fornecem 49 calorias, 1,5 mg de ferro, 0,05 mg de vitamina B_1, 20 mg de vitamina C. Contêm ainda 11% de hidratos de carbono e 1,7% de proteínas.

Louro

Laurus nobilis, família das lauráceas.

Planta originária do Mediterrâneo oriental e cujos ramos eram usados, na Grécia antiga, para confeccionar as célebres coroas com as quais se cingiam os atletas e os heróis nacionais — costume que se estendeu à Roma dos césares. (Os vocábulos láurea e laurear têm sua etimologia derivada desse gênero botânico: *Laurus*.)

Na culinária o louro é utilizado como condimento em vários pratos, especialmente no preparo de leguminosas, conferindo-lhes sabor quente e forte.

Em chás, por infusão ou decocção, é empregado no tratamento de afecções gástricas e reumáticas. Além disso, tem ação digestiva e carminativa.

Externamente é usado em banhos de imersão (para perfumar e proporcionar descanso), sendo eficaz também para aliviar contusões, reumatismos e hemorróidas.

Lúpulo

Humulus lupulus, família das moráceas.

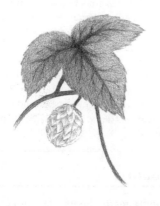

Vegetal cujas flores femininas são utilizadas na fabricação de cerveja, à qual conferem paladar característico, além de agirem também como clarificador e conservante.

Terapeuticamente, essas flores têm propriedades digestivas, laxativas, sedativas, tranqüilizantes, hipnóticas e antinevrálgicas, sendo eficazes também contra cistites.

Os cabelos lavados com infusão de lúpulo adquirem força e maciez.

Macambira

Bromelia laciniosa, família das bromeliáceas.

Encontrada principalmente nos solos ressequidos do Nordeste, a macambira possui folhas espinhosas e longas, com cerca de 1,5 m de comprimento, e que são utilizadas como forragem de cavalos, burros e outros animais.

Na base das folhas encontra-se substância amilácea com a qual se prepara pão semelhante ao de milho e que é comido à guisa de pirão com leite ou carne.

Os rizomas da macambira contêm grande quantidade de água.

Mairá

Humirianthera duckei, família das icacináceas.

Arbusto trepador, conhecido também como mandiocaçu, cujo rizoma é um tubérculo muito grande (com 20 a 30 cm de diâmetro), do qual se extrai grande quantidade de um amido que pode ser usado na alimentação (o fruto também fornece amido).

ALIMENTOS VEGETAIS E DE ORIGEM VEGETAL

Contra O rizoma do mairá contém uma substância muito venenosa, motivo pelo qual necessita ser lavado várias vezes, por decantação, antes do consumo.

Malte

Produto obtido da cevada germinada e torrada, usado principalmente na fabricação da cerveja, junto com o lúpulo e a levedura.

No processo de maltagem, a germinação da cevada provoca o aparecimento de um conjunto de fermentos que facilitam a digestão do amido, transformando-o num hidrato de carbono menos complexo, a maltose. Assim, pessoas com dificuldade em digerir as farinhas comuns se beneficiarão consumindo farinhas maltadas.

Malva

Malva silvestris, família das malváceas.

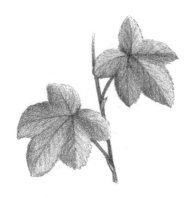

Planta herbácea muito reputada, desde a antiguidade, como eficaz contra afecções da boca, gengivas, garganta e dentes. Possui ainda ação laxativa, sedativa, antitussígena e anti-séptica urinária.

É utilizada também como verdura comestível.

Existem ainda mais de trezentas outras espécies de malva, entre as quais destacamos a *Malva rotundifolia* (malva-de-folha-redonda ou malva-pequena), cujos frutos são comestíveis e apreciados.

Maná

Fraxinus ornus, família das oleáceas.

Planta originária da Europa meridional e Ásia ocidental, e cujo nome, proveniente do hebraico *man*, significa "dádiva do céu".

Da árvore (que é pouco alta) exsuda um suco de sabor adocicado que, em pequenas quantidades, pode ser consumido como alimento, sendo muito apreciado pelas crianças por seu paladar agradável. Tal suco age como tônico, diurético, laxativo, antifebril e antitussígeno.

A casca do fruto, em infusão, tem propriedades anti-reumáticas e antigotosas.

(Não se sabe ao certo se o maná citado na Bíblia corresponde à planta aqui referida, a um líquen, a uma exsudação da tamargueira ou a formações comestíveis açucaradas, de consistência pulverulenta, que aparecem em locais áridos.)

Contra Ingerido em grande quantidade, o maná tem efeito purgativo intenso, com muitas cólicas.

Mandacaru

Cereus peruvianus, família das cactáceas.

Cacto gigante, de até 8 m de altura, que medra do Piauí até São Paulo e Mato Grosso. É conhecido também como jamacaru, urumbeva e cardeiro-rajado.

Trata-se de vegetal rico em vitamina C e que tem ação tônica sobre o aparelho respiratório, sendo indicado em casos de gripes, bronquites, tosses etc.

O caule do mandacaru, cortado transversalmente, é empregado para fazer doce muito apreciado. Sendo rico em fécula, é utilizado também para preparar pães, biscoitos, broas, doces e mingaus. Extraída a casca pode ser comido cru.

O fruto, de casca grossa e vermelha quando maduro, contém polpa branca, suculenta e comestível, com numerosas e pequenas sementes pretas.

Em épocas de seca e calor ardente, o mandacaru é comido com avidez pelo gado, por armazenar grande quantidade de água.

Plantados em linha, a pequena distância uns dos outros, os mandacarus são utilizados para cercar fazendas e pastos.

Mandioca

Manihot utilissima, família das euforbiáceas.

Este vegetal, já muito conhecido e utilizado por nossos antepassados indígenas, continua sendo largamente empregado na alimentação do brasileiro como alimento energético, substituindo o pão, a batata e mesmo cereais.

Além da variedade não-tóxica (mandioca-mansa, aipi ou aipim) é encontrada também a venenosa (mandioca-brava ou amargosa), sendo porém muito difícil diferenciá-las, pois ambas são idênticas quanto a forma, tamanho, cor, gosto e cheiro. Ninguém é capaz de, simplesmente olhando, cheirando ou degustando um tubérculo, dizer se se trata de uma ou outra variedade. (Note-se que ambas possuem ácido cianídrico, havendo apenas diferença de quantidade.)

No Nordeste a mandioca é conhecida como macaxeira.

A mandioca de caule vermelho tem o nome de tucumã.

Prós A mandioca é ótimo alimento energético, possuindo cerca de 35% de hidratos de carbono, além de minerais (particularmente cálcio e fósforo) e algumas vitaminas (sobretudo vitamina C).

Cem gramas de mandioca fornecem 138,8 calorias.

Contras Possibilidade de intoxicação por ácido cianídrico (ou cianeto), caracterizada por náuseas, vômitos, sonolência, hálito de amêndoas amargas, sintomas neurológicos, podendo culminar com a morte caso o intoxicado não seja atendido prontamente.

Como o tóxico é muito volátil, o cozimento da mandioca normalmente basta para eliminá-lo. No entanto, como se acumula logo abaixo da casca, nas porções mais periféricas do tubérculo, estas devem ser retiradas juntamente com a casca.

Na farinha de mandioca o suco deletério do vegetal (mandiqüera) é retirado por expressão. Além disto o produto é torrado, havendo volatilização do ácido cianídrico.

Mel e açúcar porventura existentes no estômago podem neutralizar a ação tóxica do veneno. É assim que se pretende explicar a enorme resistência do famoso monge e aventureiro Rasputin, que durante os banquetes na corte do czar ingeria quantidades de cianeto muitas vezes superiores às mortais: antes e depois da ingestão do tóxico, Rasputin bebia soluções alcoólicas altamente açucaradas. Como se isto não bastasse, o monge era portador de gastrite atrófica, o que dificultava ainda mais a absorção do tóxico.

Mandioquinha

Arracacia xanthorrhiza, família das umbelíferas.

Conhecida também como batata-brava, batata-suíça e batata-cenoura, a mandioquinha, originária dos Andes, é empregada na alimentação humana e animal (principalmente de suínos).

Terapeuticamente apresenta propriedades diuréticas.

Do ponto de vista nutritivo, caracteriza-se principalmente por constituir alimento energético, contendo cerca de 30% de hidratos de carbono. Possui também minerais (cálcio, fósforo, ferro, potássio), bem como vitaminas A e C e alguma quantidade de vitaminas do complexo B.

Cem gramas de mandioquinha fornecem 104,6 calorias.

Mangarito

Por este nome são conhecidas duas plantas da família das aráceas: *Xanthosoma riedelianum* e *Xanthosoma sagittifolium*. Ambas fornecem pequenos tubérculos comestíveis, de paladar muito apreciado, geralmente saboreados como sobremesa (com melado).

A segunda espécie apresenta três variedades: dedo-de-negro, roxo, branco (ou mangará-mirim).

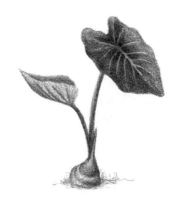

O mangarito-roxo, embora menos saboroso, é o mais nutritivo.

As folhas do mangarito-branco também são muito apreciadas, por constituir verdura tenra e de sabor agradável.

Todas as variedades de mangarito são ricas em amido, constituindo bom alimento energético. Possuem também

minerais (cálcio, fósforo, ferro) e vitaminas (principalmente niacina).
Cem gramas do mangarito *Xanthosoma sagittifolium* fornecem 137 calorias. O tubérculo possui 32% de hidratos de carbono e 2,2% de proteínas.

Manjericão

Designação comum a várias espécies do gênero *Ocinum* (família das labiadas), originárias da Ásia e África, de folhas fortemente aromáticas, sendo por isso muito utilizadas como condimento e pela indústria de perfumes.

Sob o aspeto médico o manjericão é digestivo, antiflatulento, antidiarréico, combate cólicas intestinais, ativa a menstruação e é afrodisíaco.

Além do manjericão comum existem numerosas outras variedades, como o manjericão-de-folha-larga, manjericão-de-folha-miúda etc.

Manjerona

Origanum majorana, família das labiadas.

Planta originária do Oriente, de folhas comestíveis, usadas principalmente como condimento. Quando frescas, as folhas têm sabor suave, ao passo que, depois de secas, adquirem gosto forte e picante.

Do ponto de vista medicinal a manjerona é digestiva, combate cólicas intestinais e alivia arrotos e gases.

É também empregada contra gripes e resfriados. Para isto são utilizadas as folhas: em inalações ou na forma de pomada (amassadas e misturadas com gordura vegetal) para untar o nariz (eficaz sobretudo para combater a obstrução nasal de crianças).

A mesma pomada, friccionada sobre o abdome das crianças, é também bastante útil para aliviar cólicas intestinais de bebês e facilitar a eliminação de gases. Em aplicações locais mitiga dores reumáticas (banhos de imersão em água quente com folhas de manjerona produzem também bons resultados).

Existem ainda outras espécies de manjerona, como a manjerona-do-campo e a manjerona-selvagem.

Mastruço

Lepidium bonariense, família das crucíferas.

As folhas desta planta, conhecida também como mentruz ou mentrusto, de sabor forte e picante, costumam ser usadas em saladas.

Têm ação diurética e constituem bom remédio contra males do aparelho respiratório (tosses, bronquites), bem como nas contusões, ajudando o desaparecimento das equimoses.

Quanto ao aspecto nutricional, 100 g de mastruço proporcionam 42 calorias. O alimento possui cerca de 85,5% de água, 7,6% de hidratos de carbono, 3,8% de proteínas, minerais (ferro, fósforo e, particularmente, cálcio) e vitaminas A, C e do complexo B.

Mastruço-do-peru

Tropaeolum majus, família das crucíferas.

Esta planta, de flores suavemente perfumadas, apresenta folhas comestíveis de sabor forte e picante (semelhante ao do agrião), que são consumidas cruas em saladas, temperadas com um pouco de limão e sal.

Além de depurativas e diuréticas, constituem bom remédio para males do aparelho respiratório.

Em cataplasmas, aplicados sobre contusões e feridas, promovem a reabsorção dos hematomas e favorecem a cicatrização.

Mata-fome

Designação comum a várias plantas, entre as quais podemos citar:

Mappia cordata, família das icacináceas, conhecida também como batata-ceará, batata-de-puri e batata-de-arroba. Arbusto de cujos tubérculos, grandes e volumosos, extrai-se fécula utilizada na confecção de bolos, mingaus, biscoitos etc.

Paullinia pinnata (cipó-cururu ou timbó) e *Paulinnia elegans* (cipó-timbó ou timbó), ambas da família das salpindáceas e cujas sementes são cobertas por um arilo comestível.

Cordia sellowiana, família das borragináceas, chamada também juruti ou capitão-do-campo. Produz frutos do tamanho de avelãs, amarelo-acastanhados, comestíveis, suculentos e mucilaginosos.

Coccus matafome, sub-família das cocosóideas. Palmeira nativa do Brasil.

Mate

Ilex paraguayensis, família das aquifoliáceas.

Planta originária da América do Sul, conhecida e utilizada desde épocas muito remotas pelos indígenas, que mascavam as folhas cruas. Os jesuítas foram grandes conhecedores e cultivadores desse vegetal, tanto assim que o mate até hoje é conhecido como "chá-dos-jesuítas" ou "chá-das-missões".

Existem três variedades de mate: de folhas largas, de folhas compridas e de folhas pequenas (geralmente a mais apreciada). A planta silvestre alcança até 12 m de altura, enquanto que a cultivada é mantida dois ou três metros mais baixa, para se facilitar a colheita.

O mate pode ser consumido de várias maneiras: como chá, em infusão; gelado (depois de fria, colocar a infusão na geladeira ou acrescentar pedras de gelo); batido (torna-se espumante); macerado em água fria (tererê); preparado com água quente na cuia ou cabaça e sorvido aos goles com bombilha (chimarrão). Utilizado em estado natural (sem ser queimado), sua ação estimulante fica mais acentuada.

Prós O mate é estimulante geral, sendo que seu uso possibilita grandes esforços físicos e mentais.

Indicado nas convalescenças, é ativador da circulação e da digestão, diurético e laxativo.

Possui vitaminas C e do complexo B.

Contras Dada a quantidade de cafeína ou mateína que contém (em média 1,15%, a mesma encontrada no café torrado), o mate é contra-indicado a indivíduos excitáveis, nervosos, insones e com palpitações cardíacas. (Já se produz, hoje em dia, a erva-mate descafeinizada, que substitui a natural sem os inconvenientes produzidos pelo alcalóide.)

Por ser rico em purinas, é contra-indicado também aos gotosos.

Existem estudos demonstrando que o consumo de mate aumenta a pressão arterial. Além disso, a erva comercializada freqüentemente é adulterada com outras plantas (congonhas, ervade-anta, pessegueiro-bravo etc.), algumas das quais tóxicas.

Sobre os inconvenientes da cafeína, ver *café*.

Maxixe

Fruto do maxixeiro *Cucumis anguria*, família das cucurbitáceas, planta provavelmente originária da Ásia e, no Brasil, encontrada principalmente em São Paulo, Rio de Janeiro, Minas Gerais e Mato Grosso.

O maxixe é espinhento, tem formato oblongo e, quando novo, é comido cru, sob forma de salada, substituindo com vantagem o pepino, por ser menos indigesto que este (aliás, o maxixe é conhecido também como pepino-espinhoso). É muito apreciado também com picadinho de carne e quiabo, acompanhado de angu de fubá.

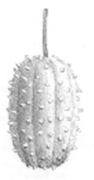

Sob o aspeto medicinal é muito usado em aplicações tópicas para debelar crises hemorroidárias.

Do ponto de vista nutricional, é de salientar-se a riqueza do maxixe em zinco, elemento de grande importância para o crescimento de crianças e adolescentes e que, geralmente, é pouco encontrado em alimentos de origem vegetal. O zinco também acelera o desenvolvimento sexual.

Melão-de-são-caetano

Momordica charantia, família das cucurbitáceas.

Trepadeira originária da África e muito bem aclimatada entre nós, sendo bastante comum em cercas do litoral e do interior. Seus frutos, semelhantes a um pepino cor-de-abóbora, são comestíveis e têm sabor amargo.

O melão-de-são-caetano entra na composição de vários molhos e temperos picantes. Quando verde é utilizado no preparo de conservas e picles.

Do ponto de vista medicinal, é reputado como útil nas afecções reumáticas e do fígado. Possui ação laxativa, febrífuga e anticatarral.

Mel

Alimento de extraordinário valor energético, o mel é rico em vitaminas, sais minerais, enzimas digestivas, ácidos orgânicos, pigmentos, pólen e numerosas outras substâncias, algumas das quais só encontradas nele. (Até o presente foram identificadas nada menos de 181 substâncias no mel. Estranha e infelizmente a legislação brasileira permite adição de glicose ao produto.) O mel é sujeito a cristalização, o que não diminui seu valor nutritivo e, aliás, é sinal de boa qualidade. Como, entretanto, boa parte da população não aceita o produto "açucarado", muitos apicultores o aquecem ao redor de 70°C — procedimento que o impede de cristalizar-se, mas acarreta perda de grande parte dos nutrientes.

Reconhecer a pureza de um mel é tarefa extremamente difícil, exigindo grande conhecimento e experiência da parte de quem a realiza. Não existe um teste simples para isso; apenas exames vários e de certa complexidade são capazes de determinar com segurança a pureza do produto.

Prós Excelente alimento energético, uma vez que cerca de 70% dos açúcares do mel são monossacarídeos, ou seja, são absorvidos como tais pelo organismo, não necessitando digestão prévia.

O mel possui propriedades tônicas, laxativas e anti-sépticas, além de ser benéfico para a pele e o cabelo e em casos de hipertrofia da próstata. É também estimulante sexual.

Os diversos tipos de mel reproduzem as propriedades das plantas das quais foram originados. Assim, por exemplo, o mel de alecrim e de cipóuva é particularmente útil nas doenças do fígado; o de eucalipto, vassoura e cambará tem indicação principal em males do aparelho respiratório; como sedativo do sistema nervoso recomenda-se o mel de timbó e o de laranja.

Vale observar que o mel escuro é mais rico em minerais que o claro.

Contras Devido a seu alto teor de açúcares (75 a 79%), o mel deve ser empregado com parcimônia por pessoas de vida sedentária. Além disso, esses açúcares são cariogênicos, isto é, produzem cáries dentárias.

Foram identificados pesticidas residuais no mel. Por essa razão, a Associação Macrobiótica desaconselha o consumo de mel de maçã, por ser esta uma das frutas mais impregnadas de agrotóxicos.

Alguns autores contra-indicam o uso de mel por crianças abaixo de um ano ou um ano e meio de idade, pois o produto pode conter o germe do botulismo (*Clostridium botulinum*), que o organismo de crianças nessa faixa etária pode não estar apto ainda a destruir.

Milheto

Pennisetum typhoideum, família das gramíneas.

Planta anual de porte ereto, com até 5 m de altura, originária da África e bem adaptada às condições do nordeste brasileiro. São conhecidas pelo menos 14 espécies de milheto.

Cereal mais rico em óleo e proteínas que o milho, o trigo, o arroz e o sorgo, o milheto é muito cultivado em vários países da África e da Ásia, onde é usado, na forma de farinha, para fabricação de pães, bolos e outros pratos típicos.

Milho

Zea mays, família das gramíneas.

Cereal originário da América e introduzido na Europa pelos espanhóis no século XVI, sendo utilizado na alimentação humana sob as mais variadas formas: cozido na espiga, refogado, em pratos salgados (polentas, cuscuz) e doces (curau, pamonha, mingaus), como pipoca etc.

O milho quebrado em pequenos fragmentos é conhecido como quirera ou quirela. Dessa forma é utilizado principalmente na alimentação de aves, mas pode ser empregado também no preparo de vários e saborosos pratos.

Ao contrário da aveia, cereal de inverno, o milho é cereal de verão, dada sua ação inibidora sobre a glândula tireóide.

Atualmente são conhecidas mais de 10.000 variedades de milho, entre as quais o milho de pipoca, o milho de canjica etc.

Prós O óleo de milho (contido no germe) é rico em ácidos graxos poliinsaturados (oléico, linoléico), sendo portanto útil nas dietas contra arterioesclerose e aumento de colesterol.

A engenharia genética tem conseguido tipos de milho (como o Opaco-2) de extraordinário valor nutritivo, mas que ainda não entraram na rotina alimentar.

Os filamentos das espigas, chamados barbas, estigmas ou cabelos, são úteis em moléstias do aparelho urinário e no combate aos cálculos renais (pedras nos rins).

O chá preparado por decocção dos cabelos de milho é excelente diurético: ferver 30 g dos estigmas durante 15 minutos, em dois litros de água; filtrar e beber três ou cinco xícaras por dia.

O milho tem ação ainda contra gota e reumatismo.

Sob o aspeto nutricional, o milho verde contém cerca de 3,3% de proteínas, 0,8% de gorduras, 28% de hidratos de carbono, vitaminas A, C, do complexo B, bem como numerosos sais minerais: cálcio, fósforo, potássio, magnésio, cloro, enxofre, ferro. Esses nutrientes (com exceção da vitamina C) existem em muito maior concentração no milho maduro.

Contras Durante o armazenamento, o milho pode ser impregnado por aflatoxinas.

Fubás, maisenas e farinhas de milho geralmente são preparados com grãos degerminados, perdendo deste modo grande parte de seu valor nutritivo.

O óleo de milho produzido industrialmente tem qualidades muito alteradas pela excessiva refinação e desnaturação. Os processos industriais aquecem, desodorizam e submetem o óleo à ação de dissolventes químicos — principalmente o tricloroetileno —, alterando grandemente suas propriedades dietéticas.

Do ponto de vista nutricional, as proteínas do milho são consideradas de má qualidade, pois não contêm lisina nem triptofano. O baixo teor de ácido nicotínico disponível neste cereal, assim como a possível presença de um fator tóxico, podem levar ao desenvolvimento de pelagra.

Mimosa-carmesim

Inga vulpina, família das leguminosas.

Arbusto ou árvore pequena, muito comum no estado de Minas Gerais, que

ALIMENTOS VEGETAIS E DE ORIGEM VEGETAL 81

fornece legume contendo sementes envoltas em polpa comestível.

Moranga

Cucurbita maxima, família das cucurbitáceas.

Variedade de abóbora, da qual existem numerosas subvariedades.

A moranga cozida é considerada eficaz no combate à úlcera péptica. Possui cerca de 90% de água, 8% de hidratos de carbono, 1,7% de proteínas, 0,2% de lipídios, minerais (cálcio, fósforo, ferro), vitaminas C, do complexo B e, principalmente, vitamina A.

Moringa

Moringa oleifera, família das moringáceas.

Árvore originária da Índia, medindo até 10 m de altura, de caule grosso e flores grandes, vermelhas ou amarelo-claras.

Entre nós geralmente é cultivada apenas como planta ornamental, porém seus frutos, quando verdes, podem ser utilizados como alimentos, após cozidos ou ensopados.

Das cascas da árvore, folhas e raízes extrai-se suco acre e picante, com propriedades aperientes e digestivas.

As folhas podem ser usadas como tempero e em conserva.

A moringa fornece óleo doce e levemente aromático, utilizado em perfumaria.

Mostarda

Esta erva, originária da Itália e pertencente à família das crucíferas, apresenta diversas variedades, tais como: mostarda-branca (*Brassica alba* ou *Sinapis alba*), mostarda-negra (*Brassica nigra* ou *Sinapis nigra*) e mostarda-da-índia (*Brassica juncea*).

Suas folhas, principalmente as da variedade branca, são comestíveis e muito apreciadas, e têm propriedades digestivas e laxativas.

As sementes da mostarda-branca, reduzidas a pó, fornecem o famoso condimento amarelo, conhecido e usado em todo o mundo. Com a mostarda-negra obtém-se condimento mais escuro, marrom. Com as sementes da mostarda-da-índia também se prepara condimento.

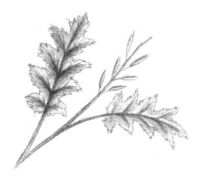

Devido à presença de sinapina em suas sementes (principalmente na variedade negra), são utilizadas para preparar cataplasmas eficazes no combate a ciática, dores reumáticas e processos inflamatórios e congestivos em geral (usá-los cuidadosamente a fim de não produzir queimaduras na pele).

Quanto ao aspeto nutricional, 100 g de folhas de mostarda fornecem 31 calorias. Contêm cerca de 90% de água, 5,6% de hidratos de carbono, 3% de proteínas, 0,5% de gorduras, minerais (fósforo, ferro e, principalmente, cálcio), vitaminas (complexo B, boa quantidade de vitamina C e muita vitamina A).

Munguba

Pachira aquatica, família das bombacáceas.

Árvore natural da Amazônia e muito utilizada na arborização de ruas do Rio de Janeiro, a munguba ou mamaú (como é conhecida na região de origem) tem porte médio e é muito copada, com folhagem densa.

Suas folhas são emolientes e comestíveis.

As sementes são consumidas cozidas ou assadas, sendo utilizadas também para engorda de porcos.

Nabiça

Raphanus raphanistrum, família das crucíferas.

Também chamada rabanete-de-cavalo, esta hortaliça de folhas comestíveis é riquíssima em cálcio, fósforo e vitaminas (particularmente A e C).

Cem gramas das folhas fornecem 28 calorias. O alimento contém 5% de hidratos de carbono e 3% de proteínas.

Nabo

Brassica napus, família das crucíferas.

Este vegetal, muito apreciado na mesa do brasileiro, tem propriedades tonificantes e estimulantes do metabolismo cerebral (devido ao elevado conteúdo em fosfatos). Misturado com agrião e mel, na forma de xarope, constitui remédio eficaz no combate a moléstias do aparelho respiratório.

Além disso, suas sementes são utilizadas no tratamento de males da bexiga.

Do ponto de vista alimentar, deve-se aproveitar não apenas a raiz do nabo, como habitualmente se faz, mas também as folhas, cujo teor vitamínico e mineral é ainda mais elevado que o da raiz, particularmente quanto ao conteúdo em cálcio e fósforo.

Quanto ao aspeto nutricional, 100 g da raiz fornecem 24 calorias. A raiz do nabo contém cerca de 93% de água, 4,2% de hidratos de carbono, 1,7% de proteínas, vitaminas C e do complexo B e minerais (cálcio, fósforo, ferro, sódio, potássio, magnésio, cloro, enxofre).

Uma variedade de nabo, o nabo-de-azeite ou colza (*Brassica napus*, var. *oleifera*), produz óleo muito utilizado em iluminação.

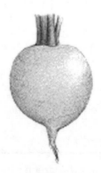

Outra variedade é o nabo-redondo (*Brassica campestris*, var. *rapa* subvar. *depressa*), também chamado túrnepo, que difere do nabo comum pela raiz esférica ou deprimida, abaulada sob o colo.

Além destas é conhecido também o nabo-arredondado (*Brassica asperifolia*).

Nigela

Nigella sativa, família das ranunculáceas.

Planta herbácea originária das regiões mediterrâneas e do oeste da Ásia, onde cresce em terrenos não cultivados e junto a plantações de cereais.

Suas sementes pequenas e negras, conhecidas como cominho-preto, são utilizadas em alguns países para dar aroma e sabor a pães e queijos. São empregadas também como condimento, principalmente em pratos à base de ovos.

Essas sementes estimulam o apetite e as secreções gástricas, e por seu aroma suave e delicado são usadas para perfumar roupas.

No Egito antigo eram muito consumidas pelas mulheres, pois se acreditava que aumentavam o tamanho do busto.

Olmo-vermelho

Ulmus rubra, família das ulmáceas.

Árvore pequena e de ramos delgados que cresce em florestas planas e é plantada em parques e avenidas.

Fornece madeira vermelha, dura e elástica, própria para confecção de móveis, eixos de rodas, carpintaria etc.

As folhas do olmo-vermelho, ou olmo-campestre, são comestíveis e têm propriedades nutritivas e protetoras da mucosa gástrica, tendo sido, durante muitos séculos, o alimento básico dos peles-vermelhas da América do Norte, onde a árvore é muito abundante.

Ora-pro-nobis

Pereskia aculeata, família das cactáceas.

Arbusto conhecido também com o nome de mata-velha, encontrado em vários estados do Brasil e muito utilizado na construção de cercas vivas.

Possui folhas carnosas e espinhentas e produz frutos pequenos, angulosos e amarelos. Ambos, folhas e frutos, são comestíveis, sendo servidos geralmente em guisados com feijão.

Terapeuticamente, as folhas são usadas como emolientes, em casos de tumores e processos inflamatórios.

Os frutos têm ação expectorante e são conhecidos também pelo nome de groselha-da-américa.

Do ponto de vista nutricional, as folhas de ora-pro-nobis contêm mais de 90% de água, cerca de 2% de proteínas e 5% de hidratos de carbono. São ricas em cálcio, fósforo e ferro. Possuem boa quantidade de vitamina A, bem como vitaminas C e do complexo B.

Orégano

Origanum vulgare, família das labiadas.

Erva originária do Mediterrâneo e com a qual se produz condimento muito utilizado em molhos.

84 LIVRO DOS ALIMENTOS

De sabor levemente picante, o orégano é ativador digestivo e sexual, além de diurético, antiflatulento e emenagogo.

O chá de orégano é útil contra asma e catarro dos brônquios. A essência da planta, que pode ser encontrada em farmácias, tem a mesma ação, além de aliviar a dor de dente (aplicada no local embebida em algodão).

Paciência

Rumex patientia, família das poligonáceas.

Vegetal originário da Europa e que pode atingir até 2 m de altura. Suas folhas tenras e comestíveis costumam ser preparadas como as do espinafre — razão por que a planta é conhecida também como espinafre-silvestre.

A raiz, de cor amarela, é utilizada terapeuticamente como depurativa e no tratamento de afecções da pele e moléstias do fígado.

A paciência é um dos poucos vegetais que contém enxofre livre.

Contras As folhas da paciência contêm oxalato de cálcio; por isso seu uso imoderado é contra-indicado a pacientes com cálculos renais de oxalato de cálcio. Além disso, esse sal, sendo insolúvel, não permite a absorção do cálcio.

Pacová

Por este nome são conhecidas várias plantas da família das zingiberáceas, entre as quais a *Alpinia speciosa*, originária da Ásia e cujas sementes são, em muitos lugares, usadas como condimento.

Os rizomas da planta possuem aroma muito agradável e, tanto eles quanto as sementes, são estomáquicos, digestivos e tônicos. As pessoas do interior atribuem a esses rizomas a propriedade de antagonizar venenos de cobra, além de serem considerados altamente eficazes contra dores reumáticas em geral.

Painço

Paniculum miliaceum, família das gramíneas.

Planta originária do Egito, Arábia e Índia, introduzida na Europa e daí trazida para a América.

Conhecido também como milhomiúdo, trata-se de cereal de grãos pequenos, duros e arredondados que, embora utilizados quase que exclusivamente na alimentação de pássaros, podem ser empregados na confecção de deliciosos mingaus e sopas. (Em algumas casas de produtos naturais pode-se encontrar painço descascado, destinado a esse fim.)

Prós Excelente fonte de energia, o painço contém 73% de hidratos de carbono, 10% de proteínas e 2,5% de gorduras.

É util contra doenças de pele e fâneros (unhas e cabelos), e por ser rico em flúor constitui bom preventivo contra cáries dentárias.

Palmito

O palmito, que nada mais é do que a parte interna do colete verde formado pelas bainhas foliares de certas palmeiras*, é produzido principalmente pelas palmáceas do gênero *Euterpe*.

Entre estas, destaca-se a *Euterpe edulis*, que recebe nomes diversos conforme a região onde se encontra: palmiteiro, palmiteiro-doce, palmiteiro-juçara, juçara, içara, ripeira, ripa, ensarova.

Euterpe edulis tem a seguinte etimologia: *Euterpe* é a musa grega da música (assim como esta nos emociona e deleita, também somos deleitados pelo maravilhoso aspeto dessa elegante palmeira); *edulis* vem do latim e quer dizer comestível.

Árvore muito elegante, que pode medir de 20 a 25 m de altura, o palmiteiro *Euterpe edulis* é encontrado desde a Bahia, Minas Gerais e Goiás até o Rio Grande do Sul.

Seus estipes fornecem esteios para andaimes, caibros e sarrafos para cercas e telhados (ripas).

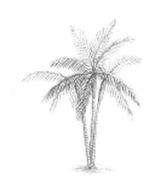

As folhas, forrageiras, servem de cobertura para ranchos.

Dos frutos, que servem de alimento para porcos e aves, obtém-se uma espécie de vinho de cor roxo-escura que, segundo se acredita, tem as mesmas propriedades nutritivas do cacau.

Por expressão do caule obtém-se suco que faz estancar de imediato hemorragias ocasionadas por cortes ou golpes, produzindo a cicatrização da ferida em poucas horas (embora provoque forte ardor).

Cem gramas de palmito fresco fornecem 26 calorias. O alimento contém cerca de 91% de água, 5,2% de hidratos de carbono, 2,2% de proteínas, 0,2% de gorduras, minerais (cálcio, fósforo, ferro), vitaminas C e do complexo B. (Observe-se que no palmito em conserva todas essas taxas, exceto a umidade, são mais baixas.)

Com a retirada do palmito (que se localiza no topo do vegetal), a árvore morre; por isso as palmeiras não devem ser abatidas antes de completarem oito anos, quando atingem a maturidade e podem germinar as sementes, garantindo assim a preservação da espécie.

Infelizmente, porém, a extração do palmito é praticada de maneira desordenada e indiscriminada, impedindo-se completamente a regeneração natural. Trata-se de exemplo típico de economia predatória.

Pão

* O povo faz distinção entre *palmeira* e *coqueiro*, reservando este último termo às palmáceas que produzem frutos comestíveis ou utilizados industrialmente: coco-da-baía, dendê, babaçu etc.

O cultivo dos cereais iniciou-se na Pérsia antiga com Zaratustra. Naquele tempo o "pão" não era fermentado, correspondendo mais a um mingau feito com cereais e água. Foram os egípcios que iniciaram a fermentação, e os judeus, mais tarde, a fim de obter a fermentação, passaram a utilizar um pouco da massa que sobrava da véspera.

Somente nos séculos XV e XVI, na França, começou-se a empregar fermentos diversos, e só no último século e meio é que se tornou conhecido o processo que utiliza a levedura de cerveja, o qual acelera grandemente o preparo.

A fermentação clássica, que utiliza a massa levedada, é provocada pelo *Lactobacilus acidophilus* e produz, na decomposição do amido, dextrina e ácido lático, com desprendimento de gás carbônico. Já a fermentação obtida por meio da levedura de cerveja (*Saccharomyces cerevisae*) leva o amido a se decompor em dextrina e álcool, também com desprendimento de gás carbônico.

O ácido lático, produzido pela fermentação clássica, é um produto biológico, apto a ser reintegrado ao organismo, sendo inclusive empregado em determinadas dietas terapêuticas. Ao contrário do ácido lático, o álcool (que evapora em grande parte quando se assa o pão) não faz parte do organismo humano, não sendo portanto integrado ao metabolismo.

Para que um pão seja considerado alimento excelente, para que tenha realmente a conotação bíblica de sinônimo de vida, seu preparo deve obedecer a uma série de itens:

• Deve ser feito com farinhas integrais e de preparação recente, obtidas por trituração dos grãos em moinhos de pedra.

• Os cereais devem provir de plantações tratadas organicamente.

• Na fermentação deve-se utilizar massa levedada e não levedura.

A massa levedada (aquela que sobrou da véspera) atua lentamente, permitindo a decomposição do ácido fítico existente na farinha integral de trigo. Se tal substância não for decomposta, levará à formação de fitatos insolúveis de cálcio e ferro, produtos não-absorvíveis e que impedem a absorção desses minerais. Já a levedura de cerveja (fermento químico do tipo Fleischmann), por atuar muito rapidamente, não favorece tal decomposição.

Sugerimos que, sempre que possível, o pão seja feito em casa, de preferência observando esses três itens.

Pão branco

Embora se trate de alimento energético (fonte de hidratos de carbono), o pão branco é praticamente destituído de vitaminas e minerais e muitas vezes acrescido de vários aditivos: antimofo (particularmente nos pães de forma), emulsionantes, reforçadores de glúten, aceleradores da fermentação, umidificantes.

Em muitos casos, também, o pão branco é "enriquecido" com bromatos que, além de produzirem excesso de acidez (levando ao aparecimento de desagradáveis manifestações gástricas), têm demonstrado atividade cancerígena — o que determinou sua proibição em países como Japão, Suécia e Noruega.

A ADECON (Associação de Defesa dos Consumidores de São Paulo)

ensina como reconhecer um pão ao qual foi acrescentado bromato:
* É muito leve, embora grande: seu tamanho é desproporcional ao peso.
* Tem consistência oca.
* Esfarela-se facilmente.
* Permanece vários dias sem amolecer nem endurecer, conservando a mesma consistência.

Pão integral

Importante fonte de hidratos de carbono, proteínas, vitaminas e sais minerais.

Entretanto, se os cereais utilizados na fabricação não provierem de plantações orgânicas, irão transferir para os pães os pesticidas e agrotóxicos acumulados nas porções periféricas dos grãos.

Se a fermentação for produzida com levedura de cerveja (fermento de padaria) em lugar de massa levedada, impedirá a decomposição do ácido fítico presente na farinha de trigo integral. (Na Europa, durante a Segunda Guerra Mundial, foram relatados inúmeros casos de raquitismo em crianças e adolescentes, devidos ao consumo exclusivo de pão de trigo integral preparado com levedura de padaria.)

Em pães integrais também são muitas vezes acrescidos os mesmos aditivos e bromato utilizados no preparo industrial do pão branco.

Pão de centeio

Pode ou não ser integral.

No caso de não ser integral tem menos inconvenientes que o pão branco de trigo, uma vez que no centeio, ao contrário do que ocorre nos demais cereais, as vitaminas e minerais achamse dispersos por todo o grão e não apenas na cutícula e no germe.

O *pumpernickel* é um pão de centeio cru, em cujo preparo o grão integral é molhado e moído grosseiramente. A ausência de moagem e cozimento conservam intacta a vitamina E do cereal.

O centeio integral, quando oriundo de plantações tratadas com pesticidas e agrotóxicos, apresenta os mesmos inconvenientes que o trigo integral.

Pão de glúten

Como esse pão é preparado apenas com uma fração do trigo (o glúten), seu valor nutritivo é bastante limitado, uma vez que não possui os demais nutrientes do cereal.

Ver *glúten*.

Pão de Graham

Tipo de pão integral compacto, rico em proteínas, de sabor adocicado e aromático.

Pão de milho

Pode ser preparado com farinhas degerminadas de milho ou com farinhas integrais do cereal.

No primeiro caso fornecerá praticamente apenas hidratos de carbono, ao passo que no segundo será rico em ácidos graxos insaturados e vitaminas lipossolúveis.

Pão de sarraceno

Por não conter glúten o sarraceno produz um pão muito mais compacto e também muito mais facilmente digerível que o pão de trigo ou centeio. Além disso pode ser utilizado por pessoas portadoras de doença celíaca (síndrome celíaca induzida pelo glúten). Ver *glúten*.

Zwieback

Variedade de pão cozido duas vezes, feito com farinha de trigo, ovos e manteiga; após batido, cozido e fatiado, é cozido novamente e, algumas vezes, coberto com açúcar.
Cem gramas de Zwieback fornecem 423 calorias. O pão possui cerca de 5% de água, 74,3% de hidratos de carbono, 10,7% de proteínas, 8,8% de gorduras, minerais (cálcio, fósforo, ferro, sódio, potássio) e vitaminas A e do complexo B.

Papiro

Cyperus papyrus, família das ciperáceas.

Erva nativa da África tropical, o papiro atinge até 2,5 m de altura e vegeta às margens de rios ou em lugares alagadiços.
No Brasil é conhecido como periperiaçu.
O caule, grosso e triangular, produz fibras têxteis com as quais, na antiguidade, os egípcios fabricavam famoso tipo de papel.
O rizoma e a medula são comestíveis.

Papoula

Planta do gênero *Papaver*, família das papaveráceas, o qual compreende cerca de 100 espécies.
A *Papaver rhoeas* apresenta flores vermelhas, cujas pétalas entram na composição de medicamentos peitorais. Tais pétalas, de duração muito efêmera, são logo substituídas por grandes bulbos globulares contendo pequenas sementes negras e arredondadas, usadas como aromatizantes de pães e doces. Essas sementes, muito nutritivas, fornecem óleo de uso culinário.
Do látex da cápsula da papoula de flores brancas (*Papaver somniferum*, conhecida também como dormideira), é extraído o ópio, no qual se encontram alcalóides com ampla utilização em medicina: codeína, morfina, papaverina.
Das sementes da papoula negra obtém-se o óleo-de-cravo, que tem inúmeras aplicações em terapêutica, como por exemplo no tratamento de micoses das unhas.

Pau-de-leite

Brosimum galactodendron, família das moráceas.

Árvore grande, de casca lisa, encontrada principalmente na Venezuela e, entre nós, no Mato Grosso, onde tam-

ALIMENTOS VEGETAIS E DE ORIGEM VEGETAL 89

bém é conhecida como árvore-do-leite ou pau-de-vaca.

Do tronco da árvore obtém-se abundante seiva leitosa, empregada pelos nativos da região como sucedâneo do leite, sendo tomada com café e farinha.

Pepino

Cucumis sativus, família das cucurbitáceas.

Erva rasteira originária da Ásia e cultivada pelo homem desde tempos imemoriais. Era o prato predileto do imperador Tibério.

Prós Por ser rico em enxofre e silício, o pepino estimula o crescimento do cabelo e atua no combate a vários tipos de erupções cutâneas — razão pela qual é amplamente empregado na fabricação de cosméticos.

O suco é altamente diurético e útil no combate a processos reumáticos e gotosos (de preferência adicionado ao de cenoura ou beterraba). Acrescido de mel, é eficaz também no tratamento das enfermidades da garganta.

A água obtida do cozimento do pepino combate cólicas intestinais.

Do ponto de vista nutricional, o pepino contém mais de 95% de água, cerca de 3% de hidratos de carbono, alguma quantidade de vitaminas A, C e do complexo B, bem como numerosos minerais (potássio, fósforo, cálcio, sódio, silício, enxofre, cloro, magnésio, ferro).

Contra O pepino, principalmente se cortado e temperado com antecedência, não é bem tolerado por muitas pessoas, para as quais é indigesto.

Perpétua

Helichrysum angustifolium, família das compostas.

Pertencente a um gênero muito amplo, a perpétua é um belo arbusto de folhagem cinza-prateada que, ao ser espremida, desprende um odor picante.

Suas folhas, frescas ou secas, são empregadas para aromatizar carnes, sopas e recheios.

Pimenta

Nome comum a várias plantas de famílias diversas (solanáceas, piperáceas etc.), cujos frutos são largamente empregados como condimento pelo sabor, ardência e aroma. Entre as mais comuns podemos citar:

a) Pimenta-da-áfrica (*Xylopia aethopica*), família das anonáceas.

b) Pimenta-de-macaco (*Xylopia grandiflora*), família das anonáceas.

c) Pimenta-de-cheiro ou pimenta-pitanga (*Capsicum odoriferum*), família das solanáceas.

d) Pimenta-de-cobra (*Piper eximia*), família das piperáceas.

e) Pimenta-cumari (*Capsicum cumarim*), família das terebintáceas.

f) Pimenta-da-jamaica (*Pimenta dioica*), família das mirtáceas.

g) Pimenta-malagueta (*Capsicum brasilianum*), família das solanáceas.

h) Pimenta-do-reino ou pimenta-da-índia (*Piper nigrum*), família das piperáceas. Quando colhidos ainda verdes e dessecados ao ar, os grãozinhos da pimenta-do-reino tornam-se escuros e enrugados. Colhidos maduros e a seguir dessecados e moídos, adquirem coloração branco-acinzentada e são menos picantes: é a pimenta branca, vendida em pó.

Prós Quanto ao aspeto nutricional, as propriedades variam de espécie para espécie. De modo geral podemos dizer que as pimentas são ricas em vitaminas A e C, contêm vitaminas do complexo B, vários minerais (cálcio, fósforo, ferro, potássio, magnésio, cloro, enxofre), proteínas e lipídios. Usadas com moderação as pimentas constituem estimulantes úteis das secreções digestivas.

As folhas da pimenta-cumari, em decocção, são empregadas para combater inflamações da garganta (sob a forma de bochechos e gargarejos).

A pimenta-de-macaco é digestiva e antiflatulenta.

Para combater traças aconselha-se um preparado feito com alguns grãos de pimenta-do-reino acrescidos de naftalina e cânfora.

Contra Além da ação irritante sobre o aparelho urinário, o uso constante e imoderado de pimenta (em particular da pimenta-do-reino) pode irritar seriamente as mucosas do aparelho digestivo, sendo portanto contra-indicado às pessoas que sofrem de problemas digestivos (gastrite, colite, úlceras etc.).

Pimentão

Capsicum annuum, família das solanáceas.

Existem inúmeras variedades de pimentão, das quais as mais conhecidas são a verde, a amarela e a vermelha.

Com o pimentão vermelho reduzido a pó, prepara-se a páprica, condimento muito utilizado, sobretudo na culinária húngara.

Muito usados mundialmente, os pimentões são ricos em vitaminas A e C, bem como em minerais (cálcio, sódio, fósforo e ferro).

São vitalizantes, estimulam o metabolismo orgânico e têm ação anti-hemorroidária.

Contra Muitas pessoas não toleram bem o pimentão, tendo dificuldade para digeri-lo (comido sem a película que o recobre sua digestão torna-se mais fácil).

Pólen

De acordo com a Grande Enciclopédia Delta Larousse, pólen é a "poeira vegetal que escapa da antera dos estames maduros e cujos elementos (grãos) germinam sobre o estigma de uma outra flor da mesma espécie, dando um minúsculo protalo macho, cujas células sexuais asseguram a fecundação".

Amarelo na maioria das espécies, embora possa apresentar colorações variadas, o pólen pode ser considerado verdadeiro "esperma vegetal".

Durante a floração é liberada a fina poeira dos grãos de pólen. A fecundação das flores ocorre quando tais grãos encontram os pistilos que estão nos ovários das flores; a isto dá-se o nome de polinização. Esta pode ser de dois tipos: direta, quando o pólen fecunda o pistilo da mesma flor da qual proveio, e cruzada, quando, transportado pelo vento ou por insetos, deposita-se no pistilo de outra flor.

Os agentes mais eficazes da polinização cruzada são as abelhas, que transportam o pólen de uma flor para outra. Vemos, portanto, que a vantagem da apicultura não reside apenas na produção do mel, mas também no fato de estimular grandemente a polinização.

As abelhas, penetrando nas colmeias, desembaraçam-se do pólen, que é utilizado para alimentar as larvas e os próprios insetos adultos. Uma colmeia produz anualmente cerca de 20 a 40 quilos de pólen; porém o apicultor não deve recolher mais de 10% do total, deixando o restante para cumprir as funções que o produto desempenha na colmeia.

O pólen, quando fresco, é excessivamente úmido e, por isso, após colhido pelo apicultor (por meio de redes especiais), deve ser secado imediatamente, para evitar que amoleça e fermente, desenvolvendo então bolores e vários microrganismos indesejáveis. Além disto é necessário limpá-lo, pois contém numerosas impurezas (pedaços de patas, fragmentos de casulos, insetos etc).

Cada tipo de flor tem um pólen específico. Assim, analisando-se o pólen de um determinado mel (há milhões de grãos microscópicos de pólen num quilo de mel) é possível afirmar com segurança de que flores tal mel provém. Abelhas alimentadas com xaropes açucarados produzem mel praticamente sem pólen.

Para ser consumido, o pólen deve ser limpo e seco (as bolinhas devem deslizar entre si sem aderirem umas as outras) e de cores variadas, para se ter certeza de proveniência botânica múltipla: um pólen de cor única, uniforme, provém de uma única espécie floral.

Nutricionalmente o produto nessas condições contém cerca de 5% de água, 35% de proteínas de ótima qualidade (ricas em aminoácidos indispensáveis), cerca de 40% de hidratos de carbono, vitaminas A, C, D, E e do complexo B, numerosos minerais (cálcio, potássio, magnésio, fósforo etc.) e enzimas.

Terapeuticamente possui propriedades antibióticas e bacteriostáticas.

É excelente tônico geral e melhora a atividade cerebral e as funções intelectuais (memória, rapidez de raciocínio).

Regula as funções intestinais, sendo útil quer em casos de diarréia como em casos de prisão de ventre, e é considerado eficaz contra a impotência e como estimulante sexual.

Tem ainda ação contra a hipertrofia da próstata.

Contra Durante a primavera, na época da floração, os grãos de pólen em dispersão pelo ar, uma vez inalados, costumam sensibilizar pessoas alérgicas, produzindo a chamada polinose — mais conhecida como "febre do feno" —, que se traduz por sintomas de rinite (espirros, coriza, lacrimejamento, coceira no nariz, garganta ou céu da boca) ou mesmo por crises de asma, nos indivíduos suscetíveis.

Essas reações, entretanto, raramente são produzidas pelo pólen coletado pelas abelhas.

Polvilho

Pó muito fino obtido do resíduo da lavagem da mandioca ralada e muito

utilizado na culinária brasileira, sobretudo no preparo de biscoitos e sequilhos.
O polvilho será doce ou azedo dependendo da fase da extração do amido.
Por extensão o nome polvilho aplica-se também a qualquer produto em pó fino, de emprego principalmente culinário ou medicinal.

Prímula

Primula officinalis, família das primuláceas.

Conhecida também como primavera, trata-se de planta vivaz, ornamental, com flores de aroma agradável e cujas folhas podem ser comidas cruas, em saladas.
A prímula é empregada com bons resultados em casos de gota e reumatismo, como também em bronquites e tosses em geral.
É também depurativa do sangue, calmante e antiespasmódica, além de eficaz contra cálculos do aparelho urinário.
As partes da prímula usadas terapeuticamente são as raízes, as folhas e as flores.

Quiabo

Fruto do quiabeiro (*Hibiscus esculentus*, família das malváceas), planta de origem africana introduzida no Brasil pelos negros escravos.
Também conhecido como nafé, quingombô, gombó ou quibombô, o quiabo desagrada a muitos devido à gosma que desprende durante o preparo. Para eliminá-la deve-se adicionar ao alimento algumas gotas de limão no momento da fervura.
Do ponto de vista medicinal o quiabo tem ação emoliente e laxativa. Além disso, sob a forma de chá, é empregado em afecções do aparelho respiratório. (As folhas da planta, também em forma de chá, têm o mesmo emprego.)
Quanto ao aspeto nutricional, 100 g de quiabo fornecem 49,4 calorias. O alimento possui cerca de 10% de hidratos de carbono, 2,2% de proteínas, 88,6% de água, minerais (particularmente cálcio, fósforo, potássio, cobre e magnésio) e vitaminas A, B_1, B_2, niacina e C.

Quingombô-azedo

Hibiscus verrucosus, família das malváceas.

O quingombô-azedo, também conhecido como quiabo-azedo ou azeda-daguiné, é, da mesma forma que o quiabo, originário da África.
Trata-se de subarbusto de folhas pequenas e sabor ácido, comestíveis depois de cozidas.
As fibras da planta são empregadas na fabricação de cordas.

Quinoa

Chenopodium quinoa, família das quenopodiáceas.

Planta originária da América do Sul (Peru, Chile e Colômbia) e da qual se utilizam as folhas (preparadas como

ALIMENTOS VEGETAIS E DE ORIGEM VEGETAL 93

o espinafre) e as sementes (conhecidas como arroz-pequeno ou arroz-miúdo).

Muito nutritiva, a quinoa contém 60% de hidratos de carbono, 14% de proteínas, 4,75% de gorduras, vitaminas do complexo B e sais minerais (cálcio, fósforo e ferro).

Rabanete

Raphanus sativus, família das crucíferas.

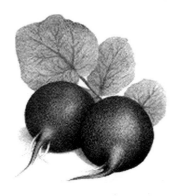

Planta anual ou bianual originária da Eurásia e introduzida no Brasil pelos europeus. É conhecida também com o nome de nabo-chinês.

A parte habitualmente utilizada do rabanete é a raiz, que pode ser branca, vermelha ou preta, de volume e forma diversos, dependendo da variedade (entre nós, a mais comum é a radícula).

Trata-se de alimento particularmente rico em minerais: cálcio, potássio, fósforo, sódio, magnésio, cloro, enxofre, ferro e, sobretudo, vanádio (que atua na síntese do colesterol). Contém ainda vitaminas C e do complexo B.

Sob o aspeto terapêutico a raiz tem ação diurética, laxativa, estimulante do apetite, digestiva e estimulante da vesícula biliar. Em forma de suco é empregada no tratamento da urticária.

As partes aéreas do vegetal são usadas com sucesso no combate à tosse, particularmente a da coqueluche (tosse comprida).

Rábano

Raphanus sativus var. *niger*, família das crucíferas.

Trata-se de vegetal muito semelhante ao rabanete, porém mais picante que este e de raiz mais comprida, não arredondada.

Rico em vitaminas e minerais, o rábano, tal como o rabanete, é diurético, laxativo, estimulante do apetite, digestivo e estimulante da vesícula biliar.

É utilizado com sucesso no combate a tosses e rouquidões. Para isto corta-se o rábano em rodelas finas e cobre-se com mel, deixando-se descan-

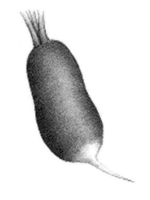

sar à noite no sereno; na manhã seguinte toma-se o suco que se formou.

Para o mesmo fim, pode-se também ferver um pedacinho da raiz em uma xícara de água, adoçar com mel e beber.

Rapúncio

Campanula rapuncus, família das campanuláceas.

Ou rapôncio. Planta bianual originária da Europa, Ásia e África.

Mede cerca de 40 a 80 cm de comprimento, possui flores azuis numerosas, dispostas em cachos.

As raízes, carnosas, são usadas como hortaliças em culinária, apresentando sabor adocicado e bastante apreciado.

Repolho

Brassica oleracea, var. *capitata*, família das crucíferas.

O repolho nada mais é que uma variedade de couve, apresentando a particularidade de ter as folhas fechadas umas sobre as outras, muito encostadas entre si, formando novelos globosos.

Existem 3 variedades principais de repolhos: lisos, crespos e roxos, com numerosas subvariedades.

Prós Do ponto de vista terapêutico, o repolho tem ação extraordinária sobre abscessos, furúnculos, erisipelas, gota, nevralgias, dores reumáticas e hemorróidas — afecções nas quais a aplicação de cataplasmas feitos com folhas desse vegetal produz excelentes resultados. Também rouquidão e afonia (em particular de cantores e oradores) são aliviadas prontamente com aplicação de tais cataplasmas.

O suco de repolho, friccionado sobre o couro cabeludo, estimula o crescimento do cabelo.

Quanto ao aspeto nutricional, 100 g de repolho fornecem 28 calorias.

É constituído por mais de 90% de água, 1,7% de proteínas, 0,2% de lipídios, 6% de hidratos de carbono, vitaminas B_1, B_2, B_6, niacina e C, e minerais (cálcio, fósforo, ferro, sódio, potássio, magnésio, cloro, enxofre).

Contras Por ser rico em enxofre, o repolho, ao ser cozido, costuma exalar odor desagradável. Aliás, do ponto de vista nutritivo, a melhor maneira de se utilizar a hortaliça é comê-la crua, a fim de não serem destruídas as vitaminas que possui.

O repolho é indigesto, sendo portanto desaconselhável para pacientes com problemas gastrointestinais. Note-se, entretanto, que seu suco não apenas é muito bem tolerado por tais doentes como é medicamentoso nesses casos.

Costuma produzir flatulência e contém substâncias bociogênicas (que produzem papo) — a este respeito ver *cebola*.

Rúcola

Eruca sativa, família das crucíferas.

Também chamada pinchão ou agrião-de-terra-seca, a rúcola é planta anual, originária da Europa, Ásia e África.

Suas folhas, normalmente comidas cruas em saladas, têm ação antiinflamatória (em colites), depurativa e diu-

ALIMENTOS VEGETAIS E DE ORIGEM VEGETAL

rética, e atuam também como estimulante geral.

Ruibarbo

Rheum palmatum, família das poligonáceas.

Planta herbácea, originária da China, onde é conhecida desde pelo menos 3.000 a.c.. Parece ter chegado à Europa no ano I a.c., sendo praticamente desconhecida entre nós.

Além do ruibarbo comum, são conhecidos também o ruibarbo-inglês ou ruibarbo-da-frança (*Rheum rhaponticum*) e o ruibarbo-da-china (*Rheum officinale*). O nome latim deriva de Rha, antiga denominação do rio Volga, em cujas margens abunda o ruibarbo-silvestre, assim como na Sibéria e no norte da Ásia.

Prós Os pecíolos de suas grandes folhas são usados na confecção de doces, bolos e purês. Há também quem os consuma na forma de saladas.

Terapeuticamente, além de depurativo sangüíneo e descongestionante do fígado, o ruibarbo tem ação tônica,

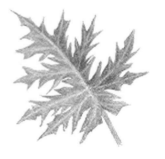

aperiente e digestiva (em pequenas doses) e purgativa, em doses maiores.

Nutricionalmente contém apenas traços de proteínas e de hidratos de carbono. Quando crus os pecíolos contêm 10 mg de vitamina C por 100 g, taxa que cai para 7 mg após a cocção.

Contras Não deve ser utilizado por mulheres que amamentam, pois, passando para o leite, o ruibarbo pode provocar diarréia na criança.

É contra-indicado também em casos de hemorróidas.

As folhas do ruibarbo-da-frança ou ruibarbo-inglês são, por vezes, utilizadas como substitutas do espinafre, porém possuem ação tóxica, devido à grande quantidade de oxalatos que contêm.

A ingestão freqüente de grandes quantidades de ruibarbo pode produzir intoxicação por ácido oxálico, caracterizada por náuseas, vômitos, cólicas abdominais, lesões do fígado e, principalmente, dos rins.

Sabugueiro

Sambucus nigra, família das caprifoliáceas.

Pequena árvore de 3 a 4m de altura e tronco de casca rugosa e cujas flores, pequenas e brancas, são comestíveis à milanesa ou sob a forma de panquecas.

Com os frutos do sabugueiro, pequenas bagas roxo-escuras, produz-se bebida alcoólica. Além disso, são depurativos e, preparados como o café (secos, torrados e moídos), combatem a diarréia. A espécie sabugueiro-da-europa produz frutos comestíveis.

O chá feito com as flores é muito usado em gripes e moléstias eruptivas (sarampo, em particular) para produzir rápida transpiração. Tem também ação diurética, anti-reumática e antigotosa.

As folhas amassadas, aplicadas sobre furúnculos, abscessos, queimaduras e erisipelas, atenuam rapidamente a dor.

Para fazer cessar de pronto hemorragias nasais recomenda-se pilar um punhado de folhas secas até reduzi-las a pó e aspirar uma pitada.

Contra prisão de ventre obtêm-se bons resultados com a decocção, durante alguns minutos, de 10 g de frutos secos em 100 g de água; filtrar e beber quente pela manhã em jejum e à noite, ao deitar-se.

Cataplasmas feitos com flores frescas e um pouco esmagadas, para liberar o suco, aliviam hemorróidas inflamadas e doloridas.

Em São Paulo e nos estados do Sul medra o *Sambucus australis*, espécie nativa que apresenta as mesmas indicações que o *Sambucus nigra*.

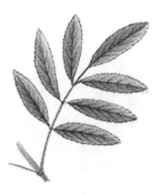

Sagu

Fécula extraída da estipe dos sagüeiros, designação comum às palmeiras do gênero *Metroxylon*, nativas dos solos equatoriais úmidos, e a algumas plantas da família das cicadáceas que também fornecem o sagu.

O sagu apresenta-se sob a forma de grãos, que se formam durante o preparo, ao se passar a fécula por crivos.

Constitui alimento altamente energético, podendo ser empregado em sopas, mingaus, pudins e papas.

Cem gramas de sagu fornecem 352 calorias. A fécula contém grande quantidade de hidratos de carbono (86%), alguns minerais e alguma quantidade de vitaminas do complexo B.

O sagu geralmente vendido no comércio não é o legítimo sagu do sagüeiro, e sim bolinhas de fécula de mandioca (o "sagu de mandioca").

Salepo

Tubérculo comestível produzido por três variedades de orquídeas (*Orchis mascula, Orchis morio* e *Orchis maculata*) procedentes da Europa, Ásia e Oriente Próximo.

Os salepos contêm substância amilácea e possuem agradável sabor adocicado, sendo utilizados no preparo de uma bebida muito nutritiva, denominada *shalep* pelos árabes e *salep* pelos europeus.

Além de seu enorme valor nutritivo, o salepo tem ação protetora do estômago.

Salsa

Petroselinum sativum, família das umbelíferas.

Erva bianual, originária da Europa e muito cultivada entre nós como condimento.

A salsa, ou salsinha, da qual existem muitas outras variedades, pode medir de 40 a 80 cm de altura e apresenta folhas de contornos triangulares, muito verdes e aromáticas. Juntamente com a cebolinha constitui o chamado cheiro-verde.

A raiz, aperitiva, é utilizada como legume.

Sob o aspeto nutricional a salsa é um vegetal muito rico em nutrientes, embora seu valor seja limitado pelo consumo de quantidades habitualmente muito pequenas.

As folhas contêm cerca de 86% de água, 3,2% de proteínas e 8,5% de hidratos de carbono; são muito ricas em minerais (cálcio, fósforo, ferro, magnésio) e vitaminas A, C, E e do complexo B.

Em medicina doméstica, as aplicações da salsa são numerosas e muito versáteis:

Como diurético, colocar 30 g de sementes de salsa em 200 ml de água fervente e, após 10 minutos, beber metade do líquido, filtrado; a outra metade deve ser bebida após 3 horas.

Como emenagoga, colocar 20 g das sementes em uma xícara de água bem quente, filtrar e beber.

Como expectorante, beber folhas de salsa batidas com leite e mel.

Contra icterícia proveniente do fígado, ferver folhas de salsa durante 2 minutos em um litro de água, juntamente com 60 g de raízes e mais 30 g de raízes de chicória. Deixar amornar antes de filtrar e tomar 3 xícaras por dia.

Para baixar a pressão arterial devese usar infusão preparada com 30 g das sementes em 200 ml de água fervente. Bebe-se morna.

Contra dor de dentes triturar um ramo de salsa e acrescentar uma ou duas gotas de azeite e uma pitada de sal; misturar bem e aplicar no ponto doloroso.

Para dor de ouvido, instilar no conduto auditivo suco de salsa misturada com azeite.

Em casos de hemorragia nasal podese introduzir nas narinas um chumaço de algodão embebido com o suco da planta.

Para aliviar irritação dos olhos, embeber chumaços de algodão com suco de salsa e fazer compressas locais.

Contra picadas de insetos deve-se pincelar o local atingido com suco de salsa ou friccioná-lo de leve com folhas frescas, amassadas.

Contras A salsa diminui a quantidade de leite das mulheres que amamentam, motivo pelo qual as nutrizes devem restringir seu uso a quantidades muito diminutas.

É veneno violento para papagaios.

Salsão

Apium graveolens, família das umbelíferas.

O salsão ou aipo, conhecido também como aipo-de-raiz, é utilizado como alimento, condimento e medicamento.

As folhas desse vegetal, considerado sagrado na Grécia antiga, foram muito empregadas como ornamento de emblemas de nobres e também como modelos de desenhos na arquitetura gótica.

Na alimentação são utilizados as folhas frescas ou secas, os talos e as raízes, que apresentam odor pronunciado e sabor amargoso e picante.

Prós Do ponto de vista nutricional, 100 g de raiz de aipo fornecem 21 calorias.

As raízes possuem quase 93% de água, cerca de 4% de hidratos de carbono, vitaminas A, C, E e do complexo B e numerosos minerais (cálcio, fósforo, cloro, sódio, potássio, magnésio, enxofre, ferro).

Do ponto de vista medicinal, o aipo ou salsão tem propriedades diuréticas, depurativas, afrodisíacas, antiácidas, carminativas, antiartríticas, anti-reumáticas, antigotosas e aperientes (moer as folhas e as raízes e beber o suco antes das refeições).

Por ser rico em ácido ftálico, o salsão tem ainda a propriedade de baixar a pressão arterial e a taxa de colesterol, além de possuir leve ação sedativa.

O chá das raízes tem ação expectorante e é indicado também para tratamento de cálculos do aparelho urinário e da vesícula (ferver 40 g em um litro de água, durante 10 minutos).

Contras O salsão diminui a secreção do leite, sendo portanto contra-indicado às mulheres que amamentam. Além disso é abortivo, devendo ser usado com bastante parcimônia pelas gestantes.

Arbusto pequeno, de 20 a 80 cm de altura, originário do sul da Europa, da região mediterrânea. Bem aclimatado no Brasil, é freqüentemente cultivado em hortas e jardins. Exala aroma canforáceo, penetrante e agradável.

Na cozinha as folhas de sálvia, frescas ou secas, são muito utilizadas como condimento.

Do ponto de vista terapêutico é, desde remota antiguidade, dos mais renomados vegetais, graças às numerosas virtudes que possui. Seu nome, aliás, significa "saúde".

A sálvia, ou salva, é estimulante geral, laxativa, anti-séptica, anti-sudorífera e antiespasmódica (podendo ser usada inclusive nas cólicas menstruais).

Além disso, auxilia a eliminação de cálculos dos rins e da vesícula, alivia crises de asma, combate a tosse em geral (inclusive de bronquite e coqueluche) e tem ação nas estomatites (sob a forma de bochechos e gargarejos).

As folhas, mastigadas lentamente e por bastante tempo, purificam o hálito e fortificam as gengivas. Esfregadas sobre os dentes, deixam-nos lim-

Sálvia

Salvia officinalis, família das labiadas.

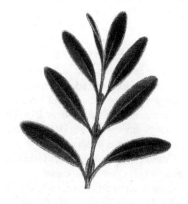

pos e brilhantes (procedimento, aliás, muito usado pelas jovens da antiguidade).

As folhas frescas amassadas, aplicadas sobre picadas de vespas, abelhas e outros insetos, proporcionam alívio rápido.

Muito útil para baixar a taxa de glicose sanguínea nos diabéticos é o vinho de sálvia: ferver durante 2 minutos 100 g de folhas de sálvia em um litro de vinho branco de boa qualidade e filtrar após meia hora; tomar um cálice após cada refeição.

As partes da sálvia utilizadas para fins terapêuticos são as folhas (que devem ser coletadas antes do aparecimento das flores) e as flores (que devem ser colhidas quando estiverem bem desabrochadas). Com elas podem-se preparar:

Infuso: usar 5 g em uma xícara de chá de água fervente, abafar e deixar em repouso por 10 minutos. Coar e tomar uma xícara após cada refeição.

Decocto: colocar 10 g de folhas em um copo de água e deixar ferver durante 10 minutos. Coar e bochechar várias vezes ao dia.

Samambaia-cabeluda

Uertensia pectinata, família das gleicheniáceas.

Ou samambaia-da-mata-virgem. Bela planta de 2 a 3m de altura, muito ornamental, cujo rizoma é empregado em culinária.

É utilizada em terapêutica devido a sua ação adstringente.

Samambaia-verdadeira

Pteridium aquilinum, família das polipodiáceas.

Planta encontrada em todo o território nacional e que possui propriedades medicinais: a infusão das folhas é considerada anti-reumática e a decocção dos rizomas tem ação antitussígena.

Os brotos, conhecidos pelo povo como munheca, são comestíveis cozidos.

A samambaia-verdadeira é conhecida também como samambaia-dastaperas, samambaia-das-queimadas, samambaia-das-roças e feto-águia.

Sarraceno

Fagopyrum esculentum, família das poligonáceas.

Vegetal originário da Sibéria e da Manchúria, o sarraceno foi levado da Ásia para a Europa pelos cruzados e trazido ao Brasil pelos japoneses e chineses.

As denominações trigo-sarraceno ou trigo-mourisco, embora comuns, são impróprias, uma vez que o sarraceno não é uma variedade de trigo: este, além de pertencer à família das gramíneas, é vegetal monocotiledôneo, enquanto o sarraceno é dicotiledôneo.

O sarraceno, quando tostado, é conhecido como cachá.

Prós Muito rico em cálcio (mais que o trigo), o sarraceno possui ainda fósforo, cobre, níquel e cobalto, além de aminoácidos essenciais.

É um ótimo reconstituinte nas convalescenças.

Por não conter glúten pode substituir o trigo, a aveia e o centeio na alimentação de crianças portadoras da chamada síndrome celíaca induzida pelo glúten.

Cem gramas de farinha de sarraceno fornecem 333 calorias. A farinha tem cerca de 12% de proteínas, 2,5% de lipídios, 72% de hidratos de carbono, minerais (muito rica em fósforo) e vitaminas do complexo B.

Contras O sarraceno não contém silício nem ferro, sendo sob este aspeto inferior ao trigo.

O pão fabricado com sua farinha, por não conter glúten, é bastante duro, e muitas pessoas têm dificuldade em mastigá-lo (notadamente crianças pequenas e velhos). Por outro lado, é mais fácil de digerir que o pão comum, o que, naturalmente, constitui um pró.

Sassafrás

Sassafras officinalis, família das lauráceas.

Ou canela-sassafrás. Árvore grande de cuja raiz e córtex extrai-se óleo muito utilizado em medicina e perfumaria.

As folhas secas e pulverizadas são empregadas na culinária como condimento aromático, entrando também na composição do *curry*.

Com os brotos novos da árvore prepara-se uma bebida semelhante a cerveja.

Segurelha

Satureja hortensis, família das labiadas.

Erva anual, aromática, originária da Europa mediterrânea.

Suas hastes e folhas, de sabor acre e levemente amargo, são utilizadas como tempero de legumes e carnes.

A segurelha é planta bastante empregada na indústria de licores.

Tem ação digestiva e antidiarréica e age também no combate a vermes intestinais.

Serpilho

Thymus serpillum, família das labiadas.

Conhecida também com os nomes de serpão e serpol, trata-se de planta de aroma muito agradável, empregada em culinária no preparo de molhos, saladas e como tempero de carnes e outros pratos.

É digestiva, antiflatulenta e antireumática. Combate a rouquidão e a dor de garganta.

Serralha

Nome comum a várias plantas da família das compostas, algumas das quais são empregadas na alimentação humana, a saber: serralha-de-espinho (*Sonchus asper*), serralha-lisa (*Sonchus oleraceus*) e serralha-de-folhas pintadas (*Carduus marianus*), conhecida também como cardo-santo no Rio Grande do Sul.

As folhas dessas três espécies são comestíveis, sendo usadas cruas, em saladas, ou cozidas, como acompanhamento de carnes.

O decocto das folhas tem ação antidiarréica e antidisentérica.

ALIMENTOS VEGETAIS E DE ORIGEM VEGETAL

Do ponto de vista nutricional, a serralha-lisa possui cerca de 93% de água, 2% de proteínas, 3,5% de hidratos de carbono, minerais (cálcio, fósforo, ferro), grande quantidade de vitamina A, além de vitaminas C e do complexo B.

Soja

Glycine hispida, família das leguminosas.

Originária da China e do sul do Japão, a soja ou feijão-soja é planta cultivada e utilizada há milênios no Oriente, tendo sido introduzida na América (Estados Unidos) em 1890.

São conhecidas cerca de 500 variedades de feijão-soja, e seu uso atualmente acha-se cada vez mais difundido em todo o mundo, na alimentação humana e de animais e também na indústria, para fabricação de vernizes, tintas, velas, sabão, esmalte, tecidos, papel, sucedâneos da borracha, inseticidas, desinfetantes e, sobretudo, óleo comestível.

A soja dá origem a mais de 50 produtos alimentares, tais como: missô (pasta fermentada de soja e arroz), shoyu (molho de soja), tofu (queijo de soja), tamari (molho tradicional de soja), seitan (carne de soja), margarina, pão, leite etc.

Prós Alimento muito rico em proteínas, gorduras, vitaminas e minerais (notadamente ferro, magnésio e fósforo).

Por ser pobre em hidratos de carbono a soja pode ser utilizada por diabéticos, e por conter pouca purina, é inofensiva para artríticos e gotosos.

Em casos de alergia ao leite animal, é largamente empregado o leite de soja.

O alto teor de gorduras não-saturadas presentes na soja faz com que seja alimento muito útil na prevenção e no combate ao excesso de colesterol e à arterioesclerose. Além disso, por ser rica em lecitina, tonifica as células nervosas. Ver também lecitina, em Outros Alimentos.

Para informações sobre a composição da soja e vários de seus derivados, ver tabela adiante.

Contras A soja crua é muito rica em produtos tóxicos e fatores antinutricionais, os quais, entretanto, são parcial ou totalmente destruídos pelo calor do cozimento ou na produção dos derivados (tais como missô, shoyu, tofu).

O leite de soja contém muito menos cálcio que o leite animal. Por essa razão crianças alimentadas com tal leite devem receber suplementação extra desse elemento.

Nota Os fatores antinutricionais (inibidores da protease) abundantes na soja têm a propriedade de inibir o crescimento de tumores, conforme demonstram pesquisas realizadas em cobaias e *in vitro*.

Portanto, se de um lado tais fatores constituem um contra, por inibirem enzimas digestivos proteolíticos, de outro lado apresentam a grande vantagem de atuarem como inibidores da carcinogênese.

Sorgo

Sorghum vulgaris, família das gramíneas.

SOJA E DERIVADOS

(Valores por 100g de parte comestível)

	Calorias	Umidade (g)	Proteínas (g)	Lipídios (g)	Glicídios (g)	Fibras (g)	Cinzas (g)	Cálcio (mg)	Fósforo (mg)	Ferro (mg)
Missô	199	44,4	12,5	6,4	25,1	1,4	11,6	80	170	5,6
Shoyu	68	62,8	5,6	1,3	9,5	—	20,8	82	104	4,8
Soja										
Glycine max (L.) Merril	400	10,2	35,1	17,7	32,0	4,2	5,0	226	546	8,5
Soja cozida	160	64,1	14,0	7,1	12,8	1,7	2,0	90	218	3,4
Soja, farinha de, industrializada	356	8,0	43,4	6,7	36,6	2,5	5,3	263	634	9,1
Soja, leite em pó de	429	4,2	41,8	20,3	28,0	0,2	5,7	275	674	5,0
Soja, leite industrializado	114	74,5	6,2	4,1	14,4	—	0,8	40	105	1,2
Soja, pão de	283	30,8	14,3	1,9	51,8	0,7	1,2	57	219	2,3
Soja, queijo de	135	70,9	12,5	8,1	6,0	—	2,5	188	222	5,6

	Retinol Equivalente (mmg)	Vitamina B_1 (mg)	Vitamina B_2 (mg)	Niacina (mg)	Vitamina C (mg)
Missô	—	0,06	0,13	1,3	—
Shoyu	—	0,02	0,25	0,4	—
Soja					
Glycine max (L.) Merril	2	0,66	0,22	2,2	—
Soja cozida	1	0,26	0,09	0,9	—
Soja, farinha de, industrializada	8	0,83	0,36	2,6	—
Soja, leite em pó de	4	0,30	0,25	0,4	—
Soja, leite industrializado	—	0,04	0,12	0,1	—
Soja, pão de	—	0,10	0,04	0,8	—
Soja, queijo de	4	0,06	0,14	0,5	—

Fonte: Estudo Nacional da Despesa Familiar — Secretaria de Planejamento da Presidência da República — Instituto Brasileiro de Geografia e Estatística (IBGE).

Este cereal praticamente desconhecido entre nós é muito utilizado na África e na Índia, seus locais de origem, na confecção de pães, bolos e mingaus.

No Brasil, onde foi introduzido pelos africanos, o sorgo (ou milho-zaburro) restringe-se quase que exclusivamente à alimentação do gado e de aves domésticas, a despeito de seu alto valor nutritivo: 10% de proteínas, 3% de lipídios, 70% de hidratos de carbono, ferro e vitaminas do complexo B.

As hastes florais da planta são muito usadas na fabricação de vassouras, e os caules contêm matéria têxtil utilizada para o fabrico de cordas. O sorgo de grãos vermelhos é empregado na fabricação de cervejas.

Terapeuticamente, as sementes cozidas são empregadas nas afecções das vias respiratórias (tosses, bronquites, gripes, rouquidões). A haste da planta, queimada e reduzida a pó, é considerada excelente remédio contra o bócio (papo).

Contras O sorgo contém um princípio tóxico (durrina) que, em determinadas situações, pode liberar cianeto, produzindo intoxicação caracterizada inicialmente por náuseas, vômitos, cólicas abdominais e diarréia; posteriormente podem ser observados graves sintomas neurológicos, cardíacos e respiratórios.

Sumaúma

Ceiba petandra, família das bombacáceas.

Essa árvore majestosa, considerada uma das maiores da floresta tropical, atinge até mais de 50 m de altura e chega a viver mais de 100 anos. É natural da Amazônia, onde os indígenas a consideram a "mãe das árvores".

Sua madeira é utilizada na construção de embarcações e na produção de celulose para papel.

A casca e a seiva são usadas no tratamento de conjuntivites.

As sementes da sumaúma são oleaginosas e comestíveis.

Tabua

Typha dominguensis, família das tifáceas.

Planta que pode atingir vários metros de altura, encontrada em regiões temperadas e tropicais de todo o mundo, espalhada pelos brejos, margens de rios, lugares úmidos e pantanosos, onde costuma formar associações densas, tendo a função natural de depurar as águas.

As folhas secas são usadas na confecção de esteiras e assentos de cadeiras.

A tabua, ou taboa, fornece celulose de alta qualidade, sendo por isso muito valiosa para a indústria de papel.

O rizoma é saboroso e nutritivo, fornecendo abundante quantidade de amido; é muito utilizado na alimentação como substituto do palmito. Com ele costumam ser preparados bolos muito apreciados. Além disso é adstringente e diurético.

Na Amazônia a tabua é conhecida como partazana.

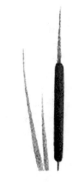

Taioba

Xanthosoma violaceum, família das aráceas.

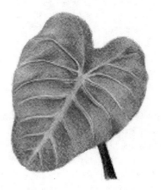

Também chamada taiova ou orelha-de-veado, trata-se de planta herbácea que apresenta tubérculo suculento e comestível, o qual, por ser rico em amido, constitui bom alimento energético.
Além dos tubérculos, são também comestíveis as longas folhas (com mais de 20 cm de comprimento) e os talos, que podem ser comidos refogados ou utilizados na preparação de suflês.
(Cuidado, no entanto: além da taioba de folhas comestíveis, mais claras, existe outra, de folhas mais escuras, altamente cáustica.)
É considerada planta muito eficaz contra males do fígado.
A raiz da taioba, cozida e empregada no tratamento de bicheiras (feridas nos animais, produzidas por bichos), além de exterminar os bichos, destrói os tecidos já lesados, podres, e promove a cicatrização.
A taioba é um vegetal rico em vitamina A. Suas folhas, além de apresentarem um alto teor dessa vitamina, possuem cerca de 2,5% de proteínas, 5,5% de hidratos de carbono, minerais (cálcio, fósforo, ferro), vitaminas C e do complexo B.

Tanchagem

Plantago major, família das plantagináceas

Erva originária da Europa, de folhas comestíveis, que podem ser consumidas refogadas ou acrescidas a sopas. Suas sementes são empregadas na alimentação de aves de viveiro.
Rica em vitamina K, a tanchagem favorece a coagulação do sangue e possui ótimo efeito depurativo sanguíneo.
Tem boa ação expectorante, fluidificando as secreções respiratórias.
Em bochechos e gargarejos, apresenta acentuada ação curativa contra dores de dentes, aftas, estomatites, faringites e amidalites. Gargarejos constantes feitos com a planta promovem a diminuição do tamanho das amídalas, evitando freqüentemente sua remoção por cirurgia.
É utilizada também contra diarréias e ardências do estômago.
As folhas esmagadas, aplicadas como cataplasmas em feridas, favorecem a cicatrização.

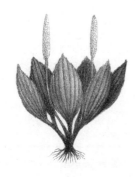

Atribuem-se ainda à tanchagem propriedades anticancerígenas.

Além da tanchagem aqui descrita — conhecida também como tranchagem, transagem ou tranchagem-maior —, numerosas outras variedades existem, como por exemplo a tanchagem-brancacenta (*Plantago albicans*), a tanchagem-redonda (*Plantago lanceolata*), a tanchagem-de-monge (*Plantago uniflora*) etc.

Tília

Tilia cordata, família das tiliáceas.

Árvore natural do hemisfério norte, que pode atingir até 30 m de altura, muito empregada em ornamentação e como árvore de sombra. Tem notável longevidade, podendo viver mais de mil anos.

As folhas e flores contêm um óleo etérico e, em infusão, produzem chá de sabor muito agradável, que em numerosos países é usado como substituto do chá-da-índia.

O chá de tília tem ação sedativa, digestiva e antifebril.

Tomate

Fruto do tomateiro (*Solanum lycopersicum*, família das solanáceas), erva natural da América do Sul e da qual existem numerosas variedades.

Prós O tomate é muito rico em vitaminas, particularmente B, C, K e A (esta mais abundante nos frutos amarelos que nos vermelhos), como também em minerais (sobretudo magnésio).

Do ponto de vista medicinal, tem propriedades diuréticas e laxativas, além de promover a eliminação do ácido úrico.

Aplicado localmente em compressas (de preferência associado ao alho) é muito útil contra picadas de insetos venenosos. Em cataplasmas combate as hemorróidas e produz bons resultados em queimaduras de sol.

O suco, friccionado sobre o couro cabeludo, combate a queda de cabelos. Aplicado em calos e verrugas, durante a noite, é eficaz para sua remoção. Sob forma de gargarejos, dá bons resultados em inflamações da garganta.

Cortado e aplicado sobre furúnculos e abscessos o tomate produz rápida resolução.

Contras Por ser facilmente atacado por pragas, o tomateiro necessita enorme quantidade de agrotóxicos, sendo infelizmente um dos vegetais mais impregnados por esses venenos.

Quanto aos sucos industriais, sofrem alguma perda de vitaminas durante o processo de fabricação, como se pode verificar no quadro abaixo:

Porcentagens de retenção de algumas vitaminas no suco de tomate tratado termicamente (branqueamento e enlatamento).

Vitamina	N.º Testes	% de Retenção		
		Máxima	Mínima	Média
Ácido ascórbico	90	90	35	67
Tiamina	18	100	73	89
Riboflavina	17	100	86	97
Niacina	17	100	83	98
Caroteno	7	74	60	67

Fonte: Agarbéri, Valdemiro C., *Alimentação e nutrição*.

Tomilho

Thymus vulgaris, família das labiadas.

Ou timo. Subarbusto de 10 a 30 cm de altura, originário da Europa, e cujos brotos e folhas, muito aromáticos e de sabor picante, são empregados em culinária no preparo de sopas e molhos e como recheios de pepinos, tomates, pimentões e berinjelas.

O tomilho tem ação antitussígena, digestiva e carminativa: numa pequena xícara com água quente acrescentar uma pitada das folhas e deixar durante 5 minutos; beber em seguida, logo após as refeições.

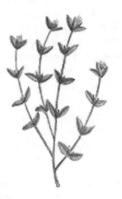

Trapoeraba

Commelina rudiflora, família das comelináceas.

Planta cosmopolita tropical, de caule ascendente e suculento, folhas oblongo-lanceoladas e flores pequenas, azuladas. As folhas e os caules tenros são usados como alimento, crus (em saladas) ou refogados.

O chá preparado com as folhas é considerado eficaz no combate a afecções das vias respiratória e urinária, do fígado e do baço.

Contra picadas de insetos, ferroadas, pruridos e verrugas é recomendado o suco das folhas maceradas sob a forma de cataplasma, em aplicação tópica.

A trapoeraba, conhecida em alguns lugares como marianinha ou trapoeraba-azul, é também planta forrageira.

Tremoço

Grão do tremoceiro, leguminosa do gênero *Lupinus*, originária do Oriente, e da qual existem várias espécies: *L. albus*, *L. luteus*, *L. varius* etc.

Os tremoços são encontrados no interior das vagens produzidas pela planta e, depois de curados, tornam-se comestíveis.

Prós Cem gramas de tremoço fornecem 407 calorias.

Constitui excelente fonte de proteínas (cerca de 45%), hidratos de carbono (28%), gorduras (16%), vitaminas do complexo B e minerais (notadamente fósforo).

Contras Por ser rico em purinas o tremoço é contra-indicado para sofredores de gota.

Sua digestão é difícil, não sendo aconselhado aos dispépticos.

As vitaminas do complexo B presentes nos grãos são em grande parte destruídas pelo cozimento prolongado a que os tremoços são submetidos durante os procedimentos culinários.

Trigo

Triticum vulgare, família das gramíneas.

Cereal do qual existem milhares de variedades, sendo empregado universalmente como alimento e cuja origem remonta à época persa. No Brasil a cultura do trigo foi iniciada em 1534, na capitania de São Vicente, com sementes remetidas por Martim Afonso. Pode ser consumido de um semnúmero de maneiras: cozido (como arroz), no preparo de determinados pratos (quibe, tabule), em forma de farinha no preparo de massas (macarrão, panquecas, inhoque), mingaus, bolos, doces e pães, ou ainda ingerido na forma de farelo, germe ou óleo de germe.

Dá-se o nome de bulgor ao trigo socado, cozido e seco, utilizado geralmente em sopas ou com carne — é o famoso trigo para quibe. O bulgor é o processo de manufatura alimentar mais antigo de que se tem notícia.

O melhor modo de se comer o trigo, entretanto, é cru e germinado.

Prós O trigo integral é alimento riquíssimo, contendo cerca de 12% de proteínas, 75% de hidratos de carbono, 2% de gorduras, vitaminas E e do complexo B, bem como praticamente todos os minerais conhecidos, em particular cálcio, fósforo, potássio, magnésio, enxofre e ferro.

A celulose existente na cutícula (farelo) promove o funcionamento intestinal regular.

O cereal contém ainda uma substância chamada pentosan, à qual se atribui ação anticancerígena.

Cem gramas de trigo integral fornecem 368 calorias.

Contras O farelo e o germe de trigo, tais como são encontrados no comércio, apesar de possuírem elevados teores de nutrientes, são apenas partes do grão — portanto alimentos mortos, desprovidos de energia vital.

Se o trigo integral não provier de plantações tratadas organicamente, os venenos contidos nos agrotóxicos irão se transferir aos grãos, acumulando-se nas partes mais periféricas (cutícula e germe).

Farinha de trigo

Produto resultante da moagem dos grãos, sem acréscimo de nenhuma outra substância. No Brasil são encontradas no mercado a farinha de trigo integral, resultante da moagem dos grãos inteiros, e a farinha branca, comum, resultante da moagem apenas dos grãos amidosos, dos quais foram retirados o farelo e o germe; esta última é, obviamente, bem inferior à primeira sob o aspeto nutricional.

Devido às leis existentes são disponíveis dois tipos de farinha branca: especial e comum. Tais nomes podem levar a enganos, sugerindo por exemplo que uma é misturada e a outra não, o que não é verdade.

A farinha especial tem baixo teor de minerais, boa porcentagem de glúten e é bastante alva. Por suas características é própria à feitura de bolos, pães levedados e massas alimentícias.

A comum tem teor um pouco mais elevado de sais minerais e cor ligeiramente amarelada. Possui mais vitaminas que a anterior e por suas caracrísticas de glúten é adequada ao preparo de biscoitos, bolachas, tortas e pães baixos.

Farelo de trigo

Cutícula do grão de trigo, separada durante o processo de fabricação da farinha branca.

É rico em vitaminas (particularmente do complexo B) e minerais, bem como em fibras, que auxiliam na evacuação intestinal — sendo por isso particularmente indicado na alimentação de pessoas que têm "intestino preguiçoso".

Germe de trigo

Representa 2 a 3% do peso total do grão e também é separado durante o processamento da farinha branca.

É alimento de alto valor nutritivo, rico em vitaminas (sobretudo E), minerais e ácidos graxos insaturados.

Trigo germinado

Muito mais interessante que o farelo de trigo, que constitui apenas parte do grão e é alimento sem vitalidade, é o trigo germinado. Este, de fato, é o grão inteiro, pleno, integral e em fase de germinação.

No trigo germinado todo o imenso potencial nutritivo do grão está desenvolvido ao máximo, havendo liberação de toda a energia vital que se encontrava latente, bem como de uma série de enzimas e catalisadores que facilitam a absorção pelo organismo dos principais nutrientes do cereal.

Para conseguir a germinação do trigo devem ser adquiridos grãos inteiros (não partidos, não socados) e de boa qualidade (se este item não for observado os grãos apodrecerão antes de germinar). Depois de catados e bem lavados, os grãos devem ser colocados numa vasilha e cobertos com água, também de boa qualidade (colocar aproximadamente o mesmo tanto de água que de grãos). Deixar de molho durante um dia e, em seguida, lavá-los novamente, deixando-os úmidos por mais um dia (mas sem nova adição de água). No dia seguinte aparecerão pontos brancos nos grãos, o que indica o início do processo de germinação. Está pronto para ser consumido (puro, em saladas, com frutas, mel, sal marinho, leite etc.).

Convém colocar o produto na geladeira para que a germinação não se efetue em ritmo muito acelerado.

Óleo de germe de trigo

Excelente fonte de minerais, possuindo também vitaminas e proteínas. Deve ser obtido a frio, sem produtos químicos.

Pode ser consumido em saladas e outros alimentos, ou na forma de cápsulas, à venda em farmácias e casas de produtos dietéticos.

Triticale

Cereal obtido pelo cruzamento entre trigo e centeio. Trata-se de produto com elevada taxa protéica, rico em lisina, metionina e cistina.

Tupinambo

Helianthus tuberosus, família das compostas.

ALIMENTOS VEGETAIS E DE ORIGEM VEGETAL

Também chamado tupinambor, tupinamboi, tupinamba, batata-tupinambá, girassol-barateiro e girassol-tuberoso, o tupinambo constitui uma espécie de girassol, mas de flores menores, que não acompanham a marcha aparente do astro.

Originária provavelmente dos Estados Unidos, a planta mede de 1 a 3 m de altura e produz grande quantidade de tubérculos, de sabor um tanto amargo, alojados sob o solo. Tais tubérculos, ricos em hidratos de carbono (particularmente inulina), constituem bons alimentos energéticos, sendo comidos como batatas.

O tupinambo é muito usado também como planta forrageira, na alimentação de gado vacum e suínos.

Suas sementes (assim como as do girassol) produzem óleo comestível de boa qualidade.

O Instituto Nacional Politécnico de Toulouse, na França, está estudando a possibilidade de fabricar um agrocarburante a partir do tupinambo. Acrescentado à gasolina na proporção de 15%, o produto determinará economia de combustível e menor poluição.

Trufa

Tuber melanosporum, família das entuberáceas.

Ou túbera. Cogumelo que cresce debaixo da terra, em obscuridade total, medindo cerca de 2,5 a 7,5 cm, de cor negra e recoberto de formações verrucosas piramidais. É encontrado sobretudo nas imediações de carvalhos e cresce no solo do Périgord francês, onde são treinados cachorros — os *chiens trufés* —, bem como porcos, para procurá-los pelo olfato.

No norte da Itália, no Piemonte, existe outro tipo de trufa, a *Tuber magnatum*, bem maior que a anterior, chegando a pesar até 450 gramas.

Ambos os tipos, assim como outras variedades de trufa, são altamente apreciados pelos *gourmets* devido à polpa muito aromática, utilizada em recheios de iguarias e em patês.

Tucupi

Suco obtido da prensagem da mandioca fresca e descascada e apurado em seguida ao fogo, até adquirir cor e consistência de melado.

Com o tucupi são preparados vários pratos, entre os quais o famoso pato ao tucupi.

Urtiga

Planta encontrada em todo o território brasileiro, com mais de 30 espécies conhecidas, entre as quais algumas comestíveis — como a urtiga-branca (*Lamium album*, família das labiadas, e *Urtica urens*, das urticáceas), cujas folhas, quando novas, podem ser utilizadas na alimentação humana.

Prós A urtiga, medicinalmente, tem ação antitérmica, antigotosa e contra furunculose.

O chá das raízes, friccionado no couro cabeludo, combate a queda de cabelos (aplicar à noite, antes de deitar).

Para combater a enurese noturna (emissão inconsciente e involuntária de urina à noite), recomenda-se misturar 15 g de sementes de urtiga a 60 g de farinha de centeio; adicionar água e mel até se obter massa própria para moldar bolinhos. Cozinhá-los ao forno e dar um toda noite às crianças com enurese.

A *Lamium album* é empregada no tratamento de hemorragias do aparelho respiratório e de corrimentos vaginais. A *Urtica urens* é diurética.

Contra As folhas de urtiga são ricas em ácido fórmico, substância responsável pelas picadas dolorosíssimas e a queimação intensa que ocorrem quando entram em contato com a pele.

A bixina protege a pele contra a ação dos raios ultravioleta do Sol e contra a absorção do calor solar. Os nossos indígenas ainda usam muito o urucu não só para pintar o corpo com finalidade estética, mas também para protegê-lo contra os raios solares e picadas de insetos.

Terapeuticamente o urucu parece ter ação como antídoto do ácido cianídrico, sendo utilizado no combate a intoxicações por mandioca-brava.

Urucu

Bixa orellana, família das bixáceas.

Ou urucum. Arbusto ou árvore pequena, de até 5 m de altura, tronco ereto, cujos frutos, com cápsula recoberta de espinhos, eram usados como corantes já pelos nossos índios. Até hoje são empregados em culinária e pela indústria, que utiliza o pó de suas sementes para fabricar o colorau.

A ação corante do urucu é devida a dois pigmentos: a bixina, de cor vermelho-viva, e a orelana, de cor amarela.

Prós De sabor praticamente neutro, o urucu é usado culinariamente para dar coloração vermelha a arroz, ricota, molhos etc.

A indústria o vem empregando em escala crescente como corante de salsichas, laticínios, massas alimentícias, cereais, doces, refrescos e produtos de panificação. É corante de uso universal, sendo exportado pelo Brasil em forma de pasta.

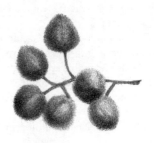

Além disso a infusão das sementes (10 a 15 g em um litro de água) tem sido indicada em afecções inflamatórias do coração (miocardites, endocardites, pericardites) e como expectorante, antifebril, digestivo e afrodisíaco.

Do ponto de vista nutricional, 100 g da parte comestível do urucu fornecem 54 calorias. Trata-se de alimento pobre, contendo cerca de 85% de água, 14,5% de hidratos de carbono, alguma quantidade de cálcio, fósforo, ferro, bem como vitaminas A, B_2, niacina e C.

Contras A IDA (Ingestão Diária Aceitável) para o urucu, segundo avaliação toxicológica emitida pelo JECFA (Joint

FAO/WHO Expert Committee on Food Additives) em 1982, é de 0 a 0,065 mg (em bixina), o que parece indicar que não se trata de substância inócua, mesmo sendo natural.

Vagem

Fruto das leguminosas (feijão, grão-de-bico, ervilha, lentilha, tremoço etc.), chamado também legume, dentro do qual se encontram as sementes. A vagem, ao se romper, fica presa à planta, enquanto as sementes são expelidas.

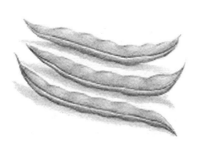

Denomina-se também vagem ao fruto ainda verde do feijão, usado como alimento. É aproveitado *in totum* (envoltório e sementes).
Prós Sob o aspeto nutricional, 100 g de vagem fornecem 36 calorias. Possui cerca de 89% de água, 2% de proteínas, 7% de hidratos de carbono, 0,2% de gorduras, grande quantidade de minerais: cálcio, fósforo, ferro, enxofre, cloro, sódio, potássio, magnésio (este particularmente abundante na casca). Contém ainda grande teor de vitamina A, vitaminas do complexo B e alguma quantidade de vitamina C.
Do ponto de vista terapêutico a vagem tem ação laxativa.
Contras Ver *contras* do feijão.

Vinho

Para o preparo desta bebida, a uva, em estado adequado de maturação, é prensada (antigamente com os pés e na atualidade por máquinas), obtendo-se dessa maneira um suco chamado mosto, que através da fermentação transforma-se no vinho.

A fermentação do mosto pode-se processar por meio de leveduras silvestres, que produzem um bom vinho; os fabricantes, porém, para não correrem risco, preferem substituí-las por culturas puras de leveduras selecionadas: *Saccharomyces ellipsoideus*.

A fim de serem destruídos ou inibidos microrganismos indesejáveis, o mosto é submetido a pasteurização ou sulfitação (emprego de sulfito sódico ou anidrido sulfuroso).

Como resultado da fermentação o açúcar da uva é transformado em álcool etílico, com desprendimento de gás carbônico (no champanhe esse gás fica preso na garrafa). A quantidade de álcool no vinho geralmente gira em torno de 11 a 12%.

O açúcar que não é transformado em álcool permanece no vinho, em quantidades que variam desde 2 gramas por litro, nos vinhos secos, 6 a 20 gramas, nos suaves, até 100 gramas, nos licorosos.

Outra substância presente no vinho é o tanino, que provém das cascas e sementes da uva ou eventualmente dos tonéis de carvalho novos, onde a bebida é armazenada. Tal substância é responsável pela adstringência e amargor dos vinhos, sendo necessária aos tintos e indesejada nos brancos.

Muitas outras substâncias são encontradas no vinho, tais como ácidos — cuja transformação em ésteres contribui para o desenvolvimento do *bouquet* —, sais minerais (carbonatos, fosfatos, sulfatos e cloretos de potássio, cálcio, sódio e magnésio), vitaminas do complexo B e centenas de outras substâncias.

As substâncias corantes, que dão cor aos vinhos, são pigmentos naturais que se encontram na casca das uvas. Os vinhos tintos são feitos de uvas escuras e com casca; os brancos, feitos sempre de uvas sem casca, podem provir das frutas escuras ou brancas — neste caso recebem a denominação de *blancs de blancs*.

Os vinhos rosados jamais devem constituir-se numa mistura de tinto com branco — o que, aliás, a legislação francesa proíbe formalmente. Geralmente são preparados com uvas escuras, cujas cascas são removidas após 12 a 24 horas de fermentação. Alguns são preparados pela fermentação conjunta de uvas escuras e claras.

Os chamados vinhos verdes (que podem ser tintos ou brancos) têm esse nome não devido à cor, mas ao fato de não serem maduros: são engarrafados precocemente, obtendo-se então produto agradavelmente picante, fracamente alcoólico e com acidez bastante elevada.

Denomina-se saquê ao vinho japonês feito com arroz: os grãos integrais do cereal são fermentados por cultura de fungos durante 10 a 14 dias e guardados em barris de madeira. O saquê contém cerca de 17% de álcool por volume.

Prós O vinho, considerado por Pasteur como a "mais higiênica e sadia das bebidas", tem uma série de pontos a seu favor:

Possui vitaminas do complexo B e sais minerais, bem como colina e mesoinositol (protetores hepáticos).

Tem ação diurética e, sendo bebida ácida (pH entre 2,7 e 3,8), contribui para facilitar a digestão gástrica.

Além disto, segundo o médico e *conoisseur* Sérgio de Paula Santos, o vinho é anti-séptico, antibacteriano, antivirótico, protetor dos vasos sanguíneos e diminuidor do colesterol no sangue.

Contras A fim de se interromper a fermentação, adicionam-se metabisulfito de sódio e dióxido de enxofre aos vinhos nacionais — e também a muitos estrangeiros exportados para o Brasil, onde o clima é mais quente que o de origem dos produtos. Embora não se conheçam exatamente os efeitos totais do enxofre sobre o organismo, sabe-se que o sulfito de sódio é considerado cancerígeno e que o anidrido sulfuroso inativa a vitamina B_1.

Ver *aditivos*, em Outros Alimentos.

Violeta

Viola odorata, família das violáceas.

Planta perene, com 5 a 10 cm de altura, amplamente conhecida por suas belas e aromáticas flores azuladas.

Na Grécia antiga, as flores da violeta eram incluídas em saladas para dar frescor e colorido. Eram tão apreciadas pelos gregos de então que chegou a converter-se no símbolo de Atenas.

Ainda hoje são utilizadas em confeitaria para decorar doces.

ID SEÇÃO 2

ALIMENTOS DE ORIGEM ANIMAL

Aves

Prós Do ponto de vista nutricional, as aves constituem ótima fonte de proteínas, possuindo também hidratos de carbono, gorduras, minerais e vitaminas hidro e lipossolúveis.

De acordo com a Tabela de Composição de Alimentos da Secretaria de Planejamento da Presidência da República, a carne gorda de galinha contém praticamente seis vezes mais gordura que a carne magra (respectivamente 18,7 e 3,3%), sendo que o teor protéico da carne magra é superior ao da carne gorda.

A carne de ganso é muito gordurosa (11,2%), embora menos que a do pato doméstico, cujo teor lipídico é extremamente elevado (28%); a carne do pato selvagem contém apenas 2,7% de gordura, taxa semelhante à da perdiz.

Contras As aves criadas soltas, ciscando e alimentando-se de grãos naturais, não apresentam "contras". Estes se aplicam somente às aves de granja, criadas presas, que recebem vacinas, antibióticos e, freqüentemente, rações com aditivos químicos.

Essas aves têm a carne mole, pois mal conseguem movimentar-se no exíguo espaço que ocupam, de modo que seus músculos tornam-se flácidos, hipotônicos. Além disso, os produtos químicos eventualmente existentes nas rações, assim como os antibióticos e metabólitos das vacinas empregadas, transferem-se para as carnes e vísceras das aves.

Muito cuidado com os "frangos caipiras", vendidos principalmente nas proximidades das feiras-livres, os quais, para terem uma aparência saudável, "morena", são pintados com sulfito de sódio, em quantidade muito superior à considerada "segura".

Baleia

Mamífero cetáceo marinho que mede de 25 a 35 m de comprimento, podendo atingir até 150 toneladas de peso.

Os filhotes pesam cerca de seis toneladas e nascem após período gestacional de doze meses, sendo amamentados geralmente durante sete meses.

A baleia tem os membros anteriores transformados em nadadeiras. Não possui membros posteriores, mas apresenta uma nadadeira caudal bilobada, desenvolvida em sentido horizontal.

Alimenta-se de crustáceos, outros pequenos animais e algas marinhas. A grande boca das baleias não tem dentes: o maxilar superior apresenta 600 barbatanas, que constituem verdadeira rede filtrante.

A respiração das baleias é pulmonar e aérea, mas elas podem permanecer vinte minutos sob a água, necessitando então voltarem à superfície para respirar. Observa-se nesse momento o esguicho de vapor lançado ao ar e que provém da expiração.

A pesca desse grande cetáceo, realizada de forma cruel e indiscriminada, com a destruição de animais adultos e filhotes, está levando à sua progressiva extinção.

Atualmente a carne de baleia é consumida por uma parcela muito pequena da população. O óleo é utilizado em certas margarinas, após endurecimento por hidrogenação, sendo empregado também na fabricação de sabões.

Do ponto de vista nutricional, 100 g da porção comestível da carne de baleia fornecem 125 calorias. De acordo com a FAO (Food and Agriculture Organization), a carne de baleia contém 20% de proteínas, 4% de gorduras, ferro e vitaminas A e do complexo B.

Carne

(As considerações feitas neste verbete referem-se apenas aos aspetos nutricionais da carne, não levando em conta a parte ética da matança de animais, a qual é realizada de forma extremamente desumana, com requintes de crueldade, constituindo verdadeiro cancro da civilização atual.)

As carnes constituem excelente fonte de proteínas, bem como de vitaminas hidro e lipossolúveis.

Como o valor nutritivo das várias peças (filé, contra-filé, alcatra, coxão-duro, coxão-mole, maminha etc.) é praticamente o mesmo, não nos deteremos em considerações particulares a respeito de cada uma delas. Chamaremos apenas a atenção sobre o fato de que as mais vascularizadas, ou seja, as mais ricas em sangue (como é o caso do filé-mignon, por exemplo), apresentam acentuação dos *contras*.

As carnes processadas (salsichas, presuntos, mortadelas, salames, patês etc.), bem como a carne-seca, apresentam um teor de gordura muito mais elevado que as demais, sendo superadas apenas pelo *bacon* e o torresmo.

A carne de boi gorda contém quase que o triplo de gordura em relação à carne magra, o mesmo acontecendo com a carne de cabrito. Na carne de carneiro (bem mais gordurosa que a de boi) a proporção é de 2:1.

A carne de porco e o presunto contêm cerca de dez vezes mais vitamina B_1 que a carne de boi.

As carnes dos animais selvagens (exceção feita ao quati) costumam apresentar teores de gordura bem inferiores àquelas de animais criados para o abate. Além disso, não apresentam os produtos químicos utilizados na alimentação do gado criado, nem tampouco conservantes, aditivos ou substâncias resultantes do emprego de vacinas e medicamentos.

A carne de coelho e a de cavalo (utilizada em vários países) possuem baixo teor de gordura.

Para mais informações sobre os valores nutricionais das carnes em geral, ver Tabela 1, no final da seção.

Ver também *miúdos*.

Contras A gordura da carne é rica em ácidos graxos muito saturados, com alto teor de colesterol.

Além da grande quantidade de toxinas (adrenalina, adrenocromo, adrenolutina) liberadas no momento do abate, a carne do gado criado é contaminada ainda pelo DDT (usado em carrapaticidas ou ingerido em forragens), pela presença de produtos químicos empregados na alimentação dos animais, por produtos resultantes de vacinas e medicamentos (particularmente antibióticos e hormônios), por conservantes químicos diversos (salitre, formol, nitritos) e pela presença de chumbo (devido à proximidade dos pastos com estradas de rodagem).

Constituem ainda fator de contaminação as toxinas liberadas no intestino do animal e absorvidas pela circulação (putrescina, cadaverina, indol, escatol etc.) e a eventual transmissão de doenças do gado: teníase, brucelose, tuberculose.

As carnes processadas (salsichas, presuntos, salames, mortadelas, copas etc.) são preparadas com porções gordas, ainda mais ricas em colesterol, às quais se acrescentam aditivos (gelatinas, polifosfatos) que aumentam o alto teor de gorduras e diminuem as proteínas. São praticamente misturas de gordura com água, nitritos e outros agentes químicos nocivos à saúde.

Nos países industrializados, cerca de 50% dos óbitos são provocados por problemas cardiovasculares e 25% por câncer. Na gênese de tais moléstias, os principais fatores são o fumo e a carne. (Os outros produtos animais também pesam consideravelmente na origem dessas doenças.)

Carne-de-sol

É semelhante à carne-seca, porém com salgação mais leve, conservando-se por isso menos tempo. Trata-se de produto caseiro, não comercial, devido justamente ao pequeno prazo de conservação.

A carne-de-sol apresenta os mesmos inconvenientes que a carne-seca quanto à dessalgação e rancificação das gorduras.

Carne-seca

Conhecida também como charque ou jabá, a carne-seca contém apenas 10% de água, enquanto que a carne fresca possui cerca de 75%.

Quando colocada na água para ser dessalgada, boa parte das substâncias solúveis da carne são retiradas, com diminuição, portanto, das propriedades nutritivas. Além disso, a gordura da carne-seca sofre certo grau de rancificação, o que pode ocasionar dificuldade digestiva.

Carne congelada

A carne congelada é mais dura e desidratada que a fresca e tem coloração externa vermelho-escura (por causa da desidratação e da oxidação da miohemoglobina). Sua gordura torna-se esbranquiçada pela oxidação e seu gosto e cheiro sofrem perda acentuada.

Com o descongelamento, a carne congelada, além de se deteriorar rapidamente, perde nutrientes, devido à saída de líquidos.

A fim de evitar que a carne congelada, bem mais facilmente perecível que a fresca, se deteriore e cause intoxicações, Guenther Riedel nos ensina como utilizar o produto congelado e já descongelado por ocasião da compra:

• Não guardar carne congelada em estado cru, de um dia para outro, mesmo em geladeira ou *freezer*.

• Iniciar o preparo culinário, na volta do açougue, o mais depressa possível.

• Cortar e manusear a carne na mesma vasilha que vai ser levada ao fogão.

• Evitar demasiado manuseio da carne crua.

• Se a carne congelada não vai ser consumida no dia da compra, deve-se passá-la em água fervente por dez minutos, como medida de emergência. Depois de fria, deve-se colocá-la na geladeira.

Crustáceos

Animais geralmente aquáticos, quase todos marinhos, possuindo dois pares de antenas e carapaça quitinosa. Constituem vastíssima classe, com cerca de 300.000 espécies.

Entre os crustáceos comestíveis mais comuns podemos citar: camarão, lagosta, lagostim, pitu, caranguejo, siri.

Prós Os crustáceos são alimentos de apreciável valor nutritivo, ricos em proteínas, vitaminas e sais minerais. (Ver Tabela 4, no final da seção.)

Contras Os crustáceos devem ser consumidos frescos e provenientes de áreas não poluídas, sanitariamente sadias. Se tais cuidados não forem observados, será grande o risco de graves intoxicações e infecções.

A carne de camarão, particularmente, contém muito colesterol: quase duas vezes mais que a carne de porco.

Ver também *moluscos*.

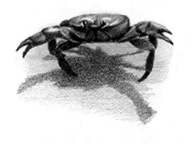

Caviar

Tradicionalmente, o caviar é obtido a partir de ovas de esturjão, peixe da família dos acipenserídeos. Por extensão, o produto preparado da mesma maneira com ovas de outros peixes (salmão, carpa etc.) também recebe o nome de caviar.

Para a produção do caviar, os esturjões são pescados na época da desova e sangrados ainda vivos, retirando-se as ovas, que são abertas. A seguir, os ovos passam por crivos, a fim de se libertarem de membranas e gorduras, após o que são lavados e salgados (até 12%).

O caviar caracteriza-se por ser alimento facilmente digerível e de elevado valor nutritivo: rico em proteínas (30%), gorduras (20%), minerais e vitaminas A e D.

Formiga

Existem mais de 7.000 espécies de formigas, pertencentes a vários gêneros: *Atta, Formica, Acromyrmex* etc.

No Brasil, bem como em outros países, alguns tipos de formigas, como as tanajuras, são usadas na alimentação.

As tanajuras-fêmeas, conhecidas como içás — os machos chamam-se sabitus ou bitus —, capturadas quando deixam o ninho à procura de local para desovar, são comidas fritas ou assadas, geralmente com toicinho e pimenta. A parte comestível é a barriga, cheia de ovos.

Diz o povo que comer içá faz bem para os olhos.

Cem gramas da parte comestível da tanajura fornecem 356 calorias.

O inseto possui 45% de água, 20% de proteínas, 28% de lípidios, 4% de hidratos de carbono, cálcio, fósforo, ferro e vitaminas do complexo B.

Leita

Esperma de determinados peixes (carpa, arenque, cavala), de aspeto que lembra o leite condensado, utilizado na culinária de alguns países da Europa, onde é considerado iguaria fina, muito apreciada.

Leite

Diz Aurélio em seu dicionário: "Leite (do latim *lacte*) S. m. Líquido branco, opaco, segregado pelas glândulas mamárias das fêmeas dos animais mamíferos".

Que nos desculpe o saudoso e venerando mestre, mas somos obrigados a discordar desse significado: de fato o leite não é secretado apenas pelas fêmeas dos animais mamíferos; crianças recém-nascidas, de ambos os sexos, podem secretar leite, chamado pelo povo de "leite de bruxa"; além disso refere-se que em algumas tribos de índios, após a mulher dar à luz, o pai passa a produzir leite para amamentar o filho.

A primeira secreção das glândulas mamárias é conhecida como colostro e sua composição difere da do leite, sendo mais rica em gorduras, lactose e sais minerais, o que facilita a expulsão do mecônio (conteúdo intestinal do recém-nascido). Além disso o colostro é extremamente rico em substâncias de defesa e sua ingestão produz imunidade a várias doenças.

Na alimentação da criança o leite materno deve ser preferido a qualquer outro por apresentar uma série de vantagens sobre os demais.

Tais vantagens iniciam-se já no que diz respeito às possibilidades de contaminação, adulteração e deterioração, que dificilmente ocorrem com o leite materno, pois o alimento verte diretamente da fonte produtora para o consumidor.

Outras superioridades do leite materno relacionam-se a:

• Alergenicidade: a alergia ao leite materno é muito menos freqüente do que a alergia devida a outros leites, de outras espécies animais.

• Aspectos bioquímicos: está demonstrado que o leite materno apresenta os nutrientes necessários e indispensáveis à criança em quantidade e proporções ideais, além de ter melhor digestibilidade.

• Aspectos imunológicos: a situação do leite materno é de ampla e indiscutível superioridade, pois apresenta grande número de substâncias de defesa que conferem à criança amamentada ao seio maior resistência às infecções em geral e, em particular, às intestinais.

Há evidências de que a alimentação com leite materno contribui para o desenvolvimento de sistemas enzimáticos que, na idade adulta, irão metabolizar o colesterol, dificultando a instalação de arterioesclerose e distúrbios circulatórios.

Segundo dados fornecidos pelo Department of Agriculture of United States, 100 g de leite humano fornecem 77 calorias, e sua composição é a seguinte: 85,2% de água, 9,5% de hidratos de carbono, 4,0% de gorduras, 1,1% de proteínas, minerais (cálcio, fósforo, magnésio, sódio e potássio) e vitaminas A, C e do complexo B.

Nas diversas espécies animais a composição do leite varia, conforme se pode verificar na Tabela 2 no final da seção.

Embora o leite de vaca seja o mais utilizado entre nós em substituição ao humano, o leite de égua é o que mais se assemelha ao da mulher, podendo ser usado na falta deste.

Deter-nos-emos, de agora em diante, principalmente ao leite de vaca, por sua ampla aplicação na alimentação humana.

Prós: O leite é um alimento muito rico em nutrientes, principalmente proteínas de primeira qualidade (em particular a caseína, encontrada apenas no leite e nos queijos), vitaminas (sobretudo A e niacina), minerais (particularmente cálcio, fósforo e magnésio).

Além disso, é praticamente o único alimento que contém lactose, açúcar dissacarídeo que se decompõe em glicose e galactose — está última de grande importância para o tecido cerebral da criança.

Constitui também antídoto das intoxicações por fenol, sais de chumbo e de mercúrio.

Contras: Infelizmente, a par do elevado valor nutritivo, o leite representa excelente meio de cultura para praticamente toda sorte de microrganismos. Por esta razão, se a ordenha (manual ou mecânica) não for praticada com rigorosas medidas de higiene o produto sofrerá contaminação.

Além disto várias doenças podem ser transmitidas pelo leite, tais como tuberculose, brucelose, aftosa, pneumocistose, Chagas e AIDS. Mastites (mamites) podem também infectar o leite por *Staphylococcus*, *Streptococus* e *Escherichia coli*.

Do ponto de vista nutricional o leite tem a desvantagem de possuir gorduras parcialmente saturadas, razão pela qual, a partir dos dois anos de idade, deve-se substituir o leite integral por semidesnatado (e para usos culinários deve-se empregar leite totalmente desengordurado).

Ainda do ponto de vista nutricional, o leite é pobre em vitamina D, que deve portanto ser dada suplementarmente a todos os lactentes, que não têm condições de tomar sol com regularidade.

É também alimento pobre em ferro, e por isso, em torno do sexto mês de idade, há necessidade de introduzir-se no cardápio da criança alimentos ricos desse mineral, uma vez que a reserva de ferro existente no fígado infantil se esgota ao redor dessa idade.

Outro inconveniente do leite é a presença freqüente de antibióticos, que podem atingi-lo quer por adição voluntária (preservadores), quer por haverem sido empregados terapeuticamente no tratamento do animal.

Pessoas que têm intolerância à lactose (manifestada sobretudo por fortes diarréias) não podem fazer uso do leite na alimentação.

Leite ácido ou fermentado

Produto resultante da fermentação do leite por fermentos láticos próprios.

Conhecido desde a Antiguidade mais remota — tendo sido mencionado por Moisés, Marco Polo, Cervantes, escritores árabes e vários outros —, o leite ácido era consumido inicialmente apenas na Europa oriental, Oriente Próximo e Norte da África. Depois dos trabalhos de Metchnicov, exaltando suas qualidades, adquiriu grande prestígio e popularidade, passando a ter ampla utililização em todo o mundo.

Entre os leites fermentados consumidos nos diversos países podemos citar:

• Coalhada caseira — Produzida por acidificação natural do leite devida a contaminação por germes acidificantes.

• Iogurte — Originário da península balcânica e do Cáucaso, onde é preparado com leite de ovelha, se bem que possa ser utilizada matéria-prima de qualquer espécie leiteira. Os germes que atuam na fermentação do iogurte são o *Lactobacillus bulgaricus* e o *Streptococcus lactis*.

O iogurte deve ser preparado preferencialmente com leite reduzido por fervura a 2/3 de seu volume. Atualmente costuma-se prepará-lo com leite pasteurizado, às vezes homogeneizado, muitas vezes adicionado de leite em pó para aumentar a concentração.

Um bom iogurte deve ter consistência cremosa e espessa, com textura firme e brilhante e contornos lisos ao corte, sem separação do soro. Deve apresentar germes da flora normal com vitalidade e ausência de impurezas, de germes patogênicos, de coliformes ou de quaisquer elementos estranhos à sua composição.

Se não for conservado bem frio o iogurte terá sua acidez aumentada com o correr dos dias (considera-se ideal o teor em ácido lático de 0,5 a 1,5%).

• Kefir—Produto de origem caucásica, cujo nome deriva de *kef* — bendito, indicativo do alto valor que lhe é atribuído.

Neste produto a fermentação da lactose é realizada por vários microrganismos em simbiose (leveduras e bactérias), produzindo ácido lático, álcool e gás carbônico como resultantes principais.

O kefir costuma ser preparado com leite de vaca, cabra ou ovelha.

• Leite acidófilo — Produto cuja fermentação é realizada pelo *Lactobacillus acidophillus*, sendo conhecido comercialmente com o nome de Yakult.

Assim que elaborado, o produto deve conter mais de 200 milhões de *Lactobacillus acidophillus* por ml de leite e, no término da data de validade, 100 milhões.

• Leben—Preparado pelos egípcios com leite de cabra, ovelha ou búfala.

Ver também *alimentos lactofermentados*, em Outros Alimentos.

Prós A fermentação do leite, realizada por vários microrganismos, embora modifique as proteínas, os hidratos de carbono e os lipídios, não diminui os nutrientes do leite; ao contrário, acrescenta-lhe determinadas vitaminas (K e do complexo B).

O leite ácido ou fermentado é alimento já parcialmente digerido, sendo indicado particularmente a pessoas que, por várias razões, têm dificuldade em digerir o leite comum. Preparado corretamente possui grande número de germes que exercem ação benéfica no intestino, inibindo a proliferação de bactérias nocivas.

Contras As coalhadas espontâneas podem conter germes tóxicos, toxinas e produtos metabólicos nocivos à saúde. Constituem alimento sanitariamente não-recomendado.

Os leites acidófilos produzidos industrialmente costumam ser adicionados de grande quantidade de açúcar, com o intuito de torná-los mais agradáveis ao paladar (sobretudo infantil). São, por isso, altamente cariogênicos (produtores de cáries), além de apresentarem os demais inconvenientes do açúcar refinado.

O teor alcoólico do kefir (até 3%) faz com que o produto seja aceito com restrição por vários autores.

Leite condensado

Trata-se de leite concentrado e com adição de açúcar (feita antes da concentração). O conteúdo final de açúcar no leite condensado é da ordem de 55%, o que o torna contra-indicado à alimentação habitual, sobretudo de crianças.

Pode ser usado, ocasionalmente, no preparo de sobremesas (pudins, doces, brigadeiros etc.).

O leite condensado sofre pequena perda de nutrientes, a qual pode acentuar-se durante a estocagem.

Leite em pó

Leite que, após ter sido pasteurizado, é submetido a processo de desidratação. Reconstituindo-o a 15% (15% de leite para 85% de água) obtém-se leite integral.

O tipo instantâneo, de preparo mais rápido, é obtido por meio da adição de lecitina, cuja função é emulsionar e estabilizar a mistura.

Para alimentação infantil, o leite em pó às vezes é submetido a uma série de modificações a fim de torná-lo mais adequado à criança.

São os seguintes os principais tipos de leite em pó encontrados no comércio:

• Integrais não modificados (dos quais apenas foi retirada água): Ninho, Mococa, Glória, Itambé etc. Contêm, em média, 26% de gordura no pó (ou 3,9% após reconstituição).

• Integrais acrescidos de hidratos de carbono, vitaminas e ferro: Nestogeno 2º semestre, Pelargon.

• Semidesengordurados ou semidesnatados (dos quais foi retirada uma parte da gordura): Meigor, Svelty. Contêm, em média, 13% de gordura no pó (ou 1,95% após reconstituição).

• Semidesengordurados e acrescidos de hidratos de carbono: Nestogeno 1º semestre.

• Desnatados ou desengordurados (dos quais foi retirada toda a gordura): Molico, Glória desnatado. Contém, em média, 1% de gordura no pó (ou 0,1% após reconstituição).

• Acidificados (a acidificação é feita por meio de culturas de fermentos láticos, o que faz com que parte da lactose se desdobre, dando origem a formação de ácido lático, que lhes confere propriedades antidiarréicas): Eledon (acidificado e semidesnatado), Prodieton (acidificado, semidesnatado e acrescido de hidratos de carbono).

• Maternizados (nos quais a proporção dos diversos nutrientes, bem como sua composição, é bastante semelhante à do leite materno): Nanon.

Prós O leite em pó é facilmente transportado e pode ser armazenado por um ano e meio. Após abertura do recipiente deve ser usado continuamente, mantido em lugar fresco e tratado com os cuidados necessários para evitar contaminação.

Tem composição padronizada e é muito mais suscetível ao controle bacteriológico que o leite comum.
Contras Perda de certa quantidade de vitamina B₁, lisina e vitamina C.
A medicina natural não vê com bons olhos o uso do leite em pó, pois, na reconstituição, substitui-se água riquíssima em forças plasmadoras, formada por um organismo vivo, por água geralmente de má qualidade, a água de torneira.

Leite esterilizado

O processo de esterilização torna o leite totalmente isento de germes. O procedimento habitual consiste em aquecer o leite a 80°C durante 15 segundos, a seguir a 140°-150°C durante apenas 3 segundos, para em seguida esfriá-lo rapidamente e empacotá-lo em embalagens de papelão, aluminizadas por dentro e esterilizadas por raios ultravioleta. É o leite "longa vida".
Prós Ausência total de germes, desde que a embalagem esteja intacta; se estiver amassada poderão ocorrer microfuros, pelos quais eventualmente penetrarão germes, contaminando o produto.
O leite esterilizado conserva-se por longo tempo e, graças a sua embalagem, é fácil de ser transportado.
Contras Acentuada perda de nutrientes (maior do que aquela que ocorre com a pasteurização), principalmente no tocante às vitaminas B₁, B₆, B₁₂ e C, aos ácidos graxos polissaturados, lisina e aminoácidos.
Acrescente-se a isto que o leite esterilizado, após embalado, continua

ALIMENTOS DE ORIGEM ANIMAL 123

sofrendo considerável perda de princípios nutritivos: a permanência do leite na embalagem original durante um mês, a uma temperatura ambiente de 25°C, provoca perdas da mesma grandeza que as sofridas durante o processo de esterilização, ou seja, é como se ele tivesse sido esterilizado novamente.
De acordo com a escola de alimentação biológica o leite esterilizado é produto morto, totalmente destituído de força vital.

Leite evaporado

Leite obtido por processos de evaporação de água e esterilização (esta realizada por meio de tratamento térmico).
O leite evaporado sofre perda de nutrientes da seguinte ordem: 15 a 30% de vitamina B₁, 6% de vitamina C, 8 a 20% de lisina, 10% de eficiência biológica das proteínas. Além destas, outras perdas podem ocorrer durante a estocagem.
Trata-se, portanto, de produto desaconselhado à alimentação, em particular à infantil.

Leite pasteurizado

A pasteurização é um processo que visa à higienização do leite: não destrói todos os germes nele contidos, mas apenas os patogênicos (ou seja, aqueles que produzem doenças).
A pasteurização, que pode ser lenta ou rápida, pode ser executada de acordo com várias técnicas, cujo princípio é o seguinte: o leite é aquecido a uma temperatura ao redor de 70°C

(durante tempo variável, dependendo da técnica) e submetido, em seguida, imediata e bruscamente, a resfriamento em temperatura de 2º a 5ºC. O aquecimento destrói a totalidade dos germes patogênicos e a quase totalidade daqueles que deterioram o alimento. A refrigeração brusca não destrói germes mas evita a proliferação dos existentes.

O leite pasteurizado é, entre nós, habitualmente vendido em saquinhos, sendo encontrados no mercado os seguintes tipos:

Tipo A — No qual a pasteurização é feita obrigatoriamente no próprio local de ordenha, em leite provindo de animais selecionados, estábulos azulejados, com ordenhadeira mecânica e controle de saúde dos manipuladores. A quantidade de germes nesse tipo de leite é menor que a contida no leite B.

Tipo B — Também proveniente de vacas selecionadas, ordenhadas mecanicamente em estábulos azulejados e com controle de saúde dos manipuladores. É permitida a presença de até 40.000 bactérias por ml na contagem padrão de placas, exigindo-se ausência de coliformes fecais em 1 ml e de *Salmonella* em 25 ml.

Tipo "Especial" — Cuja produção não se condiciona às exigências feitas para os tipos anteriores. O leite "especial" é parcialmente desengordurado, com teor de gordura padronizado a 3,2%. É permitida a presença de até 50.000 bactérias por ml na contagem padrão de placas, exigindo-se ausência de coliformes fecais em 1 ml e de *Salmonella* em 25 ml.

Prós Destruição de germes nocivos, tais como os da tuberculose, difteria, brucelose, febres tifóide e paratifóide.

Evita, durante algum tempo, alterações indesejáveis do produto (como azedar e rançar), alongando sua duração.

Contras Destrói certo número de nutrientes do leite: 5% dos sais de cálcio e de fósforo, 20% de sais de iodo e de algumas enzimas. De um modo geral pode-se dizer que a pasteurização destrói cerca de 15% das vitaminas e 3% das proteínas do leite.

Embora a pasteurização destrua os germes, seus esporos permanecem. Para eliminá-los, então, torna-se necessário ferver o leite em casa durante 3 a 5 minutos, o que acarreta nova e importante perda de nutrientes (30% de proteínas e quase a totalidade de algumas vitaminas, como o ácido fólico, por exemplo).

Manteiga

A manteiga pode ser considerada como a suspensão de gorduras (80%) em água (15 a 20%).

A prática usual para o preparo da manteiga utiliza a pasteurização da nata do leite — prática aliás bastante conveniente, pois com ela elimina-se grande número de bactérias indesejáveis e, além disto, impede-se a atividade de enzimas (particularmente as lipases) que atuariam sobre as gorduras, degradando-as.

Prós Alimento muito rico em vitamina A. Contém ainda cálcio e fósforo.

Contras A manteiga possui alto teor de ácidos graxos saturados: mais de 40% das gorduras.

Manteigas produzidas em más condições sanitárias podem apresentar coliformes fecais, além de outros germes (*Staphylococcus aureus*), mofos e leveduras. A batedeira empregada para produzi-las pode constituir importante

ALIMENTOS DE ORIGEM ANIMAL

fonte de contaminação bacteriana, pois nem sempre é mantida limpa.

Devido a seu elevado teor de gorduras, a manteiga é produto sujeito a rancificação, a qual depende de uma série de fatores: temperatura, exposição à luz, contato com oxigênio etc. (A pasteurização da matéria-prima e a higiene na elaboração contribuem bastante para dificultar a rancificação.)

Miúdos

Órgãos internos comestíveis dos animais: bucho, coração, fígado, língua, miolo, rins e testículos.

A principal vantagem dos miúdos relaciona-se com o preço de comercialização, geralmente bastante acessível, e sua composição em nutrientes.

Os contras são os mesmos da carne.

Bucho

O bucho de vaca (estômago) possui cerca de 80% de água, 15% de proteínas, 2,5% de gorduras, 1,5% de hidratos de carbono, minerais (cálcio, fósforo, ferro) e vitaminas (A, B_1, B_2 e niacina).

Cem gramas de bucho de vaca fornecem 90 calorias.

Coração

Cem gramas de coração de vaca fornecem 110 calorias.

O órgão possui cerca de 76,5% de água, 17% de proteínas, 3,5% de gorduras, 3% de hidratos de carbono, minerais (principalmente fósforo, potássio, enxofre, cloro e ferro; também cálcio, sódio, magnésio), vitaminas do complexo B e pequena quantidade de vitamina A.

Fígado

Prós O fígado é a maior glândula do organismo e constitui fonte extremamente valiosa de nutrientes. O óleo de fígado de peixes é produto de extraordinária riqueza em vitaminas A e D.

O fígado de vaca, depois de cozido, apresenta aproximadamente a seguinte composição: 70% de água, 25% de proteínas, 3,8% de gorduras, 4% de hidratos de carbono, minerais (ferro, cálcio, fósforo, sódio, potássio, magnésio, cloro, enxofre), e vitaminas (A, C, D, B_1, B_2, ácido nicotínico, B_{12}).

Cem gramas de fígado fornecem 136 calorias.

Contras Infelizmente, a par de seus princípios nutritivos, o fígado é um reservatório de toxinas.

Além das toxinas comuns a todas as carnes e órgãos animais, no fígado condensam-se os agrotóxicos ingeridos pelo gado, os catabólitos dos hormônios e vacinas administrados, bem como de antibióticos e outras drogas e venenos que possam ter recebido.

Língua

Cem gramas de língua de vaca fornecem 190 calorias.

É a seguinte sua composição aproximada: 66% de água, 16% de proteínas, 14% de gorduras, 0,9% de hidratos de carbono, vitaminas do complexo B e minerais (principalmente fósforo, potássio e enxofre; também cálcio, sódio, magnésio e ferro).

Miolo

O miolo de vaca compõe-se aproximadamente de: 80% de água, 10,4% de proteínas, 9% de gorduras, 0,8% de hidratos de carbono, minerais (particularmente fósforo; também cálcio e ferro), vitaminas A, C e do complexo B.
Cem gramas de miolo de vaca fornecem 130 calorias.

Rins

Os rins de vaca têm aproximadamente a seguinte composição: 77% de água, 17% de proteínas, 5% de gorduras, 1% de hidratos de carbono, vitaminas A, C e do complexo B, e minerais (cálcio, fósforo, ferro, sódio, potássio, magnésio, cloro, enxofre).
Cem gramas de rim de vaca fornecem 120 calorias.

Testículos

É a seguinte a composição aproximada dos testículos: 84% de água, 13,4% de proteínas, 2% de gorduras, minerais (cálcio, fósforo, ferro) e vitaminas do complexo B.
Cem gramas de testículos fornecem 76 calorias.
Acredita o povo que os testículos sejam alimentos afrodisíacos e virilizantes.

Mocotó

Dá-se este nome ao produto obtido com as cartilagens e os tendões das patas de bois ou porcos, bem como ao prato preparado com tal produto.
O mocotó de vaca fornece 97,4 calorias por 100 g. Contém 16,6% de proteínas, 3% de gorduras, 1% de hidratos de carbono, 0,03 mg de vitamina B_1 e 0,04 mg de vitamina B_2.
Contras O mocotó é considerado um alimento pobre, pois suas proteínas, embora se apresentem em grande quantidade, são de baixo valor biológico.

Moluscos

Sob este nome compreendem-se animais invertebrados, de corpo mole, às vezes providos de concha dorsal.
Entre as aproximadamente 70.000 espécies de moluscos, encontram-se as vegetarianas (que se alimentam de algas), as carnívoras e as onívoras.

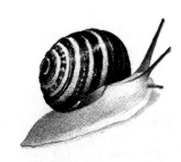

Os moluscos comestíveis mais comuns são: ostras, amêijoas, lulas, polvos, caracóis, berbigões (vôngolis), mexilhões ou mariscos.

Prós Como os crustáceos, os moluscos são alimentos muito nutritivos, ricos em proteínas, vitaminas e sais minerais. (Ver Tabela 4, no final da seção.)
Contras Para consumo, os moluscos devem ser provenientes de águas limpas, não poluídas; do contrário, podem causar intoxicações e infecções graves.

A pesca praticada em águas poluídas por esgotos é particularmente perigosa quando se trata da captura de animais que filtram a água — como é o caso de ostras e mariscos, que podem ser transmissores do germe da cólera (*Vibrio cholerae*).

Em ostras provenientes de Cananéia não é rara a toxi-infecção por *Vibrio parahaemolyticus*, de evolução às vezes fatal.

Além disso, quando ocorre o fenômeno da maré vermelha, as ostras e os mariscos, a exemplo das algas, só podem ser consumidos várias semanas depois do término do episódio.

Desenvolveu-se, recentemente, uma técnica que utiliza mexilhões para monitorar a qualidade da água. Essa técnica consiste em medir o fechamento das conchas de oito desses moluscos. Os mexilhões normalmente mantêm as conchas abertas; quando seis deles se fecham por mais de cinco minutos, um alarme acusa problema com a água.

Ova

Ovário dos peixes, que depois de salgado e seco constitui iguaria fina e muito apreciada.

No Brasil são muito comuns as ovas de tainha, que podem ser comidas assadas ou fritas.

O famoso e internacionalmente conhecido caviar é preparado a partir das ovas de esturjão. (Ver *caviar*.)

Dá-se o nome de butarga à conserva de ovas salgadas de tainhas e curimãs, e também às ovas de mugem ou atum salgadas e prensadas em forma de salsicha.

Sob o aspeto nutricional, as ovas são alimentos muito ricos em gorduras (20%), proteínas (20 a 30%), minerais (cálcio, ferro e, principalmente, alto teor de fósforo, sendo por isso muito indicadas para estudantes e intelectuais) e vitaminas A, D e do complexo B.

Ovo

Produto resultante da fecundação do óvulo pelo espermatozóide e que, por ser riquíssimo em energia vital, constitui alimento de alto valor nutritivo.

A rigor não podemos chamar ovo ao produto obtido através de galinhas de granja, uma vez que estas, sendo criadas sem galo, não são fecundadas e, portanto, não botam ovo. Na realidade eliminam óvulos, células em degeneração totalmente desprovidas de energia vital.

Os ovos dos diversos animais apresentam composições diferentes ou seus fatores nutricionais dependem apenas do tamanho dos produtos? A fim de procurar esclarecer tal dúvida apresentamos na Tabela 3, no final da seção, a composição de ovos de diversos animais, de acordo com o Estudo Nacional de Despesa Familiar da Secretaria

de Planejamento da Presidência da República — IBGE.
Na tabela em questão não é citado o ovo de codorna. Este, de acordo com Gentil de Andrade, é muito superior ao de galinha, conforme podemos constatar na tabela a seguir (p.129), do referido autor.

Muitos consumidores dão preferência a ovos escuros e/ou com gemas de coloração mais viva, os quais, por sinal, são vendidos por preço mais elevado. Tais colorações, entretanto, costumam ser obtidas na avicultura comercial pelo uso de corantes naturais ou sintéticos adicionados às rações das aves.

Prós A casca do ovo possui cerca de 4% de proteínas e 95% de minerais, com predominância absoluta de cálcio. Como a parte habitualmente comestível é pobre nesse elemento (54mg%), as cascas podem ser utilizadas na alimentação fervidas, secas e trituradas em liquidificador ou máquinas de moer carne.

A gema contém alta porcentagem de proteínas de alto valor biológico, vitaminas hidro e lipossolúveis, minerais e gorduras.

A clara é constituída de proteínas e água.

Contras O ovo é muito rico em colesterol e gorduras saturadas, prejudiciais ao aparelho cardiocirculatório.

O ovo não-galado, ou seja, produzido por galinhas de granja, é, como dissemos, destituído de energia vital. Além disso, costuma reter consideráveis quantidades dos antibióticos fornecidos às galinhas.

A clara crua de ovo apresenta numerosos fatores antinutricionais (ovo-inibidor, ovomucóide, avidina, conoalbumina), que dificultam a digestão das proteínas em geral, inativam a ação da biotina (vitamina pertencente ao complexo B) e impedem o aproveitamento do ferro. Felizmente todos esses fatores são destruídos pelo calor, do que se conclui que a clara de ovo deve ser ingerida de preferência cozida.

Os ovos (principalmente os de patas) são importantes transmissores de salmonelas. Nunca devem ser lavados, pois a umidade na casca favorece a penetração de germes pelos poros.

Peixes

Durante muito tempo este alimento sofreu injusto descrédito por sua ingestão estar ligada a idéia de penitência, jejum, abstinência e sacrifício. Sabe-se, entretanto, que se trata de ótima fonte nutritiva, muito rica em nutrientes de vários tipos.

Podemos dividir os peixes em *gordos* (com mais de 10% de gordura) e *magros* (com menos de 10% de gordura). Entre os gordos podemos citar: salmão, atum, arenque, cavala, mandi e algumas sardinhas. Entre os magros: bacalhau, pescada, linguado, badejo, traíra, tucunaré.

Os peixes gordos, de qualquer maneira, possuem muito menos gordura que as carnes da mesma categoria.

Alimento rico em proteínas de ótima qualidade, os peixes têm ainda notável quantidade de ferro, além de iodo, potássio, flúor, magnésio, fósforo, sódio e outros minerais. Possuem também vitaminas A, B e D.

ALIMENTOS DE ORIGEM ANIMAL 129

Comparação dos elementos contidos nos ovos frescos de codorna e de galinha

Elemento	Ovo de codorna	Ovo de galinha
Clara	46,1 mg%	52,6 mg%$_2$
Gema	42,3 mg%	35,4 mg%$_2$
Casca	10,2 mg%	12 mg%$_6$
Membrana	1,4 mg%	—
Proteínas	15,6 mg%	11,3 mg%$_6$
Gordura	11 mg%	11,3 mg%$_3$
Cálcio	80 mg%	54 mg%$_6$
Fósforo	220 mg%	204 mg%$_6$
Cloro	130 mg%	129 mg%$_5$
Sódio	130 mg%	135 mg%$_5$
Potássio	140 mg%	138 mg%$_5$
Enxofre	190 mg%	—
Ferro	131 mg%	2,5 mg%$_6$
Manganês	330 mg%	—
Cobre	1,860 g%	0,03 mg%$_5$
Iodo	90 mg%	22 mg%$_5$
Magnésio	40 mg%	—
Ácido aspártico	1,946 g%	—
Treonina	1,032 g%	564 mg%$_5$
Serina	1,634 g%	—
Ácido glutâmico	2,198 g%	—
Prolina	430 mg%	—
Glicina	64 mg%	—
Alanina	920 mg%	—
Valina	1,044 g%	900 mg%$_5$
Metionina	660 mg%	360 mg%$_5$
Isoleucina	992 mg%	720 mg%$_5$
Leucina	1,780 g%	874 mg%$_5$
Tirosina	818 mg%	—
Feninlamina	1,140 g%	720 mg%$_5$
Colesterol	200 mg%	550 mg%$_5$
Lisina	1,300 g%	874 mg%$_5$
Histidina	442 mg%	276 mg%$_5$
Arginina	1,312 g%	874 mg%$_5$
Cistina	500 mg%	—
Triptofano	320 mg%	192 mg%$_5$
Nitrogênio amoniacal	252 mg%	—

Gentil de Andrade — O valor do ovo de codorna na alimentação humana. *Médico Moderno*, Ano 4, 4:4, Maio, 1985.

Cozidos ou grelhados são de digestão bem mais fácil que a da carne, notadamente os pertencentes à categoria dos magros.

Os esquimós, que se alimentam com grandes quantidades de peixes e de animais marinhos, são praticamente isentos de doenças cardiovasculares. Explica-se isto pela presença, nesses alimentos, de determinados ácidos graxos comprovadamente eficazes em baixar a taxa de colesterol e triglicéridos sanguíneos.

Esses ácidos, denominados Ômega-3, reduzem também a coagulação, minimizando a possibilidade de trombose. Além disso, têm ainda o benéfico efeito de diminuir a viscosidade sanguínea ("afinam o sangue").

Considera-se que a quantidade útil a ser ingerida desses ácidos situa-se em torno de 1 a 2 gramas por dia.

No quadro a seguir apresentamos o conteúdo de ácidos graxos Ômega-3 em alguns peixes e crustáceos (adaptado de Hepburn et al., 1986).

Espécie	g/100g
Cavalinha	2,5
Truta	1,6
Arenque	1,6
Sardinha (enlatada)	1,7
Atum	1,3
Salmão	1,2
Anchova	1,2
Ostra	0,5
Caranguejo, siri	0,4
Camarão, lagosta	0,4
Bacalhau	0,3

Note-se que os peixes com maior conteúdo de Ômega-3 são aqueles encontrados em águas muito frias. Para que esses ácidos sejam totalmente aproveitados pelo organismo, os peixes devem ser ingeridos crus ou, toleravelmente, cozidos ou assados; fritos perdem cerca de 75% da substância.

Para informações sobre a composição em nutrientes de numerosos pescados de água salgada e doce, ver Tabela 4, no final da seção.

Contras Assim que sai da água, o peixe começa a sofrer alterações de ordem química, enzimática e bacteriana, deteriorando-se portanto com muita facilidade. A decomposição bacteriana torna-se mais acentuada quando a pesca é realizada em águas poluídas por esgotos e quando o produto é muito manipulado pelo homem antes do consumo.

Embora muitas vezes não apresente alterações visíveis, o peixe proveniente de águas poluídas por esgoto pode transmitir ao homem hepatite infecciosa.

Os peixes de águas muito poluídas quimicamente (poluição industrial) podem ocasionar grave envenenamento pela ação de mercúrio e pesticidas diversos.

Deve-se sempre recusar peixe:
• Cuja carne apresentar-se flácida, deixando marca profunda à pressão dos dedos.
• Com pele frouxa e enrugada (podendo estar recoberta por líquido pegajoso) e com escamas desprendendo-se com facilidade (Atenção: alguns comerciantes desonestos costumam passar cola nas escamas.)
• Com as guelras secas, sem brilho característico e a coloração vermelha típica. (Cuidado, pois há inescrupulosos que aplicam mercúrio-cromo nas guelras.)

• De olhos úmidos e sem brilho, opacos.

• De odor repugnante.

Além das desvantagens provenientes de um peixe em mau estado de conservação, em decomposição, com alterações enzimáticas, químicas e bacterianas, outros problemas graves podem decorrer da ingestão de espécies venenosas, sendo muito difícil preveni-los:

• Intoxicação por tetraodontoxina, provocada pela ingestão de numerosas espécies, principalmente o baiacu. Este peixe é sistematicamente rejeitado pelos pescadores do litoral Sul do estado de São Paulo, que o sabem venenoso; entretanto, conforme informações de Afrânio do Amaral, é comido pelos pescadores do litoral Norte depois de eviscerado (o veneno localiza-se no fígado, vesícula, ovário e intestinos). Trata-se de envenenamento grave, que pode levar à morte.

• Intoxicação por saurina e histamina (atum, bonito, cavala, peixe-serra). Caracterizada por náuseas, vômitos, dificuldade para engolir, dor de cabeça, vermelhidão da pele, coceira, urticária.

• Intoxicação por ictiocrinotoxina (lampréia, perca). Os sintomas são devidos a irritação das mucosas: queimação, dores abdominais, náuseas, vômitos, diarréia.

• Intoxicação por clupeotoxina (anchovas, arenque). Com náuseas, vômitos, dores abdominais, falta de ar, convulsões. Pode causar a morte em 30 minutos.

• Intoxicação por ciguatoxina, tóxico produzido por determinadas algas que, ao serem ingeridas pelos peixes, transferem a estes o veneno. Pode ocorrer por ingestão de robalo, barracuda, garoupa etc. O quadro, a exemplo da intoxicação por tetraodontoxina, também é muito grave.

Queijo

Produto derivado do leite — de vaca ou de outros animais (cabra, búfala) — submetido a fermentação ácida e cujo sabor e textura dependem da atuação de microrganismos selecionados e dos sistemas enzimáticos empregados no processo de preparação.

Para a elaboração do queijo pode-se utilizar leite integral, desnatado ou semidesnatado, e alguns produtos incluem substâncias adicionais como sal, corantes, condimentos, especiarias etc.

A fabricação do queijo obedece, basicamente, às seguinte etapas:

1) Adição de soro ácido ou enzima ao leite, em temperatura ao redor de 32°C, com o que se obtém o coágulo. A fim de obter-se coágulo da melhor qualidade considera-se insubstituível o emprego de lab-fermento, quimosina ou renina (enzima proteolítica extraída do estômago de bezerros).

O coágulo ou coalho retém as caseínas, gorduras, vitaminas A e D e, dependendo do sistema usado para sua obtenção, a maior parte do cálcio contido no leite. Ficam no soro, separadas do coalho, as proteínas solúveis, a lactose, as vitaminas hidrossolúveis (C e do complexo B) e parte dos sais minerais.

O soro, de elevado valor nutritivo, é normalmente utilizado na alimentação de animais. Devidamente processado e seco constitui-se em ingrediente para fabricação de vários alimentos industrializados, tais como margarinas, conservas e alimentos infantis.

2) Após obtido o coágulo este é submetido a prensagem (dessoragem).

3) Em seguida alguns tipos de queijo, como por exemplo mussarela e provolone (que nada mais é que a mussarela defumada), são submetidos à filagem (processo pelo qual se obtêm fios longos e soltos).

4) Posteriormente seguem-se outras etapas: moldagem, salgação, secagem, maturação ou curagem.

Durante a fabricação do queijo, a gordura e as proteínas do leite são concentradas até dez vezes.

Existem mais de 400 tipos diferentes de queijo, dos quais o mais simples é a ricota, obtido simplesmente passando-se leite coalhado num pano a fim de se eliminar o soro. A ricota é um alimento excelente, pois concentra uma grande quantidade de aminoácidos essenciais.

Os tipos de queijo mais conhecidos são: Roquefort, Brie, Camembert, Port-Salut e Chèvre (França); gorgonzola, ricota, provolone, mussarela e parmesão (Itália); Emmental e Gruyère (Suíça); Gouda e Edam (Holanda); Évora e Serra da Estrela (Portugal).

Os queijos constituem excelente fonte de proteínas de ótima qualidade, minerais (particularmente cálcio, fósforo e magnésio) e vitaminas A e do complexo B. Para informações adicionais sobre a composição dos vários tipos, ver Tabela 2, no final da seção.

Alguns queijos chegaram até a entrar para História, como é o caso do Brie: durante o Congresso de Viena, o diplomata francês Talleyrand desafiou o príncipe austríaco Metternich a um verdadeiro duelo, cujo vencedor seria aquele que apresentasse o queijo mais saboroso. No final, após terem sido apresentados 60 tipos de queijos, Metternich rendeu-se, admitindo ser o Brie, apresentado por Talleyrand, o mais saboroso de todos, o que valeu ao diplomata o título de Rei dos Queijos.

No Brasil a produção de queijo iniciou-se logo no início da colonização portuguesa, com leite obtido dos primeiros animais trazidos de Portugal.

Na segunda metade do século XVIII, durante a corrida do ouro, passou a ser produzido aqui o famoso queijo-de-minas. Em 1855 o português Carlos Pereira de Sá Fortes contratou técnicos holandeses para uma fábrica de laticínios no estado de Minas Gerais, iniciando-se assim a produção do queijo-do-reino, semelhante ao Edam holandês, característico por sua tradicional embalagem metálica.

No começo deste século, com a vinda de imigrantes italianos, iniciou-se no Brasil a produção dos queijos mussarela e parmesão.

A partir de 1920, a indústria brasileira de queijo passou a desenvolver-se de forma acelerada, sendo atualmente de qualidade considerável.

Contras Trata-se de alimento muito rico em gorduras saturadas. Os queijos com 25 a 30% de gordura contêm cerca de 85 mg de colesterol em cada 100 g.

Evidências epidemiológicas e experimentais sugerem que o aumento do consumo de produtos de origem animal, particularmente laticínios, é causa da alta incidência de determinados cânceres, como os de mama, colo e próstata.

Durante o processo de maturação, uma parte das proteínas do queijo é transformada, e certos aminoácidos são degradados por fermentação, tornando a qualidade das proteínas ligeiramente inferior às do leite.

Queijos frescos fabricados com leite não-pasteurizado mantêm os germes existentes no leite, inclusive os patogênicos eventualmente presentes (como os da tuberculose, brucelose e outros). Por este motivo, muito cuidado com queijos produzidos em fazendas, sem controle sanitário. Em 1981, Escudero (citado por Guenther Riedel) encontrou, em requeijões do Norte, contagem de até $32 \times 10_3$ coliformes por grama do produto.

Durante o armazenamento os queijos podem ser atacados por ratos, que neles depositam urina, podendo transmitir doenças como a leptospirose.

Queijos conservados inadequadamente podem desenvolver mofos indesejáveis.

Rã

Anfíbio da família dos ranídeos, gênero *Rana*, com numerosas espécies (em sentido lato), das quais a mais comum é a *Leptodactylus ocellatus*.

As rãs, animais que podem atingir até 10 anos, vivem à beira d'água e alimentam-se de insetos. Várias espécies são comestíveis, sendo que algumas delas são cultivadas em cativeiro, para alimentação.

No Brasil, a ranicultura teve início em 1935 com o engenheiro canadense Tom Cyrill Harrison, que importou dos Estados Unidos 300 casais de rãs do tipo touro-gigante, as quais foram abrigadas num ranário construído no Rio de Janeiro, na Baixada Fluminense.

Além do Rio de Janeiro, onde hoje existem cerca de 50 ranicultores, a criação de rãs é praticada também nos estados de São Paulo e Rio Grande do Sul.

Embora a carne de rã criada em cativeiro aumente a cada ano, o maior consumo ainda é o de rã nativa, caçada nos brejos e vendida a restaurantes de São Paulo e do Rio. Essa caça é predatória, pois a rã é protegida pelo Código Florestal Brasileiro contra a ameaça de extinção (uma das espécies, a rã-manteiga, já se encontra em vias de desaparecer).

A partir da rã fabrica-se fio cirúrgico de excelente qualidade, e sua pele é utilizada na confecção de sapatos, cintos, pulseiras para relógios, bijuterias e até biquínis.

Sob o aspecto nutricional, 100 g de carne de rã fornecem 68,3 calorias. O alimento compõe-se, aproximadamente, de 82% de água, 16,5% de proteínas (contendo todos os aminoácidos essenciais ao ser humano), 0,3% de gorduras, alguma quantidade de vitaminas B_1, B_2 e niacina, e minerais (cálcio, fósforo, sódio, potássio).

Tartaruga

Nome comum aos répteis da ordem dos quelônios, que inclui espécies terrestres, marinhas e pantanosas.

As tartarugas são animais comestíveis, e a caça intensa e indiscriminada a muitas delas ameaça várias espécies

a um extermínio eminente: é o que sucede, por exemplo, com a tartaruga-do-amazonas (*Podocnemis expansa*).
Quanto ao aspeto nutricional, 100 g de carne de tartaruga (*Chelonia spp*) fornecem 82 calorias. O alimento contém alto teor de proteínas (17,5%), quase nenhuma gordura (0,8%), elevada quantidade de minerais (notadamente cálcio e fósforo) e vitaminas A e do complexo B (em particular niacina).

Tabela 1 — Carnes

(Valores por 100 g de parte comestível)

	Calorias	Umidade (g)	Proteínas (g)	Lipídios (g)	Glicídios (g)	Fibra (g)	Cinzas (g)	Cálcio (mg)	Fósforo (mg)	Ferro (mg)
Bacon	665	19,3	8,4	69,3	1,0	—	2,0	13	108	1,2
Bofe de qualquer animal	70	84,9	12,7	1,7	—	—	0,7	12	192	4,3
Boi, carne gorda *Bos taurus*	225	63,9	19,4	15,8	—	—	0,9	11	180	2,9
Boi, carne magra	146	71,4	21,5	6,1	—	—	1,0	12	200	3,2
Boi, carne seca	441	14,6	42,0	29,0	—	—	14,4	93	161	9,7
Bucho de qualquer animal	99	79,0	18,0	2,4	—	—	0,6	92	118	1,8

	Retinol Equivalente (mmg)	Vitamina B_1 (mg)	Vitamina B_2 (mg)	Niacina (mg)	Vitamina C (mg)
Bacon	—	0,36	0,11	1,8	—
Bofe de qualquer animal	50	0,09	0,12	3,3	—
Boi, carne gorda *Bos taurus*	8	0,08	0,17	4,7	—
Boi, carne magra	4	0,09	0,19	5,2	—
Boi, carne seca	—	0,08	0,95	2,8	—
Bucho de qualquer animal	—	0,08	0,14	2,4	—

ALIMENTOS DE ORIGEM ANIMAL 135

	Calorias	Umidade (g)	Proteínas (g)	Lipídios (g)	Glicídios (g)	Fibra (g)	Cinzas (g)	Cálcio (mg)	Fósforo (mg)	Ferro (mg)
Cabrito, carne gorda										
Capra spp.	357	51,6	15,2	32,4	—	—	0,8	11	129	2,0
Cabrito, carne magra	179	69,7	18,0	11,3	—	—	1,0	10	168	2,6
Cabrito, carne salgada	290	24,5	48,1	9,4	—	—	18,0	66	416	3,7
Carne de boi em lata	216	59,3	25,3	12,0	—	—	3,4	20	106	4,3
Carne de caça	143	70,9	20,4	5,7	1,2	0,7	1,8	128	276	4,5
Carneiro, carne gorda										
Ovis aries	317	55,8	15,7	27,7	—	—	0,8	9	157	2,4
Carneiro, carne magra	206	67,2	17,1	14,8	—	—	0,9	10	191	2,6
Cavalo, carne magra										
Equus caballus	121	74,6	20,5	3,7	—	—	1,2	4	200	2,0
Chouriço e paio	232	59,8	19,5	15,1	3,3	0,3	2,3	39	190	2,4
Cobra cascavel										
Crotalus terrificus	94	75,0	14,4	3,3	0,8	0,1	6,5	13	260	1,0
Coelho										
Lepus cuniculus	162	70,0	21,0	8,0	—	—	1,0	20	352	1,3

	Retinol Equivalente (mmg)	Vitamina B_1 (mg)	Vitamina B_2 (mg)	Niacina (mg)	Vitamina C (mg)
Cabrito, carne gorda					
Capra spp.	—	0,07	0,13	4,9	—
Cabrito, carne magra	—	0,18	0,18	4,5	—
Cabrito, carne salgada	—	0,06	0,36	13,9	—
Carne de boi em lata	—	0,02	0,24	3,4	—
Carne de caça	100	0,18	0,24	4,6	—
Carneiro, carne gorda					
Ovis aries	—	0,14	0,20	4,5	—
Carneiro, carne magra	—	0,15	0,21	4,9	—
Cavalo, carne magra					
Equus caballus	5	0,10	0,10	3,5	—
Chouriço e paio	—	0,93	0,26	5,1	—
Cobra cascavel					
Crotalus terrificus	—	0,04	0,18	2,8	—
Coelho					
Lepus cuniculus	—	0,08	0,06	12,8	—

136   LIVRO DOS ALIMENTOS

	Calorias	Umidade (g)	Proteínas (g)	Lipídios (g)	Glicídios (g)	Fibra (g)	Cinzas (g)	Cálcio (mg)	Fósforo (mg)	Ferro (mg)
Coração de qualquer animal	116	76,5	17,6	4,4	0,4	—	1,1	4	177	3,7
Embutidos	352	47,3	16,4	31,1	0,6	—	4,0	10	169	6,0
Fígado de qualquer animal	136	70,4	19,9	3,8	4,4	—	1,5	10	318	8,2
Jacaré										
Caiman spp.	108	74,6	22,8	1,2	—	—	1,4	13	260	1,0
Juriti										
Leptotila spp.	279	58,2	18,6	22,1	—	—	1,5	17	411	1,8
Lagarto										
Tupinambis teguixin	112	72,9	24,4	0,9	—	—	1,8	25	252	3,4
Língua de qualquer animal	210	66,8	16,5	15,3	0,5	—	0,9	15	183	1,9
Lingüiça e salsichão	304	56,2	12,1	27,5	1,1	—	3,1	7	128	1,8
Miolo de qualquer animal	125	78,8	10,4	8,6	0,8	—	1,4	10	312	2,4

	Retinol Equivalente (mmg)	Vitamina B_1 (mg)	Vitamina B_2 (mg)	Niacina (mg)	Vitamina C (mg)
Coração de qualquer animal	6	0,38	0,89	6,6	2
Embutidos	2	0,28	0,18	3,2	—
Fígado de qualquer animal	8551	0,24	3,01	13,0	26
Jacaré					
Caiman spp.	—	0,04	0,18	2,8	—
Juriti					
Leptotila spp.	195	0,10	0,24	5,6	—
Lagarto					
Tupinambis teguixin	209	0,05	0,24	8,2	—
Língua de qualquer animal	5	0,13	0,29	5,0	—
Lingüiça e salsichão	—	0,16	0,22	2,6	—
Miolo de qualquer animal	—	0,23	0,26	4,4	18

	Calorias	Umidade (g)	Proteínas (g)	Lipídios (g)	Glicídios (g)	Fibra (g)	Cinzas (g)	Cálcio (mg)	Fósforo (mg)	Ferro (mg)
Mortadela, salame e salaminho	277	55,4	18,4	20,8	2,8	—	2,6	53	157	2,3
Paca										
Coelogenis paca	96	78,2	19,0	1,6	—	—	1,2	29	258	1,9
Patê	414	45,7	10,0	40,2	2,2	—	1,9	27	105	4,4
Pé de qualquer animal	197	66,7	20,6	12,1	—	—	0,6	32	136	2,0
Pele de porco crua	317	50,3	26,4	22,7	—	—	0,6	11	8	0,4
Pele de porco frita	548	4,6	65,0	30,0	—	—	0,4	17	40	2,0
Pele de porco seca	580	9,2	48,3	41,5	—	—	1,0	20	15	0,7

	Retinol Equivalente (mmg)	Vitamina B_1 (mg)	Vitamina B_2 (mg)	Niacina (mg)	Vitamina C (mg)
Mortadela, salame e salaminho	—	0,11	0,18	5,9	—
Paca					
Coelogenis paca	—	0,06	0,14	6,5	—
Patê	—	0,09	0,55	4,0	—
Pé de qualquer animal	—	0,51	0,19	2,8	—
Pele de porco crua	—	0,10	0,02	2,0	—
Pele de porco frita	—	0,29	0,05	2,0	—
Pele de porco seca	—	0,18	0,04	3,7	—

138 LIVRO DOS ALIMENTOS

	Calorias	Umidade (g)	Proteínas (g)	Lipídios (g)	Glicídios (g)	Fibra (g)	Cinzas (g)	Cálcio (mg)	Fósforo (mg)	Ferro (mg)
Porco do mato										
Tayassu tayassu	147	74,1	16,8	8,3	—	—	0,8	12	120	2,1
Porco, carne gorda										
Sus spp.	276	59,5	16,7	22,7	—	—	1,2	10	188	2,5
Porco, carne magra	165	70,0	19,5	9,1	—	—	1,4	11	226	2,9
Porco, carne salgada	172	68,7	20,3	9,5	—	—	1,5	11	235	3,0
Preá										
Cavia aperea	116	72,2	26,3	0,4	—	—	1,1	23	200	1,9
Presuntada	463	38,7	11,9	45,2	1,1	—	3,1	21	97	2,7
Presunto	281	59,3	16,7	23,2	—	—	0,8	10	190	2,5
Quati										
Nasua narica	274	60,8	14,5	23,5	—	—	1,2	26	219	3,6
Rim de qualquer animal	121	76,7	15,8	5,4	0,9	—	1,2	11	218	5,2
Salsicha em lata	296	56,5	13,1	25,5	2,5	—	2,4	7	133	1,9
Sangue de qualquer animal	90	77,8	20,4	0,1	0,4	—	1,3	14	84	36,3

	Retinol Equivalente (mmg)	Vitamina B_1 (mg)	Vitamina B_2 (mg)	Niacina (mg)	Vitamina C (mg)
Porco do mato					
Tayassu tayassu	5	0,39	0,11	4,0	—
Porco, carne gorda					
Sus spp.	—	0,81	0,19	4,3	—
Porco, carne magra	—	0,95	0,23	5,1	—
Porco, carne salgada	—	0,99	0,24	5,3	—
Preá					
Cavia aperea	284	0,07	0,21	4,0	—
Presuntada	—	0,31	0,12	5,1	—
Presunto	—	0,82	0,20	4,4	—
Quati					
Nasua narica	—	0,04	0,08	1,8	—
Rim de qualquer animal	146	0,44	2,29	7,4	15
Salsicha em lata	—	0,16	0,20	2,7	—
Sangue de qualquer animal	23	0,01	0,22	1,2	—

ALIMENTOS DE ORIGEM ANIMAL 139

	Calorias	Umidade (g)	Proteínas (g)	Lipídios (g)	Glicídios (g)	Fibra (g)	Cinzas (g)	Cálcio (mg)	Fósforo (mg)	Ferro (mg)
Tatu										
Tolypeutes tricinctus	172	64,5	29,0	5,4	—	—	1,1	30	208	10,9
Testículos de qualquer animal	76	83,6	13,4	2,0	—	—	1,0	14	181	2,9
Torresmo	602	24,9	11,3	61,4	—	—	2,4	40	227	—
Toucinho de porco	737	15,4	4,5	79,6	—	—	0,5	3	27	0,7
Veado										
Mazama spp.	126	74,0	21,0	4,0	—	—	1,0	10	249	3,5
Veado, carne salgada	151	59,5	32,4	1,4	—	—	6,7	60	298	1,9
Vísceras salgadas	240	50,0	36,0	7,7	4,2	—	2,1	70	451	10,6

	Retinol Equivalente (mmg)	Vitamina B_1 (mg)	Vitamina B_2 (mg)	Niacina (mg)	Vitamina C (mg)
Tatu					
Tolypeutes tricinctus	—	0,10	0,40	6,0	—
Testículos de qualquer animal	5	0,38	0,10	2,5	—
Torresmo	—	0,13	2,25	1,8	—
Toucinho de porco	—	0,22	0,05	1,2	—
Veado					
Mazama spp.	—	0,23	0,48	6,3	—
Veado, carne salgada	—	0,09	0,34	10,0	—
Vísceras salgadas	—	0,15	3,22	15,9	—

Fonte: Estudo Nacional da Despesa Familiar — Secretaria de Planejamento da Presidência da República — Instituto Brasileiro de Geografia e Estatística (IBGE).

140 LIVRO DOS ALIMENTOS

Tabela 2 — Leite e Queijos
(Valores por 100 g de parte comestível)

	Calorias	Umidade (g)	Proteínas (g)	Lipídios (g)	Glicídios (g)	Cinzas (g)	Cálcio (mg)	Fósforo (mg)	Ferro (mg)
Iogurte	76	80,0	3,5	0,1	15,5	0,9	120	100	—
Leite de búfala	115	81,0	5,2	8,7	4,3	0,8	210	101	0,1
Leite de cabra	92	83,6	3,9	6,2	5,4	0,9	190	129	0,2
Leite de jumenta	43	90,2	1,7	1,2	6,5	0,4	126	57	0,2
Leite de vaca in natura	63	87,7	3,1	3,5	5,0	0,7	114	102	0,1
Leite de vaca, pasteurizado	61	87,7	3,6	3,0	4,9	0,8	123	96	0,1
Leite em pó	502	2,0	26,4	27,5	38,2	5,9	909	708	0,5
Leite em pó, desengordurado	363	3,0	35,9	0,8	52,3	8,0	1308	1016	0,6
Leite em pó eledon	427	4,0	30,5	14,0	45,0	6,5	990	680	—
Leite em pó nanon	510	2,7	12,5	26,0	56,5	2,3	305	275	4,6
Leite evaporado	137	73,8	7,0	7,9	9,7	1,6	252	205	0,1
Leite, creme de, tipo caseiro	456	40,0	8,1	45,1	6,4	0,4	59	25	0,2
Leite, creme de, industr.	300	62,1	2,5	31,3	3,6	0,5	85	67	—
Queijo fundido	323	43,2	19,8	24,0	7,1	5,9	570	754	0,8
Queijo tipo minas, fresco	243	60,0	18,0	19,0	—	3,0	685	430	0,4
Queijo tipo minas, industr.	299	52,2	17,5	24,7	1,8	3,8	105	184	0,5
Queijo tipo parmesão	393	30,0	36,0	26,0	2,9	5,1	1140	781	0,4
Queijo tipo prato	392	35,8	28,3	30,6	0,6	4,7	840	630	0,6
Queijo tipo Roquefort	368	40,0	21,5	30,5	2,0	6,0	315	339	0,5
Requeijão	288	48,6	16,0	21,4	8,2	5,8	565	875	0,6
Soro de leite de vaca	26	93,1	0,9	0,3	5,1	0,6	51	53	0,1

	Retinol Equivalente (mmg)	Vitamina B_1 (mg)	Vitamina B_2 (mg)	Niacina (mg)	Vitamina C (mg)
Iogurte	—	0,03	0,15	0,1	—
Leite de búfala	40	0,04	0,16	0,1	1
Leite de cabra	28	0,06	0,19	0,3	1
Leite de jumenta	28	0,02	0,09	0,1	2
Leite de vaca in natura	38	0,04	0,14	0,2	1
Leite de vaca, pasteurizado	33	0,04	0,18	0,1	1
Leite em pó	270	0,29	1,46	0,7	6
Leite em pó, desengordurado	6	0,35	1,80	0,9	7
Leite em pó eledon	140	0,32	1,60	0,8	6
Leite em pó nanon	413	0,04	0,06	0,6	40
Leite evaporado	77	0,04	0,34	0,2	1
Leite, creme de, tipo caseiro	370	0,02	0,11	0,1	1
Leite, creme de, industr.	310	0,02	0,12	0,1	1
Queijo fundido	235	0,02	0,58	0,2	—
Queijo tipo minas, fresco	270	0,03	0,20	0,1	—
Queijo tipo minas, industr.	242	0,04	0,75	0,8	—
Queijo tipo parmesão	254	0,02	0,73	0,2	—
Queijo tipo prato	240	0,04	0,50	0,4	—
Queijo tipo Roquefort	300	0,03	0,61	1,2	—
Requeijão	211	0,01	0,54	0,1	—
Soro de leite de vaca	2	0,03	0,14	0,1	—

Fonte: Estudo Nacional da Despesa Familiar — Secretaria de Planejamento da Presidência da República — Instituto Brasileiro de Geografia e Estatística (IBGE)

Tabela 3 — Ovos

(Valores por 100 g de parte comestível)

	Calorias	Umidade (g)	Proteínas (g)	Lipídios (g)	Glicídios (g)	Fibra (g)	Cinzas (g)	Cálcio (mg)	Fósforo (mg)	Ferro (mg)
Ovo de pata	188	70,6	13,2	14,2	0,7	—	1,3	64	220	3,6
Ovo de perua	171	72,2	13,1	12,1	1,2	—	1,4	49	170	4,1
Ovo de tracajá*	222	61,3	16,3	16,0	1,8	—	4,6	388	440	2,2
Ovo em conserva	161	71,9	13,1	10,7	2,0	—	2,3	58	200	0,9
Ovo, clara	52	87,4	10,7	0,2	1,1	—	0,6	10	13	0,4
Ovo, gema	348	51,1	16,0	30,6	0,6	—	1,7	141	569	5,5
Ovos fritos	216	67,7	13,8	17,2	0,3	—	1,0	60	222	2,4

	Retinol Equivalente (mmg)	Vitamina B$_1$ (mg)	Vitamina B$_2$ (mg)	Niacina (mg)	Vitamina C (mg)
Ovo de pata	431	0,16	0,40	0,2	—
Ovo de perua	530	0,11	0,47	0,1	—
Ovo de tracajá*	—	0,02	0,55	0,1	—
Ovo em conserva	225	0,02	0,21	0,1	—
Ovo, clara	—	0,01	0,27	0,1	—
Ovo, gema	816	0,22	0,44	0,1	—
Ovos fritos	341	0,10	0,30	0,1	—

* Tartaruga do gênero **Emys**.

Fonte: Estudo Nacional da Despesa Familiar — Secretaria de Planejamento da Presidência da República — Instituto Brasileiro de Geografia e Estatística (IBGE).

Tabela 4 — Peixes e frutos do mar
(Valores por 100 g de parte comestível)

	Calorias	Umidade (g)	Proteínas (g)	Lipídios (g)	Glicídios (g)	Fibra (g)	Cinzas (g)	Cálcio (mg)	Fósforo (mg)	Ferro (mg)
Pescados de água salgada										
Agulhão de vela										
Istiophorus americanus	129	72,4	23,4	3,2	—	—	1,0	9	190	0,8
Agulha										
Hemirhamphus brasiliensis	94	78,9	18,6	1,6	—	—	0,9	121	140	1,2
Albacora										
Thunnus spp.	170	65,5	24,0	7,5	—	—	3,0	20	100	0,7

	Retinol Equivalente (mmg)	Vitamina B_1 (mg)	Vitamina B_2 (mg)	Niacina (mg)	Vitamina C (mg)
Agulhão de vela					
Istiophorus americanus	5	0,10	0,06	4,5	—
Agulha					
Hemirhamphus brasiliensis	16	—	0,04	3,0	—
Albacora					
Thunnus spp.	285	0,05	0,13	3,2	—

ALIMENTOS DE ORIGEM ANIMAL 143

	Calorias	Umidade (g)	Proteínas (g)	Lipídios (g)	Glicídios (g)	Fibra (g)	Cinzas (g)	Cálcio (mg)	Fósforo (mg)	Ferro (mg)
Arenque defumado										
Lycengraulis spp.	311	40,0	32,8	18,5	1,0	—	7,7	78	580	5,0
Arraia										
Narcine brasiliensis	90	78,9	19,2	0,9	—	—	1,0	64	131	1,4
Atum										
Thunnus thynnus	121	73,5	22,6	2,7	—	—	1,2	8	190	2,7
Atum em conserva com azeite	288	52,9	24,2	20,5	—	—	2,4	7	294	1,2
Bacalhau	130	50,6	29,0	0,7	—	—	19,7	225	617	2,8
Badejo										
Micteroperca spp.	91	78,4	19,2	1,0	—	—	1,4	41	188	1,2
Bagre										
Bagre bagre	91	78,5	19,3	1,0	—	—	1,2	37	181	1,5
Baiacu										
Logocephalus laevigatus	92	78,3	20,2	0,7	—	—	0,8	18	138	0,6
Baleia, carne salgada	160	59,1	24,4	6,2	0,1	—	10,2	30	160	5,0
Barbudo										
Polynemus virginicus	87	78,3	19,8	0,3	—	—	1,6	177	148	0,2
Beijupira										
Rachycentron canadus	131	70,4	26,2	2,1	—	—	1,3	8	220	4,0
Bicuda										
Sphyraena picudilla	101	76,6	20,5	1,5	—	—	1,4	52	200	0,8

	Retinol Equivalente (mmg)	Vitamina B_1 (mg)	Vitamina B_2 (mg)	Niacina (mg)	Vitamina C (mg)
Arenque defumado					
Lycengraulis spp.	—	0,01	0,31	9,0	—
Arraia					
Narcine brasiliensis	32	0,15	0,10	3,2	—
Atum					
Thunnus thynnus	10	0,10	0,06	10,0	—
Atum em conserva com azeite	20	0,04	0,10	11,1	—
Bacalhau	—	0,07	0,11	8,6	—
Badejo					
Micteroperca spp.	32	0,06	0,05	3,8	—
Bagre					
Bagre bagre	32	0,08	0,09	1,5	—
Baiacu					
Logocephalus laevigatus	5	0,15	0,10	3,2	—
Baleia, carne salgada	—	0,10	0,14	8,0	—
Barbudo					
Polynemus virginicus	32	0,15	0,10	3,2	—
Beijupira					
Rachycentron canadus	10	0,03	0,15	18,0	2
Bicuda					
Sphyraena picudilla	20	0,07	0,07	3,0	—

	Calorias	Umidade (g)	Proteínas (g)	Lipídios (g)	Glicídios (g)	Fibra (g)	Cinzas (g)	Cálcio (mg)	Fósforo (mg)	Ferro (mg)
Biquara										
Haemulon parrai	104	72,4	19,6	2,3	–	–	5,7	36	222	1,4
Bodião										
Sparisoma frondosum	97	77,7	18,5	2,0	–	–	1,8	20	100	0,7
Bonito										
Euthynnus alleteratus	149	69,9	22,8	5,7	–	–	1,6	20	100	0,7
Bonito em conserva	168	62,9	29,0	4,8	0,3	–	3,0	24	250	4,0
Bonito, salgado	276	39,6	51,5	6,2	–	–	2,7	13	350	10,0
Búzio										
Strombus spp.	77	79,5	11,6	0,9	4,8	–	3,2	1163	118	8,6
Cação										
Squalus ferdinandus	129	74,6	18,8	5,4	–	–	1,2	16	176	1,5
Camarão										
Penaeus spp.	87	79,2	17,6	0,9	0,9	–	1,4	79	184	1,6
Camarão enlatado	116	70,4	24,2	1,1	0,7	–	3,6	115	263	3,1
Camarão seco	362	13,7	62,4	3,5	15,6	–	4,8	236	995	4,6
Camurupim										
Tarpon atlanticus	102	77,3	19,6	2,0	–	–	1,1	54	263	0,7
Canhanha										
Archosargus unimaculatus	175	66,1	20,8	9,6	–	–	3,5	20	100	0,7
Carapeba										
Diapterus rhombeus	91	78,4	18,6	1,3	–	–	1,7	66	191	0,4

	Retinol Equivalente (mmg)	Vitamina B_1 (mg)	Vitamina B_2 (mg)	Niacina (mg)	Vitamina C (mg)
Biquara					
Haemulon parrai	32	0,09	0,13	5,5	–
Bodião					
Sparisoma frondosum	32	0,15	0,10	3,2	–
Bonito					
Euthynnus alleteratus	92	0,05	0,13	3,2	–
Bonito em conserva	–	0,02	0,06	11,0	–
Bonito, salgado	–	0,03	0,20	35,0	–
Búzio					
Strombus spp.	110	0,11	0,28	1,6	–
Cação					
Squalus ferdinandus	210	0,04	0,08	1,0	–
Camarão					
Penaeus spp.	20	0,04	0,08	2,3	1
Camarão enlatado	17	0,01	0,03	1,8	–
Camarão seco	–	0,16	0,34	9,5	–
Camurupim					
Tarpon atlanticus	32	0,02	0,06	5,1	–
Canhanha					
Archosargus unimaculatus	92	0,05	0,13	3,2	–
Carapeba					
Diapterus rhombeus	32	0,03	0,08	5,3	–

	Calorias	Umidade (g)	Proteínas (g)	Lipídios (g)	Glicídios (g)	Fibra (g)	Cinzas (g)	Cálcio (mg)	Fósforo (mg)	Ferro (mg)
Cardosa										
Sardinella brasiliensis	105	76,6	17,8	3,2	—	—	2,4	57	143	1,3
Cavala										
Scomberomorus cavalla	111	75,6	20,0	2,8	—	—	1,6	44	262	1,2
Cherne										
Epinephelus niveatus	85	79,0	19,4	0,4	—	—	1,2	55	173	0,8
Congro rosa										
Genypterus blacodes	93	78,6	19,1	1,3	—	—	1,0	96	163	1,9
Corvina										
Micropogon furnieri	100	76,7	20,8	1,2	—	—	1,3	38	198	1,1
Corvina em conserva com molho										
de tomate	149	68,0	22,2	5,4	1,5	—	2,9	330	360	4,5
Cundunda										
Bathygobius soporator	92	80,4	16,3	2,5	—	—	0,8	20	100	0,7
Cundunda, salgado	335	21,1	58,6	9,4	—	—	10,9	1700	1300	2,5
Curimã										
Mugil brasiliensis	115	75,9	19,3	3,6	—	—	1,2	99	338	2,8
Dourado										
Coryphaena hippurus	88	78,4	20,1	0,2	—	—	1,3	15	143	1,7
Enchova										
Pomatomus saltatrix	106	76,0	18,6	3,0	—	—	2,4	59	436	5,2
Espada										
Trichiurus lepturus	116	76,7	17,4	4,6	—	—	1,3	42	160	1,1
Espada, salgada	168	61,2	21,7	7,7	1,6	—	7,8	151	184	2,4

	Retinol Equivalente (mmg)	Vitamina B$_1$ (mg)	Vitamina B$_2$ (mg)	Niacina (mg)	Vitamina C (mg)
Cardosa					
Sardinella brasiliensis	32	0,02	0,17	9,1	—
Cavala					
Scomberomorus cavalla	32	0,14	0,11	8,2	—
Cherne					
Epinephelus niveatus	32	0,04	0,04	4,3	—
Congro rosa					
Genypterus blacodes	26	0,04	0,12	2,3	—
Corvina					
Micropogon furnieri	32	0,04	0,14	3,1	1
Corvina em conserva com molho					
de tomate	—	0,03	0,06	8,0	—
Cundunda					
Bathygobius soporator	32	0,15	0,10	3,2	—
Cundunda, salgado	—	0,10	0,27	8,1	—
Curimã					
Mugil brasiliensis	45	0,07	0,15	4,6	—
Dourado					
Coryphaena hippurus	36	0,02	0,07	6,1	—
Enchova					
Pomatomus saltatrix	13	0,15	0,15	8,0	—
Espada					
Trichiurus lepturus	17	0,09	0,14	2,9	—
Espada, salgada	17	0,18	0,29	1,9	—

146 LIVRO DOS ALIMENTOS

	Calorias	Umidade (g)	Proteínas (g)	Lipídios (g)	Glicídios (g)	Fibra (g)	Cinzas (g)	Cálcio (mg)	Fósforo (mg)	Ferro (mg)
Galo										
Vomer setapinnis	109	76,2	19,9	2,7	—	—	1,2	47	193	0,7
Lagosta										
Panulirus spp.	94	78,3	17,9	1,4	1,2	—	1,2	58	230	1,0
Linguado										
Paralichthys spp.	87	79,1	19,0	0,5	—	—	1,4	49	303	0,7
Lula										
Loligo brasiliensis	87	79,8	16,4	1,1	1,7	—	1,0	42	148	1,9
Manjuba										
Engraulis spp.	99	76,9	18,5	2,2	—	—	2,4	279	264	1,2
Manjuba, salgada	176	44,8	37,8	1,6	—	—	15,8	530	590	5,3
Marimba										
Diplodus argenteus	175	66,1	20,8	9,6	—	—	3,5	20	100	0,7
Mariscos										
Mytilus spp.	50	87,9	7,6	1,2	1,6	—	1,7	52	160	12,7
Mariscos secos	186	50,6	27,6	0,4	15,6	—	5,8	188	174	2,3
Merluza										
Merluccius hubbsi	142	69,8	21,8	5,4	—	—	3,0	20	100	0,7
Merluza, seca	330	51,2	18,6	27,8	—	—	2,4	190	250	0,9
Moréia										
Muraena helena	126	75,1	18,2	5,4	—	—	1,3	112	205	1,4
Namorado										
Pseudopersis numida	154	65,1	27,7	4,0	—	—	3,2	20	100	0,7

	Retinol Equivalente (mmg)	Vitamina B_1 (mg)	Vitamina B_2 (mg)	Niacina (mg)	Vitamina C (mg)
Galo					
Vomer setapinnis	32	0,19	0,10	5,6	—
Lagosta					
Panulirus spp.	26	0,01	0,08	3,0	2
Linguado					
Paralichthys spp.	14	0,07	0,05	1,5	—
Lula					
Loligo brasiliensis	—	0,01	0,01	1,9	—
Manjuba					
Engraulis spp.	25	0,01	0,08	3,5	—
Manjuba, salgada	—	0,02	0,20	8,5	—
Marimba					
Diplodus argenteus	92	0,05	0,13	3,2	—
Mariscos					
Mytilus spp.	430	0,02	0,12	2,0	—
Mariscos secos	—	0,03	0,10	2,2	—
Merluza					
Merluccius hubbsi	32	0,10	0,12	3,2	—
Merluza, seca	—	0,08	0,31	4,6	—
Moréia					
Muraena helena	600	0,06	0,09	2,7	—
Namorado					
Pseudopersis numida	32	0,15	0,10	3,2	—

ALIMENTOS DE ORIGEM ANIMAL 147

	Calorias	Umidade (g)	Proteínas (g)	Lipídios (g)	Glicídios (g)	Fibra (g)	Cinzas (g)	Cálcio (mg)	Fósforo (mg)	Ferro (mg)
Niquim										
Scorpaena spp.	154	65,1	27,7	4,0	—	—	3,2	20	100	0,7
Olho-de-boi										
Seriola lalandi	124	74,4	20,4	4,1	—	—	1,1	32	146	0,7
Ostra										
Ostrea spp.	71	82,7	8,3	1,2	6,1	—	1,7	98	109	7,2
Oveva										
Larimus breviceps	95	76,4	21,5	0,4	—	—	1,7	20	220	1,4
Pampo										
Trachinotus spp.	106	76,3	19,9	2,3	—	—	1,5	68	130	0,8
Pampo, salgado	193	40,0	40,2	1,8	1,4	—	16,6	190	250	0,9
Papa-terra										
Menticirrhus americanus	102	77,3	19,2	2,2	—	—	1,3	41	162	1,0
Papa-terra, salgado	240	38,3	47,5	4,1	—	—	10,1	180	670	6,0
Pargo										
Pagrus pagrus	97	77,2	20,0	1,3	—	—	1,5	49	263	1,3
Peixe do mar, salgado	193	40,0	40,2	1,8	1,4	—	16,6	190	250	0,9
Peixe em conserva com óleo	288	52,9	24,2	20,5	—	—	2,4	6	˙294	1,1
Peixe, farinha de	336	2,0	78,0	0,3	—	—	19,7	4610	3100	41,0

	Retinol Equivalente (mmg)	Vitamina B_1 (mg)	Vitamina B_2 (mg)	Niacina (mg)	Vitamina C (mg)
Niquim					
Scorpaena spp.	92	0,05	0,13	3,2	—
Olho-de-boi					
Seriola lalandi	—	0,10	0,12	6,4	—
Ostra					
Ostrea spp.	52	0,22	0,22	1,9	3
Oveva					
Larimus breviceps	36	0,20	0,51	3,2	—
Pampo					
Trachinotus spp.	32	0,15	0,10	3,2	—
Pampo, salgado	—	0,08	0,31	4,6	—
Papa-terra					
Menticirrhus americanus	20	0,04	0,15	3,7	—
Papa-terra, salgado	—	0,03	0,18	10,0	—
Pargo					
Pagrus pagrus	32	0,14	0,06	5,6	—
Peixe do mar, salgado	—	0,08	0,31	4,6	—
Peixe em conserva com óleo	25	0,04	0,09	10,1	—
Peixe, farinha de	—	0,07	0,62	2,2	—

148 LIVRO DOS ALIMENTOS

	Calorias	Umidade (g)	Proteínas (g)	Lipídios (g)	Glicídios (g)	Fibra (g)	Cinzas (g)	Cálcio (mg)	Fósforo (mg)	Ferro (mg)
Peixes do mar, cozidos	104	75,2	22,9	0,7	—	—	1,2	28	138	1,0
Peixes do mar, fritos	371	35,7	28,9	26,1	3,4	—	5,9	33	226	1,3
Peixes do mar, indeterminados	75	82,0	16,6	0,5	—	—	0,9	20	100	0,7
Pescadinha										
Macrodon ancylodon	97	77,1	20,5	1,0	—	—	1,4	31	318	1,1
Pirajica										
Kyphosus sectatrix	144	72,7	18,9	7,0	—	—	1,4	47	132	0,7
Polvo										
Octopus spp.	64	84,9	13,7	0,6	—	—	0,8	34	66	1,0
Pratiqueira										
Mugil curema	115	75,9	19,3	3,6	—	—	1,2	99	338	2,8
Salmão, salgado										
Oncorhynchus spp.	146	61,4	23,2	5,1	0,3	—	10,0	30	250	0,7
Sardinha										
Sardinella brasiliensis	124	74,6	17,7	5,4	—	—	2,3	195	210	1,3
Sardinha em conserva com molho de tomate	173	66,1	20,5	8,8	1,6	—	3,0	390	419	4,3
Sardinha, salgada	184	45,8	38,0	2,4	—	—	13,8	200	366	2,6
Sardinha, conserva com azeite	298	52,0	20,9	23,2	0,5	—	3,4	402	432	3,2
Sarnambi										
Mesodesma mactroides	73	82,0	10,5	1,3	4,0	—	2,2	116	122	7,8

	Retinol Equivalente (mmg)	Vitamina B_1 (mg)	Vitamina B_2 (mg)	Niacina (mg)	Vitamina C (mg)
Peixes do mar, cozidos	44	0,21	0,14	4,4	—
Peixes do mar, fritos	—	0,10	0,11	1,8	—
Peixes do mar, indeterminados	32	0,15	0,10	3,2	—
Pescadinha					
Macrodon ancylodon	32	0,05	0,10	6,0	—
Pirajica					
Kyphosus sectatrix	30	0,19	0,25	7,0	—
Polvo					
Octopus spp.	5	0,14	0,10	3,0	—
Pratiqueira					
Mugil curema	45	0,07	0,15	4,6	—
Salmão, salgado					
Oncorhynchus spp.	—	0,06	0,10	8,0	—
Sardinha					
Sardinella brasiliensis	92	0,06	0,12	9,1	—
Sardinha em conserva com molho de tomate	8	0,02	0,17	6,7	—
Sardinha, salgada	—	0,01	0,24	7,1	—
Sardinha, conserva com azeite	5	0,03	0,12	5,7	—
Sarnambi					
Mesodesma mactroides	40	0,07	0,14	1,8	5

	Calorias	Umidade (g)	Proteínas (g)	Lipídios (g)	Glicídios (g)	Fibra (g)	Cinzas (g)	Cálcio (mg)	Fósforo (mg)	Ferro (mg)
Sauna										
Mugil brasiliensis	115	75,9	19,3	3,6	—	—	1,2	99	338	2,8
Savelha										
Brevoortia spp.	171	70,5	17,7	10,6	—	—	1,2	64	174	2,8
Savelha em conserva com molho de tomate	176	66,7	15,8	10,5	3,7	—	3,3	147	243	1,8
Savelha, salgada	311	40,0	32,8	18,5	1,0	—	7,7	78	580	5,0
Serra, salgado										
Scomberomorus maculatus	188	45,8	35,1	4,0	0,4	—	14,7	77	225	1,7
Siri										
Callinectes sapidus	100	76,8	17,9	2,0	1,3	—	2,0	107	192	1,8
Siri em conserva	101	77,2	17,4	2,5	1,1	—	1,8	45	182	0,8
Siri, salgado	122	60,2	18,3	4,3	1,2	—	16,0	220	277	2,6
Soia										
Bothus ocellatus	90	79,6	17,2	1,9	—	—	1,3	29	164	1,2
Tainha										
Mugil spp.	115	75,9	19,3	3,6	—	—	1,2	99	338	2,8
Tinga										
Thalassophryne branneri	154	65,1	27,7	4,0	—	—	3,2	20	100	0,7
Tintureira										
Galeocerdo cuvieri	100	77,0	20,6	1,3	—	—	1,1	32	192	1,4

	Retinol Equivalente (mmg)	Vitamina B_1 (mg)	Vitamina B_2 (mg)	Niacina (mg)	Vitamina C (mg)
Sauna					
Mugil brasiliensis	45	0,07	0,15	4,6	—
Savelha					
Brevoortia spp.	20	0,02	0,18	5,0	—
Savelha em conserva com molho de tomate	35	0,02	0,11	3,5	—
Savelha, salgada	—	0,01	0,31	9,0	—
Serra, salgado					
Scomberomorus maculatus	—	0,05	0,02	9,7	—
Siri					
Callinectes sapidus	36	0,05	0,08	3,0	1
Siri em conserva	—	0,08	0,08	1,9	—
Siri, salgado	6	0,08	0,03	2,2	—
Soia					
Bothus ocellatus	15	0,05	0,15	3,3	—
Tainha					
Mugil spp.	32	0,09	0,13	5,5	—
Tinga					
Thalassophryne branneri	32	0,15	0,10	3,2	—
Tintureira					
Galeocerdo cuvieri	—	0,02	0,03	4,4	—

150 LIVRO DOS ALIMENTOS

	Calorias	Umidade (g)	Proteínas (g)	Lipídios (g)	Glicídios (g)	Fibra (g)	Cinzas (g)	Cálcio (mg)	Fósforo (mg)	Ferro (mg)
Tira-vira										
Percophis brasiliensis	87	78,6	19,0	1,1	—	—	1,3	20	100	0,7
Trilha										
Mullus argentinae	114	76,4	18,4	3,9	—	—	1,3	118	158	6,0
Ubarana										
Elops saurus	110	76,7	18,7	3,3	—	—	1,3	92	192	1,0
Vermelho										
Lutjanus spp.	99	77,9	18,7	2,1	—	—	1,3	34	144	1,0
Vieira (molusco)										
Pecten spp.	82	79,6	16,3	0,4	2,2	—	1,5	12	112	1,2
Viola										
Rhinobatus percellens	127	76,2	16,2	6,4	—	—	1,2	9	257	1,6
Voador										
Cypselurus spp.	92	77,5	21,0	0,3	—	—	1,2	44	206	1,0
Xerelete										
Caranx chrysos	99	76,5	20,0	1,5	—	—	2,0	49	226	1,3
Xixarro										
Trachurus spp.	114	75,6	20,0	3,2	—	—	1,2	12	222	0,7
Pescados de água doce										
Acará										
Cichlarus spp.	101	77,4	19,7	1,9	—	—	1,0	112	344	3,2
Acará, salgado	334	23,7	54,3	11,3	—	—	10,7	2406	1766	10,4
Acari										
Loricaria spp.	98	78,1	18,2	2,2	—	—	1,5	34	116	0,2

	Retinol Equivalente (mmg)	Vitamina B_1 (mg)	Vitamina B_2 (mg)	Niacina (mg)	Vitamina C (mg)
Tira-vira					
Percophis brasiliensis	32	0,15	0,10	3,2	—
Trilha					
Mullus argentinae	32	0,15	0,10	3,2	—
Ubarana					
Elops saurus	20	0,09	0,05	4,0	—
Vermelho					
Lutjanus spp.	32	0,06	0,11	4,7	—
Vieira (molusco)					
Pecten spp.	3	0,07	0,19	1,3	2
Viola					
Rhinobatus percellens	92	0,07	0,08	1,7	—
Voador					
Cypselurus spp.	5	0,02	0,08	4,0	—
Xerelete					
Caranx chrysos	32	0,12	0,14	6,8	—
Xixarro					
Trachurus spp.	15	0,16	0,14	6,5	2
Pescados de água doce					
Acará					
Cichlarus spp.	—	0,03	0,05	1,5	—
Acará, salgado	—	0,08	0,61	5,8	—
Acari					
Loricaria spp.	85	0,10	0,04	2,2	—

ALIMENTOS DE ORIGEM ANIMAL

	Calorias	Umidade (g)	Proteínas (g)	Lipídios (g)	Glicídios (g)	Fibra (g)	Cinzas (g)	Cálcio (mg)	Fósforo (mg)	Ferro (mg)
Acari, salgado	203	38,1	45,1	1,2	—	—	15,6	140	346	6,4
Candiru										
Vandellia cirrhosa	93	73,2	20,0	0,8	—	—	6,0	689	660	1,5
Jacunda										
Crenicichla spp.	106	77,4	18,8	2,8	—	—	1,0	54	172	0,4
Jacunda, salgado	334	23,7	54,3	11,3	—	—	10,7	2406	1766	10,4
Mapara										
Hypophthalmus edentatus	115	76,1	18,9	3,8	—	—	1,2	34	225	1,1
Mucum										
Synbranchus marmoratus	86	80,5	17,5	1,2	—	—	0,8	50	158	2,2
Peixe de água doce, cozido	104	75,2	22,9	0,7	—	—	1,2	28	138	1,0
Peixe de água doce, frito	516	12,5	38,8	38,8	—	—	9,9	124	312	2,8
Peixe de água doce, salgado	193	40,0	40,2	1,8	1,4	—	16,6	190	250	0,9
Peixe de água doce	75	82,0	16,6	0,5	—	—	0,9	20	100	0,7
Piau										
Leporinus spp.	86	80,3	15,9	2,0	—	—	1,8	545	295	2,4
Piramutaba										
Brachyplatystoma vaillanti	88	79,1	18,8	0,9	—	—	1,2	455	186	1,1
Pirarucu, salgado										
Arapaima gigas	251	42,4	38,2	9,8	—	—	9,5	50	209	3,3

	Retinol Equivalente (mmg)	Vitamina B_1 (mg)	Vitamina B_2 (mg)	Niacina (mg)	Vitamina C (mg)
Acari, salgado	—	0,14	0,04	2,2	—
Candiru					
Vandellia cirrhosa	32	0,02	0,15	3,2	—
Jacunda					
Crenicichla spp.	26	0,03	0,12	3,1	—
Jacunda, salgado	—	0,08	0,61	5,8	—
Mapara					
Hypophthalmus edentatus	32	0,06	0,18	2,6	—
Mucum					
Synbranchus marmoratus	72	0,13	0,05	2,5	—
Peixe de água doce, cozido	44	0,21	0,14	4,4	—
Peixe de água doce, frito	—	0,04	0,37	19,8	—
Peixe de água doce, salgado	—	0,08	0,31	4,6	—
Peixe de água doce	32	0,15	0,10	3,2	—
Piau					
Leporinus spp.	32	0,02	0,08	2,3	3
Piramutaba					
Brachyplatystoma vaillanti	32	0,01	0,05	1,2	10
Pirarucu, salgado					
Arapaima gigas	—	0,01	0,12	5,6	—

152 LIVRO DOS ALIMENTOS

	Calorias	Umidade (g)	Proteínas (g)	Lipídios (g)	Glicídios (g)	Fibra (g)	Cinzas (g)	Cálcio (mg)	Fósforo (mg)	Ferro (mg)
Pitu										
Macrobrachium jamaicensis	82	79,0	16,2	1,3	0,4	—	3,1	161	292	2,2
Pitu, salgado	285	23,0	59,8	3,0	0,7	—	13,5	591	716	7,9
Surubim										
Pseudoplatystoma spp.	107	74,8	23,1	0,9	—	—	1,2	12	200	0,6
Surubim, salgado	251	42,5	38,2	9,8	—	—	9,5	50	209	3,3
Tracajá										
Podocnemys dumeriliana	82	80,9	17,5	0,8	—	—	0,8	107	146	1,5
Tracajá, carne seca	266	38,0	56,8	2,6	—	—	2,6	347	474	4,9
Traíra										
Hoplias malabaricus	72	82,1	16,3	0,3	—	—	1,3	645	225	1,3
Tralhoto										
Anableps spp.	118	75,4	19,4	3,9	—	—	1,3	57	189	1,4

	Retinol Equivalente (mmg)	Vitamina B_1 (mg)	Vitamina B_2 (mg)	Niacina (mg)	Vitamina C (mg)
Pitu					
Macrobrachium jamaicensis	26	0,04	0,13	2,0	—
Pitu, salgado	—	0,08	0,27	5,7	—
Surubim					
Pseudoplatystoma spp.	—	0,03	0,17	3,7	—
Surubim, salgado	—	0,01	0,12	5,6	—
Tracajá					
Podocnemys dumeriliana	5	0,25	0,50	2,6	—
Tracajá, carne seca	16	0,81	1,62	8,4	—
Traíra					
Hoplias malabaricus	32	0,01	0,03	1,2	2
Tralhoto					
Anableps spp.	40	0,03	0,07	2,6	—

Fonte: Estudo Nacional da Despesa Familiar — Secretaria de Planejamento da Presidência da República — Instituto Brasileiro de Geografia e Estatística (IBGE).

SEÇÃO 3

FRUTAS*

---
* Fruto, no sentido botânico estrito, é o ovário da flor desenvolvido após fecundação do óvulo ou óvulos nele contidos, e que vão transformar-se nas sementes.
Na linguagem coloquial, os frutos comestíveis são conhecidos como frutas.

Acréscimo à nova edição

Atemóia

Fruta da família das anonáceas, desenvolvida na Austrália no final do século XIX, a partir do cruzamento da fruta-do-conde com sua parente dos Andes, a cherimóia.

Quanto ao aspecto, a atemóia lembra o da fruta-do-conde, sendo porém maior do que esta (pode pesar até três quilos), com polpa mais firme e cremosa, e com menos sementes.

No Brasil, os primeiros pés de atemóia foram plantados em 1960, em Taubaté, no Estado de São Paulo.

Composição da atemóia por 100 gramas: Água: 63 a 85g; Fibras: 1 a 3,2g; Açúcar: 18,19g; Gordura: 0,02g; Proteínas: 1 a 4,3g; Vitamina C: 10 a 50mg; Vitamina B1: 0,09 a 0,1mg; Vitamina B2: 0,08 a 0,1mg; Cálcio: 12 a 26mg; Ferro: 0,5 a 1 mg; Zinco: 2,7mg; Cobre: 2,4mg; Magnésio: 88,2mg; Calorias: 77 a 93.

Cherimóia (ou Chelimóia)

Anona Cherimolia, família das anonáceas.

Fruta inca, da família das anonáceas, originária da Cordilheira dos Andes.

Tem aspecto e sabor semelhantes aos da fruta-do-conde, sendo porém bem maior que esta, com polpa mais firme, mais cremosa e com menos sementes.

Seu nome vem do quíchua: *chiri* (frio) e *muyu* (círculo).

Em escavações feitas em ruínas incas do século XII, foram descobertas réplicas da fruta em ouro e prata, o que atesta que o grande prestígio que gozava já naquela época.

Foi levada pelos espanhóis para Málaga e, de lá, para a Índia, difundindo-se para o restante do mundo.

O famoso escritor norte-americano Mark Twain foi um de seus apreciadores, classificando-a (como é conhecida nos Estados Unidos) de deliciosa, *custard apple*.

Spaghetti-squash

Em 1991, Manoel Dantas Barreto, presidente da Frunorte (Frutas do Norte) descobriu na Argentina um fruto originário de áreas desérticas e adaptou-o às condições do Vale do Assu, no Rio Grande do Norte, onde é cultivado em larga escala.

Tal fruto — o spaghetti squash — da família do melão, após cozimento solta facilmente uma polpa fibrosa em forma de espaguete fino; daí o nome *spaghetti*.

Squash significa abóbora, em inglês, e advém do gosto da fruta, que também lembra bastante o daquele vegetal.

A sensação é a de que a polpa da fruta se transforma facilmente em vistosa macarronada, a ser preparada com os temperos habituais desse prato.

Composição do spaghetti-squash por 100g: Hidratos de carbono: 6,64g; Fibras: 1,4g; Proteínas: 0,66g; Potássio: 177mg; Cálcio: 21mg; Sódio: 18mg; Ferro: 0,34mg; Fósforo: 14mg; Magnésio: 11mg; Vitamina C: 3,5mg; Vitamina A: 110 U.I.; Água: 90g; Valor calórico: 29 calorias.

O spaghetti-squash foi lançado em São Paulo, em fevereiro de 1993.

Abacate

Fruto do abacateiro (*Laurus persea, Persea gratissima*), árvore da família das lauráceas cuja origem até hoje é controvertida. (Alguns acreditam ser originária da Pérsia, outros que provenha das Antilhas, e outros ainda que seu berço seja o México ou mesmo o Brasil.)

O abacateiro é uma árvore da qual se aproveita praticamente tudo: frutos, folhas, flores, caules e caroços. Terapeuticamente é uma verdadeira farmácia.

As folhas quentes, em aplicações locais, aliviam prontamente a dor de cabeça.

As folhas e os brotos são excitantes da vesícula biliar, balsâmicos, antiflatulentos, digestivos, diuréticos, anti-reumáticos, reguladores da menstruação, além de úteis contra tosse, bronquite e rouquidão.

A casca moída do caule é utilizada em curtumes e a madeira empregada em marcenaria.

O abacate é um alimento muito rico em gorduras (cerca de 20%), das quais 1/5 são saturadas e 4/5 insaturadas. Além de apresentar conteúdo protéico muito superior ao da maioria das frutas (cerca de 2,15%), contém vitaminas (A, B_1, B_2, niacina, C e E) e minerais (fósforo, ferro e cálcio). Seu teor em hidratos de carbono é pequeno (cerca de 5,5%), motivo pelo qual pode ser utilizado (com moderação) pelos diabéticos.

O óleo obtido do abacate, friccionado sobre o couro cabeludo, tem ação acentuada contra caspa e queda do cabelo. Em fricções locais é muito eficaz em casos de reumatismo e gota.

Devido à sua ação benéfica sobre a pele e os cabelos, o abacate constitui a base de uma série de produtos de beleza, tais como cremes, xampus, sabonetes, emulsões hidratantes, loções etc. A casca moída é um bom remédio contra vermes intestinais.

O caroço, tostado e moído bem fino, combate a diarréia. O chá do cozimento do caroço é usado no tratamento do eczema, sobretudo do couro cabeludo.

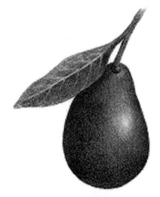

Abacate-do-mato

Salacia brachypoda, família das hipocrateáceas.

Arbusto trepador, encontrado no estado do Rio de Janeiro, que produz flores amareladas e frutos grandes, carnosos, ovóides, comestíveis.

Abacaxi

Ananas sativus var. pyramidalis, *Bromelia ananas var. pyramidalis*, família das bromeliáceas.

Variedade cultivada de ananás, resultante, ao que tudo indica, de cruzamentos espontâneos, melhorados por condições locais e, posteriormente, de forma mais eficaz, pelo cultivo.

Pode-se dizer, então, que todo abacaxi é um ananás, embora a recíproca não seja verdadeira: nem todo ananás é um abacaxi. Por ser fruta selvagem, o ananás tem paladar mais rústico e menos requintado que o do abacaxi, embora ambos apresentem as mesmas propriedades nutricionais e terapêuticas.

Do ponto de vista nutritivo, o abacaxi é considerado uma fruta excelente, por ser rico em hidratos de carbono (cerca de 15%), vitaminas (A, B_1, B_2, C, nicotinamida, ácido pantotênico) e minerais (principalmente potássio, magnésio, cálcio e fósforo).

Os principais responsáveis por sua acidez são os ácidos cítrico (87%) e málico (13%).

Com as cascas do abacaxi, postas para fermentar, pode-se preparar delicioso refresco espumante: num recipiente tampado colocam-se de molho as cascas de um abacaxi em 3 litros de água. Deixa-se descansar por alguns dias até que se forme espuma na superfície; então, o líquido deve ser posto em garrafas hermeticamente fechadas (como as de champanhe, com arame na rolha). Após alguns dias estará pronto para o consumo.

Sob o aspecto terapêutico, o abacaxi também é excelente, sendo muito eficaz contra tosse e outros sintomas de afecções do aparelho respiratório, inclusive difteria (crupe). Para casos de bronquite, uma boa receita consiste em cozer fatias de abacaxi e, quando frias, retirar-lhes o suco, que deve ser misturado com mel e guardado num frasco bem tampado. Toma-se às colheradas, ao longo do dia.

Além de agir nas moléstias do aparelho respiratório, o abacaxi possui acentuado poder digestivo, tem ação diurética, atua em casos de reumatismo e artritismo e é tônico cerebral.

Muitas das propriedades terapêuticas do abacaxi são devidas a um fermento proteolítico, a bromelina, cuja ação é bem conhecida pelas donas-de-casa, que utilizam a fruta para amolecer carnes.

Abiu

Fruto do abieiro (*Lucuma caimito*), árvore da família das sapotáceas, cuja madeira é empregada na fabricação de instrumentos musicais, bem como de cabos de ferramentas e outros utensílios. A casca da árvore tem ação antidiarréica e antifebril.

O abiu, ou abio, de paladar muito agradável e do qual existem diversas variedades, é reputado como de grande utilidade nas afecções do aparelho respiratório e como tônico geral.

Quanto ao aspecto nutricional, 100 g da parte comestível do fruto fornecem 95 calorias. O abiu contém aproximadamente 74% de água, 2% de proteínas, 1% de gorduras, 22% de hidratos de carbono, minerais (principalmente cálcio e fósforo), vitaminas A, C e do complexo B.

Abiurana

Lucuma lasiocarpa, família das sapotáceas.

Árvore muito comum na Amazônia, onde vegeta de preferência em locais alagadiços. Seu fruto, de cor amarelo-ouro, contém polpa comestível.

A madeira, de grande duração e resistente às intempéries, é muito utilizada na construção de esteios e mourões.

Abóbora

Ver em Alimentos Vegetais e de Origem Vegetal.

Abricó-do-mato

Fruto do abricoteiro-do-mato (*Mimusops elengi*), árvore da família das sapotáceas cuja madeira, muito compacta, é utilizada na construção naval e civil.

A casca do caule tem propriedades antifebris e adstringentes, atribuídas também às raízes, que atuam ainda no tratamento do sapinho (monilíase).

O abricó-do-mato — conhecido também como abricó-do-brasil, abricó-amarelo e abricó-de-praia — é fruto pequeno, esférico e de cor amarela, que contém polpa também amarela e bastante nutritiva.

Abricó-do-pará

Mammea americana, família das gutíferas.

Árvore de porte mediano, nativa da Amazônia e muito cultivada no norte e nordeste do Brasil, cuja madeira é empregada em marcenaria e carpintaria.

A raiz e as folhas da árvore, bem como a resina obtida da casca, são usadas contra úlceras e picadas de inseto. A planta exsuda resina inseticida, utilizada também no tratamento do bicho-do-pé.

Com os brotos fermentados, prepara-se bebida refrigerante e embriagante. As flores destiladas também produzem bebida refrescante, de ação estomacal.

O fruto duro, grande e carnoso, chega a pesar até 4 quilos. Possui massa avermelhada, doce e aromática, que pode ser comida crua ou utilizada no preparo de doces e compotas.

Cem gramas de polpa fornecem 47 calorias. O fruto contém cerca de 87% de água, 12% de hidratos de carbono, minerais (particularmente cálcio, fósforo e potássio), vitaminas A, C e do complexo B.

O abricó-do-pará, ou simplesmente abricó, é conhecido também como abricó-selvagem ou abricó-de-são-domingos.

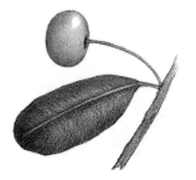

Açaí

Euterpe oleracea, família das palmáceas.

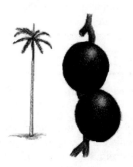

Variedade de palmeira encontrada no norte e nordeste do Brasil, de palmito comestível e cujos frutos de cor violácea, quase negra, são muito abundantes durante todo o ano, particularmente no mês de maio.

É planta muito estimada na região de origem, como atesta modinha outrora muito popular: "Quem vai ao Pará, parou./Tomou açaí, ficou".

De fato, com os frutos do açaí prepara-se uma bebida muito conhecida e apreciada na região, bem como doces e sorvetes.

Quanto ao aspeto nutricional, trata-se de alimento extraordinariamente rico em vitamina A, além de possuir também muitos minerais (em particular cálcio, fósforo e ferro), glicídios (36,5%) e lipídios (12%).

Acerola

Fruta originária do mar das Antilhas, da América Central e do norte da América do Sul, produzida por um arbusto da família das malpighiáceas (*Malpighia glabra*), o qual mede pouco mais de 2 m de altura e apresenta-se muito ramificado. A planta foi introduzida no Brasil em 1955 pela professora Maria Celene Cardoso de Almeida, que a trouxe de Porto Rico para a Universidade Federal Rural de Pernambuco (UFRPE).

A acerola, também conhecida como cereja-das-antilhas, é uma fruta suculenta, de sabor agridoce, com 1 a 3 cm de diâmetro, contendo geralmente três pequenas sementes. Pode ser consumida ao natural ou sob a forma de sucos, refrescos, sorvetes, doces, geléias, compotas, batidas e licores.

Na indústria, seu suco tem sido empregado para enriquecer o suco e o néctar de outras frutas. Sendo muito rica em vitamina C, que tem propriedades antioxidantes, a acerola tem sido utilizada também na indústria de conservas, na preservação de frutos enlatados, secos ou frigorificados.

Do ponto de vista nutricional, a fruta se destaca por sua riqueza em minerais (cálcio, fósforo, ferro) e vitaminas (A, B_1, B_2, niacina e, particularmente, vitamina C).

De fato, a quantidade de vitamina C presente na acerola é notável: 2.000 a 5.000 miligramas por 100 g da parte comestível (40 a 80 vezes mais que

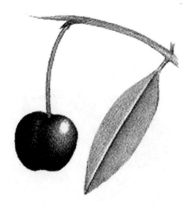

o limão e a laranja!). O consumo diário de duas a quatro dessas frutinhas é suficiente para atender às necessidades de vitamina C do organismo.

Aguaí

Chrysophyllum lucumifolium, família das sapotáceas.

Árvore comum no vale do Quaraí, Rio Grande do Sul, que fornece fruto comestível, de paladar insípido.

Sua madeira é própria para a fabricação de cabos de instrumentos agrícolas e móveis rústicos.

Ameixa

Fruto da ameixeira (*Prunus domestica*, família das rosáceas), árvore pequena, de casca vermelha-escura, originária da Europa e do Cáucaso.

A ameixa, de cor roxa-escura, violácea, vermelha ou amarela, é carnosa e suculenta, e seu caroço é quase liso. Quando seca, constitui a conhecida ameixa-preta.

Atualmente existem numerosas variedades de ameixa, das quais as mais cultivadas entre nós são a rainha-cláudia (em homenagem à rainha de França, filha de Luís XII), a *ketcher* e a *mirabella*.

Do ponto de vista nutricional, a ameixa caracteriza-se por ser rica em vitamina A. É também uma boa fonte de vitaminas B_1, B_2, C e niacina, bem como de minerais (principalmente cálcio, fósforo, potássio e magnésio) e hidratos de carbono.

Sob o aspecto terapêutico, a ameixa seca (preta) é largamente empregada, e com muito sucesso, no tratamento da obstipação intestinal (prisão de ventre). Para isso, colocam-se algumas ameixas-pretas em água, à noite, e no dia seguinte comem-se os frutos e toma-se o caldo. Adicionando-se mel, o efeito laxativo é mais pronunciado.

Para males do aparelho respiratório (tosse, gripe, rouquidão), recomenda-se assar no forno algumas ameixas-pretas sem caroço e, quando estiverem bem duras, passá-las no pilão até que sejam reduzidas a pó. Mistura-se então o pó com água morna e mel e toma-se o líquido ao longo do dia.

A ameixa também atua eficazmente em casos de debilidade cerebral, graças a sua elevada taxa de fósforo. Além disso é diurética e digestiva.

Contras A ameixa seca (preta), quando preparada industrialmente, apresenta uma série de desvantagens. (Ver *frutas secas*, em Outros Alimentos.) A fim de adquirir cor agradável e aspeto brilhante, a fruta é mergulhada numa solução de açúcar ou xarope de ameixas fervente, ou ainda, o que é mais comum, em glicerina.

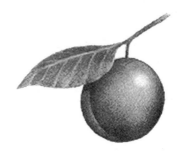

Ameixa-amarela

Ver *nêspera*.

Ameixa-da-terra

Fruto da ameixeira-do-brasil (*Ximenia americana*, família das olacáceas), pequena árvore de 3 a 4 m de altura, de caule e ramos cheios de espinhos. Sua madeira cor-de-rosa, compacta porém leve, é muito usada na fabricação de cabos de ferramentas e instrumentos agrícolas.

A ameixa-da-terra, conhecida também como ameixa-do-brasil, ameixa-do-pará ou ambuí, tem cor amarelo-alaranjada e mede cerca de 5 cm.

A polpa aromática e agridoce é eficaz no combate à prisão do ventre.

Do ponto de vista nutricional, a ameixa-da-terra contém 88% de água, 1,5% de proteínas, 10% de hidratos de carbono, minerais (cálcio, fósforo, ferro) e vitaminas A, C e do complexo B.

Amêndoa

Fruto da amendoeira (*Prunus amygdalus*, família das rosáceas), árvore histórica, muito citada na mitologia grega, originária da África e da Mesopotâmia e cultivada há cerca de 3.500 anos. Atinge até 12 m de altura e seu principal valor consiste justamente no fruto oleaginoso, universalmente apreciado.

Existem diversas variedades de amendoeira, que podem produzir amêndoas doces ou amargas.

Prós A amêndoa possui cerca de 20% de proteínas de alto valor biológico (ricas em aminoácidos indispensáveis), mais de 50% de gorduras, vitaminas A, C e do complexo B, minerais (cálcio, fósforo, enxofre, sódio, magnésio e ferro).

É empregada na produção de refrescos e licores, bem como na fabricação do marzipã.

Além disso, a amêndoa é largamente utilizada na indústria de cosméticos, para a fabricação de diversos cremes e produtos de beleza, ótimos para a pele.

Do ponto de vista medicamentoso, constitui um tônico excelente para o sistema nervoso, graças a sua riqueza em cálcio e fósforo.

O óleo de amêndoas doces é laxante suave e eficaz, indicado inclusive para crianças.

O leite de amêndoas estimula a lactação, além de ser útil no tratamento de hiperacidez gástrica, úlceras e gastrites. (As amêndoas, bem mastigadas, têm o mesmo efeito que o leite.)

Contras As amêndoas amargas contêm um glicosídio tóxico, a amigdalina, que libera ácido cianídrico. Se ingeridas, podem produzir quadro grave de intoxicação, cuja evolução às vezes é fatal.

Além disso, por conter grande quantidade de gorduras, as amêndoas podem não ser bem toleradas por pessoas que sofrem do fígado, da vesícula ou por dispépticos.

Amêndoa-da-índia

Fruto da amendoeira-da-índia (*Terminalia catappa*, família das combretáceas), árvore ornamental, conhecida também como chapéu-de-sol, muito empregada na arborização das ruas do Rio de Janeiro e de várias outras cidades, principalmente do litoral. A madeira dura é adequada a serviços de marcenaria. A casca da árvore, bem como as folhas, combatem diarréias. O suco das folhas é freqüentemente utilizado contra cólicas em geral. As amêndoas-da-índia têm formato arredondado e podem ser amarelas ou cor-de-rosa. Apesar de seu sabor agradável, quando ingeridas em excesso podem provocar diarréia com sangue.

Amendoim

Arachis hypogaea, família das leguminosas.

Originário provavelmente da América, o amendoim, mendoim ou mendobi — como era conhecido pelos nossos indígenas — constitui alimento realmente extraordinário: riquíssimo em proteínas (25%) formadas por aminoácidos indispensáveis, lipídios (45%), hidratos de carbono (25%), minerais (particularmente fósforo) e vitaminas (em particular niacina). Considera-se que o simples consumo de 50 g de amendoim satisfaz 15% das necessidades protéicas e calóricas de um indivíduo adulto.

Das sementes do amendoim extrai-se óleo muito utilizado em culinária, e com os frutos preparam-se vários doces tipicamente brasileiros, tais como a paçoca e o pé-de-moleque.

O amendoim é reputado como excelente afrodisíaco e excitante sexual masculino.

Contras Por ser rico em gorduras e hidratos de carbono, o amendoim deve ser consumido com parcimônia, principalmente durante o verão.

Além disso, é um dos grãos mais impregnados por *aflatoxinas* (ver em Outros Alimentos).

Amora

Fruto da amoreira, da qual são conhecidas diversas variedades: amoreira-brava (*Rubus imperialis*), amoreira-do-mato (*Rubus erythroclados* e *Rubus sellowii*), amoreira-da-silva ou amoreira-brasileira (*Rubus brasiliensis*), amoreira-vermelha (*Rubus rosaefolius*), amoreira-branca (*Morus alba*), amoreira-preta (*Morus nigra*). As quatro primeiras pertencem à família das rosáceas, enquanto as duas últimas à família das moráceas.

Árvore histórica, a amoreira é freqüentemente citada na mitologia (em geral ligada a sangue e morte), bem como na Bíblia (onde recebe o nome de "árvore-sykamina").

Sua madeira é muito empregada na fabricação de tonéis, pipas e barris. A casca é purgativa e vermífuga, e as folhas são diuréticas e hipotensoras (baixam a pressão arterial).

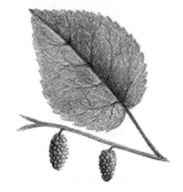

As folhas da amora-branca e da amora-preta são utilizadas no Brasil e em todo o mundo como alimento praticamente único do bicho-da-seda.

As amoras são frutas saborosas, muito utilizadas na fabricação de licores, xaropes e geléias.

Do ponto de vista nutricional, são ricas em hidratos de carbono (cerca de 11%), vitamina C e minerais (principalmente potássio, cálcio e fósforo).

Terapeuticamente, têm ação anti-hemorrágica e atuam eficazmente nas aftas, estomatites, faringites e amidalites. Para esta finalidade, espremem-se alguns punhados de amora, não totalmente maduras, e mistura-se o suco com um pouco de água. Utiliza-se em bochechos e gargarejos freqüentes.

araçá-mengi, araçá-mineiro, araçá-miúdo, araçá-peba, araçá-pedra, araçá-piranga, araçá-verde, araçá-vermelho.

Suas folhas, em decocção, são empregadas contra diarréia, e a casca do caule é eficaz no combate a hemorragias.

Os araçás são frutas comestíveis, muito utilizadas na preparação de doces, geléias e compotas.

Do ponto de vista nutricional, 110 g de araçá fornecem 62 calorias. A fruta contém cerca de 82% de água, 1,5% de proteínas, 0,6% de gorduras, 14% de hidratos de carbono, minerais (cálcio, fósforo, ferro) e vitaminas A, C (principalmente) e do complexo B.

Ananás

Ver *abacaxi*.

Araçá

Fruto do araçazeiro, árvore do gênero *Psidium* (família das mirtáceas), da qual existem inúmeras variedades e cujas flores são muito visitadas por abelhas.

Entre as espécies mais comuns podemos citar: araçá-boi (com frutos grandes, de até 12 cm de diâmetro e 420 g de peso), araçá-branco, araçá-cagão (de polpa laxativa), araçá-cinzento, araçá-congonha, araçá-de-cheiro, araçá-de-coroa, araçá-de-festa, araçá-de-flor-grande, araçá-de-folha-grande, araçá-de-pernambuco, araçá-do-campo, araçá-do-mato, araçá-do-pará, araçá-felpudo, araçá-guaçu,

Araticum

Do tupi *arati'kũ*. Designação comum a diversas plantas da família das anonáceas, muitas das quais produzem frutos comestíveis muito apreciados pelo povo.

Inúmeras são as espécies e variedades de araticum. Entre as comestíveis podemos citar: araticum-alvadio, araticum-apê, araticum-de-areia, araticum-cagão, araticum-cortiça (de cujas raízes são feitas bóias e flutuadores para rede de pesca), araticum-de-espinho, araticum-do-brejo, cabeça-de-negro (também chamado araticum-do-campo ou marolinho), araticum-domato, araticum-mi, araticum-pitaiá, araticum-ponhê, araticum-de-comer (chamado também araticum-manso, araticum-do-grande ou graviola-donorte).

Do ponto de vista nutricional, o araticum *Annona specie* contém cerca de 87% de água, 10,3% de hidratos de carbono, 0,4% de proteínas, 1,6% de gorduras, minerais (cálcio, fósforo, ferro) e vitaminas A, C e do complexo B.

Ver também *cabeça-de-negro* e *graviola-do-norte*.

Avelã

Fruto da aveleira (*Corylus avellana*, família das betuláceas), árvore originária da Europa e Ásia.

A avelã tem grande valor nutritivo, conforme se depreende de sua composição: 60% de gorduras, 17% de proteínas, 15% de hidratos de carbono, sais minerais (principalmente potássio, fósforo e cálcio) e vitaminas B_1, B_2 e C.

Dado seu elevado teor de fósforo, a avelã é recomendada como tônico cerebral.

Dela se extrai um óleo laxante, utilizado também como tônico capilar (no combate à queda dos cabelos).

As varas da avelã, a um só tempo duras e elásticas, são empregadas em forquilhas de radiestesia, e antigamente eram utilizadas como palmatórias, nas escolas.

A avelã possui intensa radioatividade, e por isso é muito útil para pacientes com câncer.

Acreditam alguns que essa fruta (assim como o marmelo) afugenta os maus espíritos.

Azeitona

Fruto da oliveira (*Olea europoea*, família das oleáceas), árvore originária da Ásia Menor e depois cultivada em quase toda a Europa, principalmente na região do Mediterrâneo. É uma das plantas de maior longevidade: começa a produzir abundantemente por volta de oito anos de idade e termina seu crescimento em torno do trigésimo ano; a partir de então vai-se fortalecendo até o centésimo ano de vida, podendo durar muitos e muitos séculos.

As folhas da oliveira, em decocção, são úteis no tratamento de hipertensão arterial e reumatismo. A infusão das mesmas, bem como da casca da árvore, tem ação antifebril.

São conhecidas cerca de quarenta variedades de oliveira: ocal, vinte-e-um-quilos, aravo, frantoio, verdeal, santo-agostinho, sevilhana, santa-catarina, ascolana, carrasquenha etc.

As azeitonas, que podem ser consumidas verdes ou maduras (azeitonas pretas), são frutas muito ricas em gorduras, vitaminas A, B_1, B_2, C, E e sais minerais (potássio, sódio, cálcio, fósforo, silício, magnésio etc).

Costumam ser conservadas em salmoura, à qual também se podem acrescentar ervas aromáticas (louro, orégano, tomilho).

Das azeitonas extrai-se o famoso óleo de oliva (azeite), muito conhecido e reputado como alimento, tempero, remédio e cosmético.

Obtido a frio — a azeitona é uma das poucas frutas que fornecem óleo por pressão a frio —, o azeite contém muito poucos ácidos graxos saturados e quase nenhum colesterol. Possui ação laxativa e atua contra pedras na vesícula biliar, inflamações nos rins e na bexiga, queimaduras e dores de ouvido (instilações locais de algumas gotas de azeite aquecido).

Em casos de penetração de insetos no ouvido, um excelente remédio consiste em pingar-se algumas gotas de azeite no local.

Contra As azeitonas em conserva (em vidros ou latas) são submetidas a tratamento por lixívia alcalina. Embora sejam lavadas depois disso (geralmente durante cerca de trinta horas), costumam reter ainda alguma quantidade dessa lixívia, que é tóxica.

Azeitona-da-terra

Cuphea pseudovaccinium, família das litráceas.

Arbusto encontrado sobretudo em Pernambuco e Alagoas, cujos frutos comestíveis, semelhantes a azeitonas, têm sabor ácido.

Azeitona-do-mato

Rapanea ferruginea, família das mirsináceas.

Árvore encontrada em todo o território nacional, conhecida também como camará, carará, capororocaçu, capororoca-vermelha ou pororoca. Produz frutos carnosos, pretos e oleaginosos, comestíveis em conserva.

O chá preparado com as folhas, aromático e de paladar agradável, é diurético e muito utilizado em afecções da pele em geral, como depurativo.

Com o mesmo nome, azeitona-do-mato, é designada também outra planta, o macuco (*Hirtella americana*, família das rosáceas), que produz flores brancas ou cor-de-rosa e frutos ovóides.

Babaçu

Orbignia martiana, família das palmáceas.

Palmeira brasileira, de porte característico (mantém-se sempre retilínea), que atinge até 20 m de algura. Distribui-se por vasta área do território nacional, de Minas Gerais ao Pará e da Bahia a Rondônia, concentrando-se principalmente no Maranhão, que possui a maior reserva do país (cerca de 85% do total).

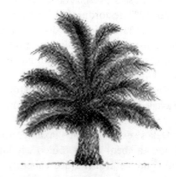

Os cocos, conhecidos também como cocos-de-macaco, medem de 8 a 15 cm de comprimento por 5 a 7 cm de largura. Cada fruto encerra de três a dez sementes oleaginosas, chamadas amêndoas, que costumam ser comidas cozidas, ou mesmo cruas, e fornecem cerca de 70% de óleo.

O óleo de babaçu, formado predominantemente por ácidos graxos saturados (70%), é utilizado na culinária, como combustível, na indústria de perfumaria, na fabricação de sabões e sabonetes, bem como na lubrificação de máquinas e aparelhos delicados.

Como resíduo da extração do óleo obtém-se torta largamente empregada como forragem e adubo azotado.

O palmito do babaçu, chamado olho-de-palmeira, é usado como alimento.

As folhas e os talos são aproveitados na cobertura e no revestimento de casas.

As ripas e as folhas da palmeira são empregadas na manufatura de objetos trançados (cestas, esteiras, chapéus etc.).

Com o coco do babaçu produz-se um tipo de carvão que, ao contrário do carvão mineral, não é poluente. (O carvão mineral lança na atmosfera derivados de enxofre, que em contato com a umidade do ar transforma-se em ácido sulfúrico. Esse ácido cai na terra sob a forma de chuva ácida, destruindo as florestas com mais intensidade que os desmatamentos, além de afetar o pulmão de homens e animais.) Como subproduto da produção do carvão, obtém-se o alcatrão leve (matéria-prima para vernizes) e o alcatrão pesado (combustível em indústrias cerâmicas).

O babaçu é ainda matéria-prima para a produção de carvão ativado de primeira qualidade, utilizado nos filtros de absorção de gases e poluentes do ar, em sistemas de chaminés industriais. Tal carvão é preparado com a casca do coco.

É importante frisar que a utilização do babaçu não obriga ao corte de árvores, ao desmatamento, uma vez que são empregados os frutos, que se renovam a cada ano.

Babosa-branca

Cordia superba, família das borragináceas.

Árvore pequena e frondosa, também conhecida como grão-de-galo, que fornece madeira clara e resistente, própria para carroçaria, marcenaria e carpintaria.

O fruto comestível, com polpa mucilaginosa e límpida, tem sabor doce e adstringente.

Bacaba

Designação comum a várias plantas do gênero *Oenocarpus*, da família das palmáceas.

Algumas dessas espécies, como a bacabaçu (*O. bacaba*) e a bacabinha ou bacabamirim (*O. minor*), produzem frutos de polpa muito nutritiva. Essa polpa, depois de seca, é preparada sob forma de pasta concentrada, própria para viagens no sertão.

As sementes dos frutos fornecem um óleo amarelo-claro, de sabor agradável, que substitui o azeite de oliva na culinária. Tal óleo é fornecido também pelos frutos da bacaba-de-azeite (*O. distichus*), que são utilizados ainda no preparo de doces, bebida vinosa e xarope para tosse.

Algumas espécies de bacaba fornecem palmitos comestíveis.

Bacupari

Designação comum a diversas espécies de planta, sendo as mais comuns o bacupari-cipó (*Salacia silvestris*), o bacupari-de-capoeira (*Salacia crassifolia*), o bacupari-do-campo (*Salacia campestris*) — todos os três da família das hipocrateáceas —, o bacupariaçu (*Gardenia suaveolens*, família das rubiáceas) e o bacupari-miúdo (*Rheedia gardneriana*, família das gutiferáceas).

As folhas do bacupari-cipó, ou tapicuru, são úteis contra inflamações em geral.

O fruto amarelo do bacupari-de-capoeira, do tamanho de uma maçã, tem polpa doce e comestível.

O bacupari-do-campo (ou laranjinha-do-campo) produz fruto semelhante a uma cereja, com polpa doce e mucilaginosa.

Do bacupariaçu aproveitam-se não só os frutos de polpa comestível, mas também as sementes, que são comidas cruas ou torradas. A casca da raiz é amarga e tônica; cozida é empregada como reconstituinte.

A madeira do bacupari-miúdo é aproveitada em obras de carpintaria e marcenaria. A casca, por conter boa quantidade de tanino, é útil para curtir couros e peles. O fruto doce e comestível, de cor alaranjada e do tamanho de um ovo de galinha, é recomendado para afecções urinárias, bem como as folhas e a casca cozidas.

Bacuri

Fruto do bacurizeiro (*Platonia insignis*, família das gutiferáceas), árvore frondosa e bela, medindo até 15 m de altura por 1m de diâmetro, natural da Amazônia e encontrada em solos úmidos.

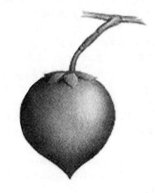

O bacurizeiro fornece madeira de lei, própria para construção naval e civil, carpintaria e assoalhos. As frutas, cascas e resinas têm ação digestiva, diurética e cicatrizante.

O bacuri mede cerca de 12 cm de diâmetro e pode pesar até 900 gramas. Possui polpa branca comestível, cremosa, perfumada, agridoce, muito apreciada para a confecção de doces, geléias, compotas, xaropes e refrescos. As sementes, também comestíveis, são feculentas e têm sabor de amêndoas.

Do ponto de vista nutritivo, 100 g de bacuri fornecem 105 calorias. O fruto contém cerca de 72% de água, 1,9% de proteínas, 2% de gorduras, 22% de hidratos de carbono, minerais (cálcio, fósforo, ferro), vitaminas A, C e do complexo B.

Bacuripari

Rheedia macrophylla, família das gutíferas.

Árvore de folhas grandes (de até 45 cm de comprimento por 18 cm de largura), encontrada na região amazônica, onde é muito comum nos quintais das casas. Produz frutos comestíveis globosos, cônicos, de casca amarela e lisa, contendo polpa branca e ácida que envolve quatro sementes.

Banana

Fruto da bananeira (*Musa paradisiaca*), árvore da família das musáceas, originária provavelmente da Ásia, embora já se encontrasse na América quando Colombo e Cabral aqui aportaram.

Do ponto de vista da botânica, trata-se de uma árvore muito interessante, pois seu verdadeiro tronco é subterrâneo. O caule aparente nada mais é, na verdade, que o conjunto das bainhas das folhas enroladas umas às outras. As folhas da bananeira medem de 2 a 3 m de comprimento.

Existem mais de 30 tipos de bananas no Brasil, entre as quais: banana-nanica (originária da China e cujo nome se deve ao pequeno tamanho de sua árvore), banana-pacoba (de polpa dura, consumida geralmente cozida ou frita), banana-são-tomé (que é uma variedade da precedente), banana-são-domingos, banana-prata, banana-da-terra, banana-ouro, banana-maçã, banana-figo (uma variedade da precedente) etc.

A colheita da banana deve ser feita quando os primeiros frutos começam a amarelar. Atualmente, porém, as bananas são colhidas ainda muito verdes, completando-se seu amadurecimento em estufas. Com isso, o fruto perde boa parte de seu valor nutritivo, bem como de seu sabor.

Do ponto de vista nutricional, a banana é uma fruta extraordinária: contém grande quantidade de hidratos de carbono, bem como certo teor de lipídios e proteínas, e possui numerosos sais minerais (potássio, fósforo, cálcio, ferro, magnésio, cloro, silício, enxofre) e vitaminas A, B, C e E.

Sob o aspecto terapêutico, é bastante conhecida sua ação antidiarréica (particularmente a da banana-maçã), excetuando-se porém a banana-nanica, que tem ação levemente laxativa.

As bananas, verdes ou maduras, contêm uma gordura especial que suaviza a mucosa irritada do aparelho digestivo.

Em feridas, queimaduras, esfoladuras e verrugas a aplicação da parte interna (branca) da casca tem boa ação curativa.

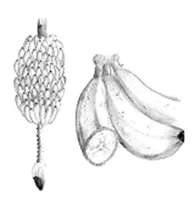

A seiva do "tronco" da bananeira age no combate à bronquite e à tuberculose, além de auxiliar no tratamento da icterícia.

O "coração" da bananeira (a parte vermelho-arroxeada, em forma de coração) é excelente substituto do palmito. Aliás, muitos dos palmitos indutrializados, acondicionados em latas ou em vidros, nada mais são que coração de bananeira...

A casca da banana também constitui alimento, pois contém fibras e nutrientes, podendo ser empregada no preparo de doces ou farofas.

Biribá

Fruto do biribazeiro (*Rollinia pulchrinervis*, família das anonáceas), árvore nativa da América do Sul, cuja madeira é empregada na fabricação de esteios, mastros, forros de embarcações e caixotaria.

O biribá é um fruto perfumado e saboroso, semelhante à fruta-do-conde, com polpa branca e doce subdividida em gomos, cada um dos quais tem no centro uma semente grande, achatada e de cor parda. Mede até 15 cm de comprimento e seu peso médio varia entre 400 e 500 g, podendo chegar a um quilo.

A polpa, muito mole, dura apenas alguns dias, tornando sua cultura apropriada somente para pomares caseiros e abastecimento de mercados locais.

Buranhém

Chrysophyllum buranhem, família das sapotáceas.

Árvore de grande altura (cerca de 25 m), que produz fruto alongado, comestível, com uma única semente e de casca lisa e fina, a qual, quando mastigada, é a princípio adocicada, tornando-se depois amarga.

O buranhém, também conhecido como casca-doce ou pau-doce, é encontrado nas matas do litoral, desde a Bahia até São Paulo. Fornece madeira de excelente qualidade, utilizada em construção civil, marcenaria e carpintaria. Sua casca, fortemente adstringente, é usada na indústria de curtume.

Cozidas, as cascas do buranhém são empregadas com sucesso no tratamento de diarréias, disenterias e hemorróidas.

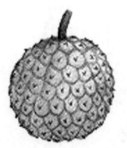

Buriti

Designação comum a várias espécies da família das palmáceas, das quais a mais conhecida é a *Mauritia vinifera*, a mais alta palmeira do Brasil, medindo de 45 a 50 m de altura e 50 cm de circunferência. É conhecida também pelos nomes de muriti, boriti e carandaguaçu.

de quantidade de cálcio) e vitaminas (principalmente vitamina A, na qual é extremamente rico).

Butiá

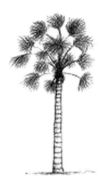

Sua presença, mesmo no alto de serras, é sinal infalível de fontes de água no local, pois o buriti é de fato muito exigente de água. Vive em pequenos grupos (buritizais), de preferência em lugares pantanosos.
A medula da árvore fornece fécula muito semelhante ao sagu.
O caule fornece, por incisão, líquido róseo e adocicado, que contém cerca de 50% de glicose e que, fermentado, transforma-se no muito apreciado vinho de buriti.
O broto terminal fornece palmito de paladar muito agradável.
A polpa comestível do fruto (também chamada saeta) é utilizada no preparo do famoso doce de buriti. Do fruto extrai-se também óleo comestível, transparente, de cor vermelha, muito rico em vitamina A e que serve, inclusive, para envernizamento e amaciamento de couros e peles.
Do ponto de vista nutricional, 100 g da parte comestível do fruto fornecem 144 calorias. O buriti contém cerca de 71% de água, 2,6% de proteínas, 11% de gorduras, 13% de hidratos de carbono, minerais (fósforo, ferro e gran-

Cocos eriospatha, família das palmáceas.

Conhecida também como butiáverdadeiro, esta palmeira campestre, muito comum no Rio Grande do Sul, vegeta normalmente em grandes grupos e produz frutos amarelos muito apreciados, que fornecem, por fermentação, bebida vinosa bastante aromática.
Tais frutos, medindo de 2 a 3 cm de diâmetro, são comidos avidamente pelo gado bovino e, ao que parece, aumentam a secreção láctea das vacas.
Quanto ao aspeto nutricional, 100 g da parte comestível do butiá fornecem 60 calorias. O fruto contém cerca de 85% de água, 1,8% de proteínas, 1,5% de gorduras, minerais (cálcio, fósforo, ferro) e vitaminas A, C e do complexo B.

Caapeba-do-norte

Piper peltatum, família das piperáceas.

Conhecida também como caapeúva e catajé, esta variedade de caapeba, encontrada principalmente na região amazônica, produz frutos miúdos e comestíveis.
Suas raízes, cozidas, são empregadas contra afecções hepáticas e das vias urinárias.

170 LIVRO DOS ALIMENTOS

O suco extraído da planta costuma apresentar bons resultados no tratamento de queimaduras.

Cabaça

Fruto do cabaceiro-amargoso (*Lagenaria vulgaris*, família das cucurbitáceas), comestível enquanto verde e pequeno e cuja polpa, amarga, é altamente purgativa.

As cabaças, ou porongas, medem até 50 cm de comprimento e chegam a pesar 10 quilos, podendo comportar 8 litros. Depois de secas e esvaziadas são largamente empregadas pela população do interior como recipientes, vasilhas e cuias (usadas no Rio Grande do Sul para tomar chimarrão). Além disso, são utilizadas também como instrumentos musicais de uso corrente no candomblé e em conjuntos populares.

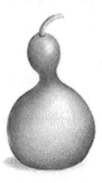

Do ponto de vista nutritivo, trata-se de alimento pobre. Cem gramas da parte comestível do fruto fornecem 16 calorias. Possui cerca de 95% de água, 0,6% de proteínas, 0,2% de lipídios, 3,5% de hidratos de carbono, alguma quantidade de cálcio, fósforo e ferro e um pouco de vitaminas A, C e do complexo B.

Cabacinha-do-campo

Eugenia klotzschiana, família das mirtáceas.

Arbusto encontrado em Minas Gerais e Goiás e que fornece frutos semelhantes a pêras, tanto na cor (amarelada) quanto na forma — razão pela qual as cabacinhas-do-campo são conhecidas também como pêras-do-campo.

A polpa carnosa, de sabor ácido e aroma intenso, é comida ao natural ou utilizada para se fazer refrescos.

Cabeça-de-negro

Anona coriacea, família das anonáceas.

Conhecido também como araticum-do-campo, araticum-dos-lisos e marolinho, este arbusto produz frutos com cerca de 20 cm de comprimento, cujo aspeto lembra o da fruta-do-conde.

A polpa branca, comestível e adocicada, encobre muitas sementes, as quais são consideradas antidiarréicas.

Cabeluda

Fruto de planta do mesmo nome (*Eugenia tormentosa*, família das mirtáceas), medindo cerca de 2 cm de diâmetro, com uma única semente e casca amarela. A polpa, refrigerante, adocicada e aromática, é comestível e tem ação antidiarréica.

Cem gramas da parte comestível do fruto fornecem 75 calorias. Contém cerca de 80% de água, 1,8% de proteínas, 0,5% de gorduras, 18% de hidratos de carbono, minerais (cálcio, fósforo, ferro) e vitaminas A, C e do complexo B.

Cacau

Fruto do cacaueiro (*Theobroma cacao*, família das esterculiáceas), pequena árvore originária da América do Sul, onde era cultivada pelos incas, astecas e outros povos americanos que aqui habitavam antes da chegada de Colombo. A planta foi introduzida na Europa pelos espanhóis, que adicionando açúcar às sementes torradas de cacau começaram a preparar o chocolate. O cacau assemelha-se ao maracujáguaçu ou ao mamão-papaia. De suas sementes secas e torradas extrai-se o óleo utilizado na fabricação da manteiga de cacau e o pó solúvel que constitui a matéria-prima do chocolate.

Prós Do ponto de vista nutricional, 100 g de cacau puro, seco, em pó, medianamente gorduroso (existem também os muito e os menos gordurosos), fornecem 265 calorias. O alimento possui cerca de 4,1% de água, 17,3% de proteínas, 19% de gorduras, 51,5% de hidratos de carbono, minerais (cálcio, fósforo, ferro, sódio, potássio), vitaminas A, B_1, B_2 e niacina.

Contras A maior parte das gorduras (60%) do cacau são saturadas, portanto, prejudiciais ao aparelho cardiovascular.

É alimento muito rico em alcalóides (teobromina, cafeína), que produzem excitabilidade, e purinas (contra-indicadas para artríticos e gotosos).

O cacau contém ainda quantidade apreciável de ácido oxálico, que forma com o cálcio um sal insolúvel e, portanto, inabsorvível pelo organismo. Por esta razão alguns autores concluíram que sua ingestão interfere com a absorção do cálcio presente não apenas nesse alimento como também em outros ingeridos simultaneamente. Tal fato, porém, parece não ter importância prática, pois para isto seriam necessárias quantidades de cacau consideravelmente superiores às habituais.

O cacau até agora referido é o mais comumente utilizado. Além dele vários outros são empregados na alimentação humana, como por exemplo: cacau-azul ou cacaurana-azul (*Theobroma spruecanum*), cacau-de-caracas ou cacau-do-peru (*Theobroma glaucum*), cacau-de-caiena (*Theobroma guyanense*), cacau-de-mico (*Theobroma angustifolium*), cacau-do-mato (*Theobroma sylvestris*), cacau-jacaré ou cacaurana (*Theobroma microcarpum*), cacau-y, cacauís ou cacaurana-

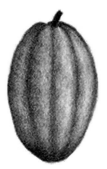

de-fruto-amarelo (*Theobroma speciosum*) — todos estes da família das esterculiáceas —, e cacau-selvagem (*Pachira insignis*), família das bombacáceas.

Cagaiteira

Stenocalyx dysentericus, família das mirtáceas.

Árvore de ramos tortuosos, com folhas grandes, flores brancas solitárias e frutos-bagas amarelos contendo de uma a três sementes, envoltas em polpa acidulada.

Tais frutos, saborosos e refrescantes, costumam ser comidos ao natural e possuem uma propriedade curiosa: se ingeridos parcimoniosamente apresentam ação antidiarréica, mas se, ao contrário, forem consumidos em grande quantidade, passam a produzir diarréia.

As folhas da cagaiteira, em chá por infusão ou decocção, atuam como diurético e sobre várias afecções do aparelho urinário (cistites, pielites etc.).

A madeira da árvore é utilizada como lenha e carvão, bem como para construção de mourões.

Caimito

Chrysophyllum caimito, família das sapotáceas.

Também conhecida como abiu-do-pará ou abiu-roxo, esta árvore produz frutos roxo-azulados, pesando cerca de 200 g e contendo quatro sementes escuras.

A polpa branca ou rosada, doce e gelatinosa, contém glicose, cloro, enxofre, potássio, fósforo e ferro. Tem ação diurética.

A madeira da árvore é usada em carpintaria e marcenaria. A casca é empregada em medicina popular como adstringente a antifebril.

Do tronco do caimito exsuda látex muito semelhante à guta-percha.

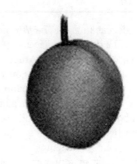

Caimito-do-monte

Moutabea aculeata, família das poligaláceas.

Arbusto frondoso, natural do Amazonas e do Peru, cujo fruto, do tamanho aproximado de uma maçã, tem polpa amarela e comestível.

Cajá

Fruto da cajazeira (*Spondia lutea*, família das anacardiáceas), árvore frondosa e imponente, originária do Brasil, que pode atingir mais de 25 m de altura.

O cajá — também conhecido como taperibá, cajá-mirim ou cajá-miúdo — tem o tamanho aproximado de uma ameixa e cor amarelo-ouro. Sua polpa, pequena em relação ao grande caroço, tem sabor ácido e é utilizada principalmente para a fabricação de sorvetes, doces, geléias, compotas e refrescos. Com ela também se produz o vinho de taperibá, bebida refrigerante muito conhecida e utilizada no Amazonas.

A casca da árvore, muito grossa, presta-se à confecção de amuletos, piteiras, figas e ornamentos vários. Aromática e adstringente, quando cozida é de grande eficácia no combate a diarréias e hemorróidas.

O chá das folhas e das flores é útil em enfermidades da laringe.

Do ponto de vista nutricional, 100 g da parte comestível do cajá-mirim fornecem 70 calorias. O fruto, considerado tônico cardíaco, contém cerca de 83% de água, 13,8% de hidratos de carbono, 2,1% de gorduras, 0,8% de proteínas, minerais (cálcio, fósforo, ferro) e vitaminas A, C e do complexo B.

Cajá-manga

Spondia cytherea, família das anacardiáceas.

Árvore originária provavelmente da Polinésia, sendo também conhecida como cajarana, taperibá-açu e cajazeira-de-fruto-grande. De seu tronco exsuda resina comparável à goma-arábica e usada em encadernação.

Os frutos, do tamanho aproximado de pequena manga, têm casca fina e dura, amarelo-esverdeada, manchada de cinzento-escuro. Contêm polpa ácida, comestível ao natural, porém mais utilizada na confecção de doces, refrescos e sorvetes. Característica interessante desses frutos é que suas sementes têm formações aderentes à polpa, como verdadeiros ganchos.

Quanto ao aspeto nutricional, 100 g da parte comestível do fruto fornecem 46 calorias. Contém cerca de 87% de água, 12,5% de hidratos de carbono, baixo teor de gorduras e proteínas, minerais (principalmente fósforo) e vitaminas A, C e do complexo B.

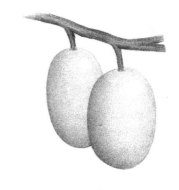

Caju

Considerado erroneamente como sendo a fruta do cajueiro (*Anacardium occidentale*, família das anacardiáceas), o caju nada mais é do que o pedúnculo ou receptáculo do verdadeiro fruto da árvore: a castanha.

A polpa carnosa e suculenta do caju constitui alimento extraordinariamente rico em vitamina C (muito mais que a laranja e o limão), podendo ser ingerida *in natura* ou empregada no preparo de refrescos, batidas, doces, sorvetes, compotas e vinho (mucororó).

O suco de caju é considerado diurético, depurativo e sudorífero.

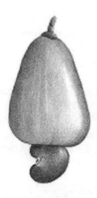

A castanha-de-caju, por sua vez, tida como afrodisíaca e eficaz contra a impotência, é uma excelente fonte de proteínas ricas em aminoácidos essenciais (cerca de 20%) — uma verdadeira carne vegetal. Contém ainda grande quantidade de gorduras (47%) e hidratos de carbono (25%), além de sais minerais (particularmente cálcio e fósforo). Constitui alimento energético de grande valor: 100 g fornecem 600 calorias.

O suco de castanhas frescas é altamente eficaz na remoção de calos ou verrugas. Aplicado sobre móveis, combate ou evita caruncho, cupim e traças.

Da castanha extrai-se ainda óleo de excelente qualidade, inodoro, de sabor agradável e coloração amarelo-clara.

Enquanto ainda verdes e acompanhadas de pedúnculos rudimentares, as castanhas recebem o nome de muturis, sendo empregadas em fritadas de peixes e camarões.

O cajueiro, além do fruto e do caju, tem inúmeras outras serventias.

As folhas novas, em decocção, são utilizadas como cicatrizantes.

As cascas cozidas têm ação tônica e antidiabética. Em gargarejos são eficazes contra aftas e afecções da garganta.

Do tronco do cajueiro exsuda resina amarela e dura, eficaz contra males do aparelho respiratório e empregada também como substituta da goma-arábica e em trabalhos de encadernação.

Entre os tupis, a frutificação do cajueiro marcava o limite entre o fim de um ano e o início de outro. A idade dos membros das tribos era contada com castanhas-de-caju — daí a expressão "ter tantos cajus" para significar a idade de uma pessoa.

Calabura

Mutingia calabura, família das tiliáceas.

Árvore que habita as várzeas e os terrenos argilosos do Amazonas e cujos frutos são bagas pequenas (menos de 2 cm de diâmetro), vermelhas e comestíveis, muito apreciadas também por peixes e pássaros.

A madeira, firme e resistente, sem tendência a empenar, é empregada na fabricação de tonéis, caixas, réguas e outras peças.

Uma curiosidade acerca dessa árvore é que, quando se rompe com violência um pedaço da casca, suas fibras tomam o aspeto de uma renda de seda. Por essa razão, a calabura é conhecida também como pau-de-seda.

Camapu

Designação comum a cinco espécies de ervas da família das solanáceas, gênero *Physalis*, conhecidas também como camambu ou camaru.

A mais comum, a *Physalis peruviana*, chamada popularmente de batetesta ou erva-nova-do-peru, é erva perene cultivada em todos países tropicais e intertropicais. Possui flores amarelo-pálidas, manchadas, e frutos amarelos, aromáticos e comestíveis, ligeiramente acidulados e muito empregados no preparo de geléias e xaropes.

Outra espécie comestível, a *Physalis angulata*, conhecida como juá-decapote ou bucho-de-rã, é erva ramosíssima, de caule verde e ereto, flores amarelas pequenas e sem manchas. Os frutos, considerados venenosos antigamente, são bagas amarelo-esverdeadas.

Cambará

Lantana camara, família das verbenáceas.

O cambará, também conhecido como camará, cambará-verdadeiro, cambará-de-chumbo ou cambará-de-folha-grande, é um arbusto originário da América tropical que medra abundantemente por todo o Brasil, sobretudo em pastagens, terrenos baldios, beiras de estradas e capoeiras.

Seus frutos, comestíveis, têm aspeto de grãos de chumbo.

As folhas e flores, em chás por infusão ou decocção, têm largo emprego como antifebris, nas afecções das vias respiratórias e como anti-reumáticas.

Cambucá

Designação comum aos frutos produzidos por duas árvores da família das mirtáceas: a *Eugenia edulis* (ou *Marlierea edulis*) e a *Myrciaria plicatocostata*.

A *Eugenia edulis* é árvore frondosa, com cerca de 8 m de altura, de caule retorcido, encontrada principalmente no Rio de Janeiro.

A madeira é resistente e própria para marcenaria, cabos de instrumentos agrícolas e ferramentas. A casca do caule, adstringente, é usada em curtumes.

O fruto (cambucá-verdadeiro) é uma baga amarela de 5 a 8 cm de diâmetro, redondo, de casca pouco espessa, brilhante e lisa. Pode ser comido ao natural ou sob a forma de doces e compotas. É bastante suculento e tem sabor agridoce. Apresenta ação diurética, antifebril, antidiarréica e tônica.

Quanto ao aspeto nutricional, 100 g do cambucá-verdadeiro fornecem 66 calorias. O fruto contém cerca de 82% de água, 15% de hidratos de carbono, 1,7% de proteínas, 0,8% de gorduras, minerais (cálcio, fósforo, ferro) e vitaminas A, C e do complexo B.

A *Myrciaria plicatocostata* é árvore de ramos brancacentos, cujos fru-

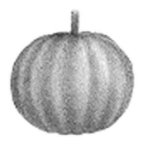

tos são bagas vermelho-escuras, globosas, grandes, contendo de uma a quatro sementes. Sua polpa, comestível, é esbranquiçada e doce.

Cambuci

Paivaea langsdorfii, família das mirtáceas.

Arbusto encontrado apenas na vertente da serra do Mar, no planalto da capital paulista e em certa área de Minas Gerais. Sua madeira é utilizada na fabricação de cabos de ferramentas e instrumentos agrícolas.

Os frutos, adstringentes, assemelham-se a um disco-voador. Muito aromáticos, podem ser ingeridos ao natural, sob a forma de refrescos ou curtidos em pinga, à qual conferem paladar muito apreciado.

O cambuci é vegetal adstringente, indicado como cicatrizante, antidiarréico e diurético.

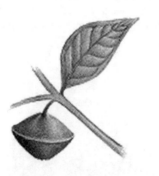

Cambuí

Designação comum a várias árvores da família das mirtáceas, entre as quais as mais conhecidas são o cambuí-verdadeiro (ou cambuí-roxo), o cambuí-amarelo, o cambuí-de-cachorro (ou goiaba-do-mato) e o cambuí-preto (ou murta-do-campo).

O cambuí-verdadeiro (*Myrtus rubra*) é originário do Brasil e produz frutinhas avermelhadas, ácidas e comestíveis, contendo uma ou mais sementes. É muito empregado na remoção do tártaro dentário e também contra piorréia, aftas, estomatites e úlceras da boca, graças à sua potente ação anti-séptica bucal. É utilizado também contra hemorragias e diarréias.

O cambuí-amarelo (*Myrtus alba*) fornece frutinhas amarelas e arredondadas, contendo várias sementes. Suas folhas, em decocção, são eficazes contra diarréias.

O cambuí-de-cachorro abrange duas espécies: a *Eugenia crenata* (ou *Myrtus silvestris*) e a *Myrcia alloiota*. Ambas produzem frutos que são bagas roxas, comestíveis e pequenas, eficazes contra hemorragias e diarréias.

O cambuí-preto (*Myrciaria tenella*) fornece bagas globosas e carnosas, roxo-escuras, com polpa vermelha, adstringente e comestível, contendo uma ou duas sementes.

O fruto e a casca cozida são úteis no combate a diarréias.

A madeira da árvore, vermelha e dura, é utilizada em marcenaria e carpintaria.

Caqui

Fruto do caquizeiro (*Diospyros kaki*, família das ebanáceas), árvore originária do Japão (onde a palavra caqui significa "amarelo-escuro") e cuja madeira, em algumas espécies muito dura e negra, pode às vezes substituir o ébano.

Existem diversas variedades de caqui: coração-de-boi, rama-forte, taubaté, chocolate, estrela etc.

Considerado tônico estomacal, o caqui é indicado em moléstias do fígado e das vias respiratórias. Enquanto verde é adstringente, indicado no combate à diarréia; quando maduro tem ação laxativa.

Em termos nutricionais, o caqui contém 80% de água, 18% de hidratos de carbono, minerais (particularmente fósforo), grande quantidade de vitamina A e também vitaminas C e do complexo B.

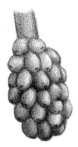

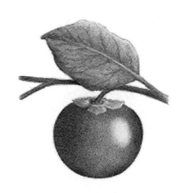

Caraguatá

Designação comum a dezenas de espécies da família das bromeliáceas, entre as quais a mais popular é o *Ananas muricata*, cujos frutos amarelos, do tamanho aproximado de um ovo, crescem em cachos.

Embora comestíveis, esses frutos são consumidos principalmente sob a forma de suco, o qual apresenta enérgica ação diurética. Com o suco produz-se também xarope muito empregado como expectorante e contra bronquite, asma, coqueluche e tosses em geral.

Nutricionalmente, o caraguatá, gravatá ou macambira (no Nordeste) contém 85% de água, 13,5% de hidratos de carbono, minerais (cálcio, fósforo, ferro) e vitaminas A, C e do complexo B.

Carambola

Fruto da caramboleira (*Averrhoa carambola*, família das oxalidáceas), pequena árvore originária da Índia e aclimatada no Brasil, onde foi introduzida em 1817 pelo agrônomo Paul Germain.

A carambola tem formato oblongo, apresentando cinco costelas longitudinais salientes, cor amarelada e sabor agridoce. Pode ser ingerida ao natural ou sob a forma de doces, compotas e refrescos.

Trata-se de fruta rica em cálcio, ferro e vitamina C. Tem ação antifebril, antidiarréica, antieczematosa e diurética.

O suco da carambola tem a propriedade de remover manchas provocadas por tinta de caneta.

Da caramboleira utilizam-se, para comer, não apenas as frutas, mas também as flores, empregadas culinariamente em saladas.

Contra Por ser rica em ácido oxálico a carambola deve ser ingerida com moderação por pacientes portadores de cálculos renais de oxalato.

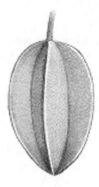

Caruru-azedo

Hibiscus sabdariffa, família das malváceas.

Conhecido também como vinagreira ou rosela, trata-se de arbusto herbáceo anual, medindo geralmente 1,5 m de altura (podendo entretanto atingir o dobro), que produz flores róseas ou purpúreas e pedúnculos e frutos vermelhos (ou brancos na variedade "alba").
É muito comum em jardins, como planta ornamental, sendo subespontâneo em todo o país, onde vegeta normalmente em terras baixas e frescas.
Os frutos, contendo 86,5% de água, 2,1% de proteínas, 10,3% de hidratos de carbono, 0,3% de gorduras e 0,8% de cinzas, são utilizados na confecção de doces, geléias, pastas, xaropes e vinhos fracos. A raiz é aperitiva, amarga e tônica.

A geléia lembra a de groselha e constitui produto de exportação do Havaí e da Queenslândia.

Entre nós encontra-se atualmente no comércio o chá de rosela, de excelente sabor e bela coloração púrpura, indicado no combate à febre.

Castanha

Fruto do castanheiro (*Castanea sativa* ou *Castanea vesca*, família das fagáceas), árvore grande, com até 25 m de altura, que cresce em altitudes médias de 1.200 m, sendo facilmente encontrada na zona dos Alpes e dos Apeninos.

A madeira da árvore é empregada em assoalhos, ripas e marcenaria em geral. As folhas tenras, em infusão, combatem coqueluche, bronquite e tosses em geral.

A composição da castanha varia em

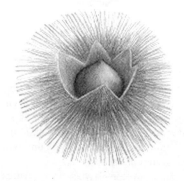

função da fruta ser fresca ou seca. De modo geral, podemos dizer que contém cerca de 3% de proteínas, 1,5% de gorduras, 40% de hidratos de carbono, sais minerais (fósforo, potássio, sódio, cálcio, ferro, magnésio, enxofre e manganês), vitaminas (particularmente A e B_1) e água.

A castanha, também conhecida como castanha-de-natal ou castanha-portuguesa, pode ser comida crua, cozida ou assada. Tem ação antidiarréica, antigotosa e estimulante da secreção láctea.

Contra Pode provocar acentuada flatulência.

Castanha-da-índia

Fruto do castanheiro-da-índia (*Aesculus Hippocastanum*, família das sapindáceas), árvore muito frondosa e alta (com até 25 m de altura), originária da Ásia, sendo atualmente cosmopolita e já muito popular no Brasil.

O fruto, verde e espinhento, é empregado fervido ou cozido para rechear carnes e aves, bem como para preparar purês e doces do tipo marrom-glacê.

Castanha-do-maranhão

Fruto do castanheiro-do-maranhão (*Pachira aquatica,* família das bombacáceas), árvore frondosa, de ramos radiados e numerosos, encontrada na Amazônia, onde vegeta em solos úmidos.

A castanha-do-maranhão, também conhecida como carolina, mamorana e castanha-da-guiana, é uma cápsula ovóide ou alongada, de cor ferruginosa, medindo quase 40 cm de comprimento. Contém várias sementes, ricas em amido e fosfato, que costumam ser consumidas cozidas ou assadas. Quando torradas, produzem beberagem que substitui o café ou o cacau.

A castanha-do-maranhão possui ação laxativa.

Castanha-do-pará

Semente do fruto da castanheira-do-pará (*Bertholletia excelsa*, família das lecitidáceas), árvore frondosa, de aspeto majestoso, que pode atingir 50 m de altura e cujo tronco mede até 2 m de diâmetro na base. Ocorre em toda a Amazônia (em matas de terra firme), no Maranhão e no Mato Grosso, sendo conhecida nesses lugares pelos nomes de tocari, juviá ou tururi.

Os frutos, chamados ouriços, chegam a pesar dois quilos e medem de 10 a 15 cm de diâmetro. Possuem casca espessa e lenhosa, dura e de cor marrom. Cada um deles contém de 12 a 24 sementes triangulares, duras e angulosas — castanhas propriamente ditas, conhecidas também como nozes-do-brasil.

Os ouriços, quando maduros, caem da árvore com grande estrondo, formando buracos no chão. São colhidos então pelos "castanheiros" (trabalhadores que se ocupam da coleta desses frutos), que os abrem a golpes de facão ou machadinha, deles retirando as castanhas.

As castanhas-do-pará encerram polpa amarelada (amêndoa), de sabor muito apreciado e extraordinário valor nutritivo. Possuem cerca de 10%

de hidratos de carbono, 15% de proteínas de alto valor e 67% de gorduras (13% das quais são constituídas por ácidos graxos saturados). São riquíssimas em fósforo, cálcio e magnésio e contêm boa quantidade de ferro e elevado teor de vitaminas (em particular B_1, niacina e vitamina E). Sua riqueza em proteínas de altíssimo valor biológico confere-lhes a denominação de "carne vegetal".

Por suas propriedades nutritivas, as castanha-do-pará é indicada aos desnutridos, anêmicos, débeis e desmineralizados. Devido ao alto teor em fósforo, é recomendada também a estudantes e intelectuais.

Além disso, é estimulante da secreção láctea, sendo portanto indicada a mulheres que amamentam.

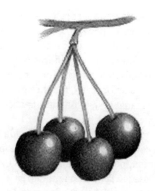

ria-prima de várias bebidas, como marasquino, *kirsch* etc.; e *Prunus serrulata* (cerejeira-do-japão).

As várias espécies de cerejeiras produzem frutas róseas, vermelhas, roxas ou pretas.

As cerejas apresentam propriedades laxativas, diuréticas, digestivas, antireumáticas, antigotosas e ajudam a dissolver cálculos renais.

Os cabos ou talos, cozidos, possuem acentuada ação diurética.

Quanto ao aspeto nutricional, 100 g da parte comestível da fruta da *Prunus cerasus* fornecem 63 calorias. A cereja contém cerca de 82,5% de água, 14,8% de hidratos de carbono, 1,8% de proteínas, 0,4% de gorduras, minerais (cálcio, fósforo) e vitaminas A, C e do complexo B.

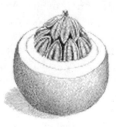

Cereja

Fruto da cerejeira, designação genérica a várias árvores e arbustos da família das rosáceas, entre as quais podemos citar: *Prunus avium* (cereja doce); *Prunus cerasus* (cereja azeda), cuja variedade marasca constitui maté-

Cereja-do-rio-grande

Fruto da cerejeira-do-rio-grande ou cerejeira-do-mato (*Eugenia involucrata*, família das mirtáceas), árvore que medra de Minas Gerais ao Rio Grande do Sul, com até 15 m de altura e muito prestigiada como planta ornamental.

Apresenta folhas verde-escuras brilhantes, flores brancas isoladas e frutos comestíveis ovalados, de cerca de 3 cm de comprimento, com casca lisa de cor alaranjada ou vermelho-escura. A polpa suculenta tem sabor agridoce e envolve de uma a cinco sementes arredondadas.

Cidra

Fruto da cidreira (*Citrus medica,* família das rutáceas), árvore originária da Ásia e há muito aclimatada no Brasil.

A cidra tem cor amarela, forma oblonga, casca espessa e chega a medir 20 cm de comprimento por 15 cm de diâmetro. Seu suco (pouco abundante) tem sabor amargo e ácido. É utilizada para doces e compotas.

A casca da cidra, ralada, também é muito empregada no preparo de doces. Dela extrai-se óleo essencial utilizado em perfumaria e confeitaria. Em infusão, a casca atua como calmante, principalmente quando misturada com erva-cidreira.

O suco de cidra, tomado pela manhã em jejum, combate a inapetência

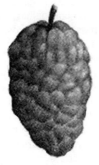

e vômitos. Em bochechos é eficaz contra aftas.

Com as folhas da cidreira prepara-se chá de propriedades estomacais, digestivas e útil no combate a afecções do aparelho urinário.

A cidra possui vitaminas (particularmente B_1, B_2 e C) e minerais (sobretudo cálcio e fósforo).

Cidrão

Nome comum a várias espécies da família das verbenáceas, cujos frutos, de casca mais grossa que a da cidra, são utilizados para o preparo de doces e também em perfumaria.

Ciriguela

Spondias purpurea, família das anacardiáceas.

Árvore originária da América tropical e introduzida recentemente no Brasil (no Ceará). Produz frutos com até 5 cm de comprimento, vermelhos ou amarelos, de casca lisa e fina e caroço grande.

Esses frutos, comestíveis ao natural ou sob a forma de doces e refrescos, contêm 75% de água, 22% de hidratos de carbono, minerais (cálcio e, sobretudo, fósforo), vitaminas C e do complexo B e certa quantidade de vitamina A.

Cobió-do-pará

Solanum sessiliflorum, família das solanáceas.

Planta da Amazônia cujos frutos, comestíveis depois de cozidos, são utilizados especialmente em doces, conservas e compotas.

Contêm mais de 90% de água, cerca de 6% de hidratos de carbono, 1,4% de gorduras, 0,6% de proteínas, certa quantidade de cálcio, fósforo e ferro e vitaminas (particularmente A, B_1 e C).

As folhas, medindo até 24 cm de comprimento e apresentando pêlos sedosos na face inferior, também são comestíveis.

Coco

Fruto do coqueiro, designação comum a várias plantas da família das palmáceas, a qual abrange cerca de um milhão de espécies.

Há inúmeras variedades de cocos, como por exemplo: coco-babaçu, coco-da-baía, coco-de-macaíba, coco-pupunha, coco-amargoso, coco-anaiá, coco-ariri, coco-azedo, coco-baba-de-boi, coco-buriti, coco-dendê, coco-de-catarro, coco-catolê, coco-indaiá, coco-de-bacaiúba, coco-de-quaresma, coco-de-vassoura, coco-de-cigano, coco-de-tucum, coco-de-veado, coco-de-vinagre, coco-do-mar etc.

Sobre os mais comuns, ver *babaçu, buriti, coco-da-baía, dendê* e *pupunha*.

Coco-da-baía

Fruto do coqueiro-da-baía (*Cocus nucifera*, família das palmáceas), introduzido na Bahia em 1553, pelos portugueses.

Muito conhecido e utilizado entre nós, o coco-da-baía é reputado como alimento de alto valor nutritivo. De fato, possui boa quantidade de proteínas (3,5%), glicídios (13%) e gorduras (27%), além de fibras, minerais (fósforo, cálcio, potássio, ferro, magnésio, enxofre, silício) e alguma quantidade de vitaminas C e do complexo B.

Do ponto de vista terapêutico, constitui ótimo remédio para tosses rebeldes. Para essa finalidade, faz-se um orifício num coco verde e introduz-se mel nele; tapa-se o orifício e mergulha-se o coco em banho-maria por meia hora. Tomase o conteúdo ao longo do dia.

O coco verde também é considerado eficaz contra hemorróidas e diverticulites.

A água-de-coco, líquido existente no interior do fruto (particularmente do coco ainda verde), constitui, por sua composição e propriedades medicinais, verdadeiro soro vegetal. Sua utilização foi preconizada, inclusive, como substituto do plasma sanguíneo. (Para a re-hidratação de crianças com diarréia, adiciona-se um pouco de sal à água, pois esta é pobre em sódio.)

O leite-de-coco, líquido espesso e branco obtido por prensagem da polpa ralada, conserva todas as propriedades nutritivas do fruto. Alguns autores afirmam que este leite é um substituto perfeito do leite animal.

A fibra da casca do coco, conhecida como cairo, tem amplo emprego na fabricação de cordoalhas, capachos, esteiras, passadeiras, sacos, escovas, brochas etc.

A polpa do coco, largamente utilizada na culinária e na alimentação de animais (tortão de coco), é empregada também na fabricação de sabões e como adubo de excelente qualidade. Dela se extrai também uma gordura que serve para a preparação de velas, supositórios etc.

Contra A gordura contida na polpa

do coco, ao contrário do que costuma suceder nos vegetais, é constituída quase que totalmente por ácidos graxos saturados (90%), nocivos ao aparelho circulatório.

(A água de coco não apresenta esta desvantagem, pois seu conteúdo de gordura é insignificante: 0,2%.)

Costela-de-adão

Monstera deliciosa, família das aráceas.

Trepadeira originária do México e que, não encontrando suporte, torna-se rasteira.

O fruto, cujo gosto e aroma lembram muito o abacaxi, é conhecido também como banana-de-macaco, banana-de-mico, banana-do-mato, banana-do-brejo e deliciosa.

Por ser muito apreciado pela princesa Isabel era também chamado, reverentemente, de fruta-da-princesa.

Cruá

Sicana odorifera ou **Cucurbita odorata**, família das cucurbitáceas.

Conhecida também como curuá ou melão-de-caboclo, esta trepadeira ornamental fornece frutos cilíndricos e perfumados, medindo cerca de 50 cm de comprimento por 8 cm de largura. A casca, dura e resistente, pode ser amarela, vermelha, alaranjada ou, às vezes, negra. A polpa, comestível cozida ou sob a forma de doces, é amarela como a da abóbora e muito rica em vitamina A.

As sementes achatadas têm propriedades antifebris e emenagogas (promovem ou restabelecem a menstrua-

ção): um punhadinho delas três ou quatro vezes ao dia.

As folhas são consideradas tônicas.

O fruto, bastante utilizado também para a engorda de porcos, exala um aroma muito intenso e agradável, sendo usado para perfumar roupas, casas e até altares de igrejas.

Cuité

Crescentia cujete, família das bignoniáceas.

Conhecido também como árvore-decuia, o cuité é uma árvore baixa, frondosa e de caule tortuoso. Quando frutifica adquire aspeto extremamente interessante e bonito, vergando-se ao peso dos frutos grandes e abundantes.

Esses frutos, chamados cuias, além de muito decorativos fornecem matéria-prima de cor preta utilizada para tingir tecidos.

Suas sementes podem ser comidas cozidas ou assadas, constituindo prato muito apreciado pelos mexicanos.

A polpa dos frutos verdes é expectorante, purgativa e antifebril. Quando madura é usada em cataplasmas, como emoliente.

O cuité ocorre da Amazônia até o Rio de Janeiro e Goiás.

Cupuaçu

Cupuaçu ou cacau-do-peru é o nome comum a duas árvores da família das esterculiáceas, *Theobroma bicolor* e *Theobroma grandiflorum*, encontradas principalmente na região amazônica.

Seus frutos medem cerca de 15 cm de comprimento por 10 cm de largura e pesam 1 quilo. Apresentam casca escura, lenhosa e rugosa, envolvendo polpa carnosa, espessa, aromática, doce e refrigerante, com a qual são preparados sorvetes, doces, compotas e refrescos.

As sementes do cupuaçu são utilizadas como substitutas do cacau, fornecendo produto com a mesma cor, sabor, cheiro e consistência. Esse produto, denominado "cupulate" por alguns, é isento de cafeína — ao contrário do cacau.

Das sementes obtém-se também graxa branca e aromática, praticamente idêntica à manteiga-de-cacau e utilizada com os mesmos fins.

A polpa, de ação diurética, é rica em vitaminas (A, C e do complexo B) e minerais (cálcio, ferro e fósforo). Cem gramas proporcionam 72 calorias. O fruto contém cerca de 81% de água, 14,7% de hidratos de carbono, 1,78% de proteínas e 1,6% de gorduras.

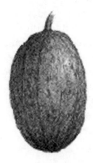

Cutitiribá

Lucuma rivicoa, família das sapotáceas.

Árvore grande, de até 30 m de altura, que fornece madeira de cerne amarelado, própria para construção, dormentes, marcenaria e carpintaria. A casca tem propriedades antidiarréicas.

Os frutos contêm polpa amarela, comestível, doce e saborosa. Apresentam ação antidiarréica, sendo úteis também no combate ao catarro do aparelho respiratório.

Cutitiribá-grande

Lucuma macrocarpa, família das sapotáceas.

Apesar do nome, trata-se de uma árvore pequena (ao contrário do cutitiribá comum); seu fruto porém é grande, justificando a denominação.

É encontrado no estado do Pará, onde é utilizado principalmente para alimentação de porcos, embora seja consumido também, com agrado, pelas pessoas.

A madeira, com as limitações impostas pelas pequenas proporções da árvore, é utilizada em carpintaria e construção civil.

Damasco

Fruto do damasqueiro (*Prunus armeniaca*, família das rosáceas), árvore originária da Ásia e aclimatada no Brasil.

O damasco, também chamado abricó, é calmante, diurético e digestivo.

Do ponto de vista nutricional, possui 86% de água, 12,5% de hidratos de carbono, vitaminas A, B_1, B_2, C e sais minerais (sódio, potássio, fósforo, cálcio e ferro).

As folhas do damasqueiro, em decocção, são úteis, em gargarejos, no combate às afecções da garganta.

Dendê

Fruto do dendezeiro (*Elaeis guineensis* ou *Palma spinosa*, família das palmáceas), palmeira de origem africana, medindo até 15 m de altura, e cujas folhas imensas (até 5 m de comprimento) são utilizadas para cobrir habitações.

Da polpa e da amêndoa do dendê extrai-se o famoso óleo (azeite-de-dendê) que entra na composição de grande variedade de pratos da cozinha baiana. Do resíduo da extração faz-se o catetê e a farofa de bambá, pratos muito apreciados pelos baianos.

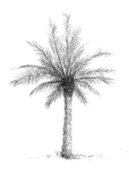

Do ponto de vista nutricional, o dendê fornece 544 calorias por 100 g da parte comestível. Contém cerca de 1,9% de proteínas, 58,4% de lipídios, 12,5% de glicídios, minerais (cálcio, fósforo, ferro). É riquíssima fonte de vitamina A, contendo também vitaminas B_1, B_2, niacina e vitamina C.

Como o azeite-de-dendê é extraído por simples pressão e a frio, o produto fica isento das desvantagens decorrentes de outros processos físicos e químicos que desnaturam e alteram as propriedades biológicas da maioria dos óleos utilizados na alimentação.

Além disso, contém substâncias anticancerígenas, como beta-caroteno e tricotrienol.

Ébano

Diospyros virginiana, família das ebenáceas.

Árvore pequena, que vegeta nas regiões tropicais e subtropicais do Velho e do Novo Mundo, e cuja madeira de cor preta é utilizada para fabricação de móveis e instrumentos musicais. A variedade *Diospyros ebenum*, procedente do Ceilão, é a que proporciona melhor madeira.

O fruto do ébano, redondo como uma ameixa e alaranjado quando maduro, é comido como guloseima após seco e endurecido.

Faia

Fagus sylvatica, família das fagáceas.

Árvore florestal encontrada em todas as regiões temperadas ao norte do Equador, a faia mede até 30 m de altura e apresenta tronco reto e liso, de cor cinzenta. Pode vegetar até a 1.800 m de altitude e atingir 140 anos de idade.

Sua madeira branca, muito dura e resistente, tem numerosas aplicações em marcenaria, construção naval, assoalhos, peças de máquinas, instrumentos musicais etc.

Os frutos, muito apreciados como alimento, são estimulantes do apetite e gozam da fama de diminuir a taxa de colesterol no sangue.

Figo

Fruto da figueira (*Ficus carica*, família das moráceas), arbusto ou pequena árvore originária da Ásia Menor e dos países mediterrâneos.

Conhecida desde os primórdios da humanidade, essa árvore é mencionada inclusive na Bíblia: Adão e Eva esconderam-se do Senhor atrás de uma figueira, com cujas folhas se cobriram, e receberam de Deus um figo cada para se alimentarem no caminho. Para os judeus é a "árvore do conhecimento".

Na grande pirâmide de Gizé, construída há 55 séculos, existem desenhos representando figos. Na mitologia grega assinala-se que Demétria fez brotar uma figueira do chão para dá-la a Phitalas como recompensa por sua hospitalidade. A loba que alimentava Rômulo e Remo, fundadores de Roma, fazia-o sob uma figueira.

O figo pode ser consumido fresco ou seco. O figo seco constitui, aliás, importante artigo de exportação da Itália, Espanha, Califórnia e certas zonas da Ásia Menor.

A parte normalmente considerada como fruto da figueira na realidade não o é: trata-se de um pseudofruto, de uma inflorescência, no interior da qual estão os verdadeiros frutos: pequenos grãos, comumente chamados sementes.

Prós Graças a seu elevado conteúdo em glicose, o figo é alimento de primeira ordem para atletas e esportistas. Camponeses gregos e árabes, assim como estivadores turcos, utilizam-no como alimento básico.

Possui ação laxativa, diurética e digestiva, além de ser útil contra cálculos renais ou biliares. Seu decocto, em gargarejos, é útil no combate a irritações da garganta.

Secos, cozidos com água ou leite, têm ação expectorante e calmante da tosse. Usados dessa maneira combatem também inflamações da boca e das gengivas.

O suco leitoso das folhas e dos ramos, em aplicação tópica, promovem a remoção de verrugas e calos.

A infusão das folhas combate diarréias, disenterias e hemorragias uterinas.

Cem gramas de figo maduro fornecem 69 calorias. O alimento possui cerca de 15,5% de hidratos de carbono, 1,2% de proteínas, 0,2% de gorduras, alguma quantidade de vitaminas (A, C e do complexo B) e vários minerais (em particular cálcio, fósforo e potássio).

Contras Os figos são habitualmente vendidos sulfatados (para conservação), motivo pelo qual devem ser ingeridos sem casca, pois os sulfatos são tóxicos para o organismo humano.

Por serem ricos em açúcar (15,5%), são contra-indicados a diabéticos e em regimes de emagrecimento.

Figo-da-índia

Fruto da figueira-da-índia (*Opuntia ficus indica*, família das cactáceas), planta originária do México.

O figo-da-índia, conhecido também como figo-da-bavária ou figo-da-palma, mede cerca de 8 cm de comprimento e pesa aproximadamente 120 g. Tem formato ovóide e casca verde-amarelada ou avermelhada, recoberta de espinhos. A polpa amarela e doce contém numerosas sementes, também comestíveis.

Quanto ao aspecto terapêutico, pos-

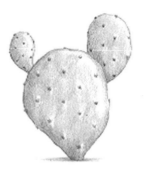

sui ação antidiarréica e antidisentérica, além de propriedades expectorantes, antiasmáticas e sedativas da tosse (inclusive da coqueluche). Com esta finalidade recomenda-se comer o figo assado ao forno. Pode-se também pelar algumas frutas (usar faca e garfo por causa dos espinhos), cortá-las em rodelas e, numa vasilha, cobri-las com açúcar ou mel, deixando-as repousar por uma noite. Na manhã seguinte, coá-las e tomar o caldo às colheradas, ao longo do dia.

Outro bom remédio contra tosses em geral consiste em fender os artículos (segmentos carnosos da planta) ao meio e cobrir com açúcar ou mel o suco mucilaginoso que então se escoa, o qual deve ser tomado ao longo do dia.

A planta, em decocção, tem efeito diurético e sedativo sobre infecções do aparelho urinário (cistites, uretrites).

Do ponto de vista nutricional, 100 g de figo-da-índia fornecem 38 calorias. A fruta contém cerca de 9% de hidratos de carbono, 0,5% de proteínas, nenhuma gordura, alguma quantidade de vitamina C e minerais (em particular fósforo e potássio).

Framboesa

Fruto da framboeseira (*Rubus idaeus*, família das rosáceas), arbusto espinhoso medindo de 30 cm a 2 m de altura, originário dos montes de Ida, na ilha de Creta.

Trata-se de planta conhecida e utilizada pelo homem desde épocas remotíssimas, conforme comprovam escavações arqueológicas e antigos escritos gregos e romanos.

Suas folhas em decocção (30 g para um litro de água) são muito eficazes no combate a diarréias, disenterias, cólicas intestinais, inflamações da boca e garganta (em bochechos ou gargarejos), vulvovaginites, úlceras e feridas.

A raiz tem propriedades diuréticas.

A framboesa costuma ser comida ao natural ou utilizada no preparo de doces, refrescos e xaropes. Tem aspeto semelhante ao da amora, sendo porém maior que esta. É refrescante, laxativa, diurética e útil nas afecções do fígado e da vesícula biliar.

Nutricionalmente contém 85% de água, 13% de hidratos de carbono, vi-

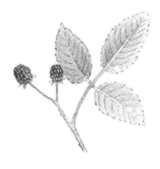

taminas A, C e do complexo B e minerais (cálcio, fósforo, potássio, magnésio, cloro, enxofre e pequeno teor de sódio e ferro).

Fruta-da-condessa

Rolinia deliciosa, família das anonáceas.

Esta parente da fruta-do-conde, com a qual se assemelha, provém de pequenas árvores, encontradas principalmente no Pará, onde vegetam indiferentemente ao sol ou à sombra (preferindo entretanto terrenos baixos e temperatura elevada).

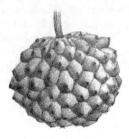

Sua polpa branca, doce e saborosa, envolve sementes de 1 a 2 cm de largura.

Do ponto de vista nutricional, encerra 77,2% de água, 2,8% de proteínas, 0,2% de lipídios, 19,1% de hidratos de carbono, minerais (principalmente cálcio e fósforo) e vitaminas A, C e do complexo B.

Fruta-de-lobo

Solanum lycocarpum, família das solanáceas.

Os frutos desta planta, verdes e do tamanho aproximado de uma maçã, são comestíveis ao natural ou utilizados no preparo de doce muito apreciado.

Terapeuticamente, têm propriedades diuréticas e calmantes.

A fruta-de-lobo é encontrada principalmente em São Paulo, Minas Gerais e Rio de Janeiro.

Contra A fruta, quando verde, pode produzir intoxicação aguda caracterizada por distúrbios digestivos (náuseas, vômitos, diarréia, cólicas intestinais) e neurológicos (tontura, apatia, paralisias, perda de consciência).

Fruta-doce

Leonia glycycarpa, família das violariáceas.

Árvore de até 15 m de altura, natural da Amazônia e conhecida no Pará pelo nome de trapiarana.

Fornece frutas esféricas, amareladas, ásperas e grandes, contendo polpa mole e brancacenta, viscosa, comestível e que envolve até dez sementes do tamanho de avelãs.

Fruta-do-conde

Fruto da pinheira (*Anona squamosa*, família das anonáceas), árvore pequena, de 7 a 8 m de altura, originária das Antilhas, e cujas raízes são altamente purgativas. As folhas, laxativas e diuréticas, são também cicatrizantes e anti-reumáticas.

A fruta-do-conde, conhecida também como ata (Ceará) ou pinha (Bahia), tem esse nome por ter sido importada pelo conde D. Diogo Luís de Miranda, então governador da Bahia (em 1626). No Rio de Janeiro foi introduzida em 1811 por um agrônomo francês, funcionário do reinado de D. João VI, que a trouxe de Caiena. Do ponto de vista nutricional trata-se de alimento rico em hidratos de carbono (25%), água (72%), minerais (particularmente cálcio e fósforo) e vitaminas C e do complexo B.

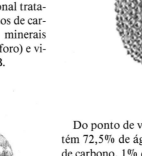

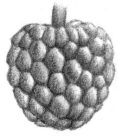

Fruta-pão

Fruto da *Artocarpus incisa* (família das moráceas), árvore originária das Molucas e introduzida no Brasil em 1801, vinda de Caiena, a mando do governador do Pará, que pretendia obter um alimento abundante e barato.

A fruta-pão pode atingir até 2 quilos de peso e costuma ser consumida assada, com um pouco de sal, ou com mel ou melado.

As fatias quentes da fruta, aplicadas sobre furúnculos ou ouvidos inflamados, têm boa ação resolutiva.

As sementes, torradas ou cozidas, são tônicas para o estômago e rins.

A fruta, além disso, tem efeito laxativo.

Do ponto de vista nutricional, contém 72,5% de água, 26% de hidratos de carbono, 1% de proteínas, 0,4% de gorduras minerais (particularmente cálcio e fósforo) e vitaminas do complexo B.

Existem duas variedades de frutapão: a *Artocarpus incisa apyrena*, cujo fruto é desprovido de sementes, e a *Artocarpus incisa seminifera*, cujo fruto, também chamado fruta-pão-de-caroço, contém numerosas sementes (50 a 60), que podem ser comidas assadas ou cozidas.

Frutas secas

As frutas secas não apenas conservam todo o valor nutritivo dos produtos frescos, como ainda concentram muito os nutrientes, uma vez que a dessecação reduz o conteúdo médio de água de 85% para 22%.

Constituem, portanto, alimentos contendo muitos nutrientes em pouco volume, sendo particularmente indicados, portanto, em excursões, grandes caminhadas e outras situações em que essa vantagem seja especialmente interessante.

Contras No processo de secagem, as frutas perdem alguns óleos voláteis (que lhes conferem aroma característico) e se tornam escuras, por causa da oxidação de pigmentos e pela ação do tanino.

A fim de evitar esse escurecimento, a indústria costuma utilizar o anidrido sulfuroso (fumo de enxofre), que tem a vantagem adicional de conservar as frutas durante muito tempo, mantendo inclusive seu brilho característico. Apesar de sua importância industrial, o anidrido sulfuroso pode produzir reações adversas ao organismo, tais como náuseas, queimação, azia, diarréia, dor de cabeça, prostração e anemia.

Além disso, para facilitar a secagem, a fruta precisa estar descascada ou, pelo menos, com as cascas fendidas. Com esta finalidade a indústria costuma utilizar a potassa cáustica ou lixívia de soda, substância corrosiva e prejudicial à saúde.

Outro inconveniente: para evitar que sejam atacadas por fungos, bactérias e outros parasitas, as frutas secas, antes de serem acondicionadas, são fumigadas com gases venenosos, como tetracloreto de carbono (que é cancerígeno), ácido cianídrico, anidrido sulfuroso e outros.

Ver *alimentos industrializados*, em Outros Alimentos.

Ginja-da-jamaica

Fruto da ginjeira-da-jamaica (*Malpighia glabra*, família das malpighiáceas), arbusto ou árvore pequena, com no máximo 6 m de altura, muito ramosa e frondosa. Originária das Antilhas, sul dos Estados Unidos e norte da América do Sul, é cultivada entre nós principalmente no Pará.

A ginja-da-jamaica é um fruto ovóide, vermelho, com 1 cm de diâmetro, contendo três sementes triangulares. Tem ação antidiarréica e pode ser comida crua ou em compota.

Goiaba

Fruto da goiabeira (*Psidium guajava*, família das mirtáceas), árvore de porte médio, com 3 a 6 m de altura, originária do Brasil onde vegeta em quase todo o território nacional. (*Koiab*, em tupi, significa "sementes aglomeradas".)

Encontram-se habitualmente duas variedades de goiaba: a branca e a vermelha.

Do ponto de vista nutricional, a fruta contém cerca de 80% de água, 17,5% de hidratos de carbono e minerais (sobretudo cálcio, fósforo e alguma quantidade de ferro, concentrado nas sementes). Riquíssima em vitamina C (mais concentrada na casca e menos no centro), a goiaba possui também vitaminas A e do complexo B (principalmente niacina).

A goiaba meio verde tem mais vitamina C do que a fruta totalmente madura. (Note-se ainda que a vitamina C, sendo termolábil [sensível ao calor], é destruída na preparação de doces.)

A goiaba (particularmente sem casca e sem sementes) tem acentuada ação antidiarréica. Pode-se comê-la ao natural ou utilizar o seguinte produto: macerar uma goiaba verde em máquina de moer carne, cozinhá-la em água durante 15 minutos e, em seguida, coar a massa gelatinosa resultante em guardanapo.

A goiaba é eficaz também no combate a tosses e males do aparelho respiratório.

As folhas da goiabeira e os brotos de goiaba, em decocção, são muito úteis no combate a diarréias, agindo também contra hemorragias uterinas e na incontinência urinária.

Na Bahia a goiaba é conhecida como araçá.

Goiaba-azeda

Conhecida também como araçá-azedo, essa fruta, comestível e de sabor ácido, é de uma árvore natural da Amazônia (*Psidium densicomum*), da mesma família que a goiabeira comum.

Goiaba-preta

Ou puruí. Fruta produzida por árvore de porte médio (*Alibertia edulis*, família das rubiáceas), comum na Amazônia.

A goiaba-preta, comestível, refrigerante e estomáquica, é utilizada no preparo de um xarope de uso freqüente na região amazônica.

Goiaba-serrana

Feijoa sellowiana, família das mirtáceas.

Árvore do tamanho médio, encontrada no Rio Grande do Sul, cujos frutos verdes, com cerca de 5 cm de comprimento, contêm de vinte a trinta sementes. Sua polpa é espessa, muito aromática, abundante e de sabor muito apreciado.

A goiaba-serrana é conhecida também como feijoa ou araçá-do-riogrande.

Grapefruit

Fruto da *Citrus decumana* (família das rutáceas), árvore de 3 a 4 m de altura, originária da Malásia.

A *grapefruit*, ou pomelo, assemelha-se a uma grande laranja, do tamanho aproximado de um melão, com casca grossa, amarelo-esverdeada, e polpa suculenta de sabor ácido e amargo, pouco apreciado entre nós.

Existem pelo menos duas variedades de *grapefruit*: a de caldo branco e a de caldo avermelhado.

A casca é utilizada para feitura de doces.

A polpa geralmente é consumida com açúcar: depois de cortada, cobre-se a

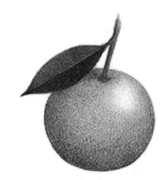

fruta com açúcar e deixa-se de um dia para outro, para que o açúcar penetre e adoce a polpa. É tônica, aperiente, estomáquica e útil no combate a afecções urinárias.

É eficaz também para baixar o nível de colesterol, melhorar o funcionamento intestinal e aliviar colites.

Do ponto de vista nutricional, a *grapefruit* contém 90% de água, 9,5% de glicídios, minerais (principalmente cálcio e fósforo) e vitaminas C e do complexo B.

escura escamosa e espinhosa. A polpa branca, suculenta, lactescente e muito aromática é comida ao natural ou sob a forma de refrescos e sorvetes.

Do ponto de vista nutritivo a graviola contém 82% de água, 15% de hidratos de carbono, 1,5% de proteínas, 0,5% de gorduras, minerais (principalmente cálcio e fósforo) e vitaminas C e do complexo B.

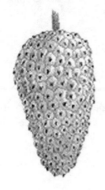

Gravatá-de-rede

Ananas sagenaria, família das bromeliáceas.

Desta variedade de gravatá são aproveitadas principalmente as folhas adultas, que fornecem filamentos de celulose muito finos, brilhantes, longos (com até 1,60 m de comprimento) e extremamente fortes. Esses filamentos são empregados para tecer fios de grande resistência, utilizados em artefatos de pesca: redes, tarrafas, fios etc.

Os frutos são grandes e aromáticos, de sabor levemente ácido, e seu formato lembra o de uma lâmpada elétrica.

As flores e brotos têm ação antiespasmódica, antidiarréica e contra aftas (também encontrada nos frutos verdes), anti-reumática, antidiabética (sob a forma de chá), antinevrálgica, antitussígena e diurética.

A graviola-do-norte é conhecida também como araticum-de-comer, araticum-do-grande, jaca-de-pobre, coração-de-rainha.

Graviola-do-norte

Fruto da *Anona muricata* (família das anonáceas), árvore de até 10 m de altura, encontrada principalmente na Amazônia, Venezuela, América Central e Antilhas.

A graviola tem formato ovóide e pode atingir 30 cm de comprimento e até 3 quilos de peso. Tem casca verde-

Groselha

Fruto de um arbusto da família das rosáceas, originário das regiões setentrionais da Europa e que apresenta duas variedades: *Rubus rubrum* (groselha-vermelha) e *Rubus nigrum* (groselha-preta).

Fruta de mesa, a groselha é também empregada em confeitaria e na indústria de bebidas licorosas e refrigerantes.

É tônica, digestiva, descongestionante do fígado, fluidificante sanguínea, antifebril, anti-reumática e ativadora da circulação.

Do ponto de vista nutritivo contém 85% de água, 12% de hidratos de carbono, minerais (notadamente cálcio e fósforo), vitaminas A, C e do complexo B.

A groselha-preta, conhecida também como cassis, é empregada na fabricação de licor do mesmo nome.

Em qualquer supermercado, empório, venda ou boteco do Brasil podemos, com a maior facilidade, encontrar a bebida "groselha". No entanto, quantas groselheiras você já viu? Nenhuma, porque essa planta praticamente não existe entre nós. E quantas garrafas de "groselha"? Perdeu a conta, não é mesmo?

De onde vem então a fruta para serem feitas tantas e tantas garrafas da famigerada bebida? De lugar nenhum, simplesmente porque a bebida "groselha" no Brasil, beberagem da pior espécie, constituída por açúcar e corantes artificiais, nada absolutamente tem a ver com o fruto que lhe dá o nome.

Groselha-da-índia

Também chamada ginja ou pitanga-branca, a groselha-da-índia é o fruto de uma árvore da família das euforbiáceas (*Phyllanthus acidus*) cuja madeira, quase branca, é resistente e muito durável.

A casca da árvore, em decocção, é útil contra o catarro das vias respiratórias, enquanto as raízes e sementes são purgativas.

A groselha-da-índia não é comestível crua, sendo empregada no preparo de compotas, geléias, doces em geral, refrescos e picles.

Groselha-espinhosa

Fruto de um pequeno arbusto da família das saxifragáceas (*Ribes grossularia*), a groselha-espinhosa mede de 1 a 2 cm de diâmetro e, quando verde, tem sabor acre e adstringente, sendo usada como tempero de carne e peixe. Quando madura tem sabor agridoce.

Grumixama

Fruto da grumixameira (*Eugenia brasiliensis*, família das mirtáceas), árvore de até 6 m de altura e cuja madeira branca ou amarelada, dura e compacta, é empregada em marcenaria e caixotaria. A casca e as folhas são adstringentes, diuréticas e anti-reumáticas.

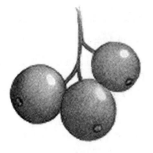

As grumixamas são arroxeadas, com manchas vermelhas, e possuem duas ou três sementes; medem cerca de 2 cm, têm sabor ligeiramente ácido e são comidas ao natural ou sob a forma de refrescos, doces e conservas.

São Paulo, Minas, Goiás e Mato Grosso. Produz frutos pequenos, amarelos, aromáticos e comestíveis.

A casca da árvore, bem como as folhas, são utilizadas em infusão contra diarréias e inflamações da bexiga (cistites). Além disso, têm ação antifebril.

Do ponto de vista nutricional, a guabiroba possui 82% de água, 14% de hidratos de carbono, minerais (particularmente cálcio, fósforo e ferro) e vitaminas A, C e do complexo B.

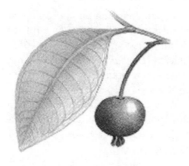

Guabiroba

Designação comum a mais de uma dezena de espécies da família das mirtáceas, entre as quais se encontra a *Campomanesia corymbosa*, planta de pequeno porte (no máximo 1 m de altura) que vegeta espontaneamente em

Guajará

Por esse nome são conhecidas duas árvores da família das sapotáceas, encontradas no norte do país.

A *Chrysophyllum excelsum* chega a medir 20 m de altura, tem caule reto e é muito frondosa. Seus frutos, muito gosmentos, são comestíveis crus e, principalmente, após cozidos.

A *Lucuma dissepala*, tão alta quanto a anterior, produz frutos comestíveis grandes (do tamanho aproximado de uma laranja), mais ou menos globosos, contendo várias sementes.

Guajiru

Licania incana, família das rosáceas.

Arbusto encontrado na Amazônia, Rio de Janeiro e Minas Gerais, com o qual se costumam fazer cercas vivas.

Produz frutos comestíveis de cor rósea e depois arroxeada, de casca adstringente e polpa branca adocicada contendo caroço oval.

O guajiru é também conhecido como ajuru ou milho-preto-cozido.

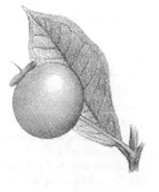

Guajuru

Chrysobalanus icaro, família das rosáceas.

Vegetal cujo tamanho varia desde arbustos rasteiros até árvores grandes, com 10 m de altura.

A casca cozida do guajuru é utilizada pelos pescadores para endurecer as redes e torná-las mais duradouras e resistentes.

Outro uso curioso e até folclórico da planta é aquele feito com o suco obtido de suas raízes e folhas: devido a sua forte adstringência, algumas mulheres utilizam-no em aplicações nos genitais, a fim de simular a virgindade.

O fruto, de polpa branca, adocicada e adstringente, é comestível, sendo consumido ao natural ou sob a forma de conservas e doces.

Nutricionalmente, o guajuru encerra 85% de água, 12,5% de hidratos de carbono, minerais (particularmente cálcio e fósforo), vitaminas do complexo B e alguma quantidade de vitamina C.

olho humano. Cada cacho pode conter mais de uma centena de frutos.

São descritas duas variedades: a *Paullinia cupana* var. *sorbilis* e a *Paullinia cupana típica*, a qual fornece flores e frutos maiores que a primeira (com o dobro e até o triplo do tamanho).

As sementes do guaraná contêm dois alcalóides: a cafeína (na proporção de 4,5% nas sementes secas) e a teobromina, encontrados também nas raízes, no caule, nas folhas e nas flores da planta.

Tais sementes, torradas, moídas e reduzidas a pó, têm propriedades euforizantes e revigorantes. Para essa finalidade, são socadas com água até obter-se massa homogênea, macia, plástica e de cor cinzenta. Essa massa escurece com o tempo e adquire consistência extremamente dura, sendo levada ao sol e posteriormente ao fumeiro. Nos locais de origem costuma ser ralada com o osso hióide do peixe amazônico pirarucu.

O refrigerante de guaraná é preparado com xarope feito com a fruta e que, posteriormente, é modificado, diluído e gaseificado.

Guaraná

Paullinia cupana, família das sapindáceas.

Arbusto trepador cujas frutas, dispostas em cachos, são vermelhas quando maduras e pretas depois de secas. Essas frutas medem pouco mais de 1 cm de diâmetro e contêm uma ou duas sementes negras, com a metade inferior recoberta por arilo branco e espesso, que lhes dão o aspecto de um

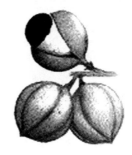

O guaraná é planta nativa do Brasil (Amazônia), da Venezuela (Alto Orinoco) e das Guianas, sendo cultivado também, atualmente, em algumas regiões do estado de São Paulo.

Prós As sementes do guaraná produzem maior vivacidade, maior entusiasmo e maior disposição geral. Além disso, são afrodisíacas, redutoras do apetite, preventivas da arterioesclerose, desinfetantes intestinais, antitérmicas e antiflatulentas. Combatem também a dor de cabeça (inclusive a da enxaqueca).

Contras Devido à grande quantidade de alcalóides, as sementes do guaraná atuam excitando o sistema nervoso central, podendo produzir hiperexcitabilidade nervosa e insônia. Podem também ocasionar dependência.

Guariroba

Barbosa pseudococcus, família das palmáceas.

Conhecida também como palmito-amargoso ou coco-amargoso, a guariroba é uma palmeira ornamental, de tronco reto e anelado, chegando a medir 15 m de altura.

Os frutos apresentam um espinho rijo na ponta e não são comestíveis, embora contenham água de paladar muito agradável.

Ibabiraba

Britoa triflora, família das mirtáceas.

Conhecida também como ubucaba, esta árvore nativa do Pará produz frutos redondos e marrons (do tamanho de uma cereja), contendo polpa mole, comestível e de sabor doce.

As folhas trituradas com os dedos exalam odor característico, sendo usadas em escalda-pés para aliviar a dor de cabeça.

Indaiá-açu

Por esse nome são conhecidas três espécies da família das palmáceas. Uma delas, a *Pindarea fastuosa*, tem caule imponente, de 5 a 8 m de altura e 30 a 40 cm de largura, e folhas de até 1,70 m de comprimento. É freqüente nas matas do Corcovado, na Gávea e serra do Mar.

Os frutos esverdeados, de polpa carnosa e comestível, são revestidos por fibras. Antigamente eram vendidos nas ruas do Rio de Janeiro.

Imbaúba

Nome comum a mais de cinqüenta espécies do gênero *Cecropia*, da família das moráceas. São árvores altas, com 10 a 25 m de altura, muito freqüentadas pelo bicho-preguiça, que parece alimentar-se de seus frutos ou brotos. Vegetam principalmente na Amazônia, dispostas em grupos, constituindo os imbaubais.

A casca da árvore fornece fibra boa para estopa e fabricação de cordas. Suas folhas, extremamente ásperas, servem como lixa para polir madeira.

Os troncos são empregados na construção de jangadas e flutuadores; a madeira serve para lenha, caixotes e palitos de fósforo.

A polpa da madeira fornece ótima celulose para papel.
O fruto, comestível, é semelhante ao figo e tem aspeto digitiforme.
A imbaúba é conhecida também como embaúba, imbuíba, umbaúva, árvore-da-preguiça, pau-de-lixa.

Ingá

Sob este nome genérico são conhecidas mais de duzentas espécies da família das leguminosas, originárias do Brasil. O nome, de origem indígena, significa "embebido", "empapado", provavelmente devido à polpa doce e mole, rica em água, que envolve as sementes.

Os ingás são geralmente encontrados à beira de cursos de água. Suas flores extremamente melíferas costumam ser muito freqüentadas por abelhas. A casca da árvore, bastante adstringente, quando cozida é utilizada no combate a diarréias e no tratamento de feridas e úlceras crônicas.

Os frutos são vagens esverdeadas contendo sementes escuras envoltas por polpa branca, doce, saborosa e muito refrescante, de ação levemente laxativa.

Segundo Tabela de Composição de Alimentos da Secretaria de Planejamento da Presidência da República, 100 g da parte comestível do ingá (*Inga specie*) contêm: 83,0 g de água, 1,0 g de proteínas, 0,1 g de lipídios, 15,5 g de glicídios, 1,2 g de fibras, 0,4 g de cinzas, 21 mg de cálcio, 20 mg de fósforo, 0,9 mg de ferro, 0,04 mg de vitamina B, 0,06 mg de vitamina B_2, 0,4 mg de niacina e 9 mg de vitamina C.

Itaúba

Por esse nome são conhecidas várias plantas da família das lauráceas, algumas das quais, como a itaúba-verdadeira (*Silvia itauba*) e a itaúba-vermelha (*Mezilaurus itauba*), encontradas na região amazônica, produzem frutos comestíveis (porém de forte sabor resinoso).

A madeira de muitas espécies é imputrescível e excelente para construção de embarcações.

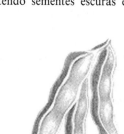

Itu

Dialium divaricatum, família das leguminosas-cesalpiniáceas.

Conhecido também como jataípeba, o itu é árvore alta, com cerca de 20 m de altura, cujo fruto é uma vagem de polpa comestível e sabor muito semelhante ao da uva-passa.

A casca da árvore, considerada medicinal, é utilizada no tratamento de gota e processos reumáticos.

A madeira, muito pesada, é utilizada em construção civil, obras externas, dormentes e vigamentos.

Ituá-mirim

Designação comum a duas plantas da família das gnetáceas, encontradas na Amazônia.

Uma delas (*Gnetum thoa*) produz frutos contendo semente comestível depois de assada. A casca desses frutos é recoberta por uma camada de pêlos que provocam irritação na pele e nas mucosas, devendo-se pois evitar tocá-los.

O tronco e os ramos fornecem fibras resistentes, próprias para confecção de cordas e tecidos.

Jabuticaba

Fruto da jabuticabeira (*Myrciaria cauliflora*, família das mirtáceas), árvore originária do Brasil e da qual existem numerosas espécies.

A jabuticabeira tem características interessantes: plantada isoladamente desenvolve-se pouco e praticamente não produz frutos; ao lado de outras, desenvolve-se soberbamente, produzindo em abundância as conhecidíssimas e muito apreciadas jabuticabas. As flores e os frutos nascem diretamente do caule, dos ramos e até mesmo das raízes descobertas.

A casca da árvore e da própria fruta, em decocção, tem propriedades antidiarréicas e anti-hemorrágicas. Em gargarejos, é eficaz contra afecções agudas e crônicas da boca e da garganta.

Com os frutos costumam-se preparar geléias e vinhos.

A jabuticaba tem cerca de 88% de água, 11% de hidratos de carbono, minerais (cálcio, ferro, fósforo), vitaminas C e do complexo B (particularmente niacina).

Jabuticaba-branca

Myrciaria aurea, família das mirtáceas.

Árvore da região da mata atlântica, com até 3 m de altura, que frutifica no mês de janeiro e produz frutos comestíveis verde-claros, com cerca de 2 cm de diâmetro, contendo até quatro sementes.

A jabuticaba-branca é considerada eficaz no combate a diarréias e afecções do aparelho respiratório.

Jabuticaba-do-cerrado

Mouriria pusa, família das melastomatáceas.

Arbusto de folhas grandes, elíticas,

que produz frutos pretos do tamanho de uma ameixa, muito apreciados. É conhecido também como mandapuçá ou manapuçá.

Jaca

Fruto da jaqueira (*Artocarpus integra*, família das moráceas), grande árvore originária da Ásia (o nome jaca vem do malaio *chakka*) e muito bem aclimatada no Brasil, onde é encontrada em abundância. O tronco pode medir até 20 m de altura e mais de 1 m de diâmetro, sustentando copa densa, de folhagem verde-escura.

considerada afrodisíaca. A casca da raiz tem propriedades antidiarréicas.

Do ponto de vista nutricional, é fruta de alto valor: além de grande quantidade de água (82%), contém ainda 2,7% de proteínas, 13,5% de hidratos de carbono, minerais (cálcio, fósforo, iodo, cobre e, particularmente, ferro, o qual é mais concentrado nas sementes) e vitaminas A, C e do complexo B.

A jaca, habitualmente considerada como fruto, na realidade é imenso sinantocarpo (concrescência de vários frutos contíguos em desenvolvimento, produzindo uma infrutescência) com numerosas "sementes", que são os frutos verdadeiros.

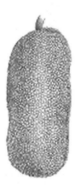

Jambo

Fruto do jambeiro, bela e frondosa árvore da família das mirtáceas (gênero *Eugenia*) e da qual existem várias espécies: jambo-bravo, jambo-do-mato, jambo-rosa, jambo-vermelho, jambo-branco ou jambo-d'água.

O jambo tem perfume delicado e agradável, porém seu paladar é insosso.

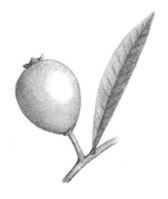

Existem diversas variedades de jaca, distinguindo-se dois tipos principais: a jaca-mole e a jaca-dura. A mole é geralmente menor e mais doce que a dura, que chega a pesar mais de 20 quilos.

Além da polpa, são comestíveis também as sementes da jaca (assadas ou cozidas).

A fruta é muito recomendada contra tosses em geral. Além disso é diurética, estimulante do organismo e

Do ponto de vista nutricional, contém cerca de 85% de água, 13% de hidratos de carbono, minerais (cálcio, fósforo, ferro) e vitaminas A, C e do complexo B.

Jambolão

Fruto de árvore de grande altura (*Eugenia jambolana*, família das mirtáceas), originária da Índia e aclimatada no Brasil.

O jambolão, ou jamelão, tem formato redondo, cor roxa e sabor agradável, embora adstringente ("pega" na boca).

Prós O pó das sementes do jambolão é considerado antidiabético muito eficaz.

Nutricionalmente, a fruta contém 82% de água, 16% de hidratos de carbono, minerais (particularmente fósforo) e vitaminas (sobretudo vitamina C).

Contra As frutas, quando espremidas, expelem um corante roxo que mancha as mãos e as roupas.

co sementes grandes, envoltas por substância farinácea compacta, amarela e comestível (apreciada sobretudo pelas crianças).

Nutricionalmente, 100 g da parte comestível fornecem 115 calorias, quase 70 g de água e cerca de 30 g de hidratos de carbono. A fruta contém ainda minerais (notadamente cálcio e fósforo) e vitaminas A, C e do complexo B.

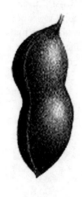

Jatobá

Fruto de árvore grande e copada, da família das leguminosas-cesalpináceas, e da qual existem várias espécies: jatobá-do-campo, jatobá-da-serra, jatobá-vermelho, jatobá-da-catinga.

O tronco e os ramos exsudam resina (o copal) que é utilizada, entre outras aplicações, na fabricação de verniz.

A madeira da árvore, dura, é empregada em construção civil, carpintaria e carroçaria.

Os jatobás são vagens de casca dura, marrom, e contêm quatro ou cin-

Jenipapo

Fruto do jenipapeiro (*Genipa americana*, família das rubiáceas), árvore bonita e elegante, com até 15 m de altura, possuindo ramos numerosos e fortes e copa grande e arredondada. Sua madeira tem emprego em construção civil, marcenaria, carroçaria e na fabricação de pequenos objetos (ferramentas, colheres, coronhas de espingarda etc.).

Os jenipapos têm forma e tamanho de uma laranjinha; quando maduros apresentam cor marrom e contêm polpa comestível, amarela, de sabor agri-

FRUTAS **201**

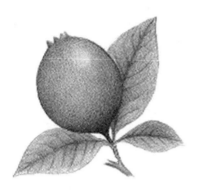

O jerivá, conhecido também como coco-de-cachorro, coco-de-porco, pindó e cheribão, é uma frutinha apreciada principalmente por crianças e animais. Trata-se de coquinho ovalado, de até 3 cm de comprimento, com casca amarelo-pardacenta, contendo polpa amarelada e fibrosa, suculenta e adocicada, envolvendo uma semente.

Juá

doce e adstringente. Com eles são preparados doces, vinhos, licores e refrescos (as jenipapadas).

Os índios ainda usam o suco de jenipapo não-amadurecido para pintar o corpo. Em artes domésticas é utilizado para pintura de vários objetos, principalmente de palha. (O nome jenipapo, aliás, provém do tupi-guarani *nhandipab = jandipab*, que significa "fruta que serve para pintar".)

Do ponto de vista medicinal, o jenipapo é considerado diurético, afrodisíaco, antidiarréico, antiemético (contra vômitos), antiasmático, antianêmico (devido ao elevado teor em ferro) e útil contra males do fígado.

Sob o aspeto nutricional, contém 70% de água, 5,5% de proteínas, 5,5% de hidratos de carbono, grande quantidade de minerais (notadamente cálcio, fósforo e ferro) e de vitaminas (em particular A, C e niacina).

Fruto do juazeiro (*Zizyphus joazeiro*, família das ranáceas), bela árvore brasileira, encontrada nas caatingas e sertões do Nordeste (principalmente no Ceará), que chega a medir mais de 10 m de altura e tem extraordinária resistência à seca da região, conservando a umidade mesmo em épocas de grande inclemência.

Fornece sombra acolhedora, folhas ricas em água, que mitigam a sede do gado, e madeira boa para marcenaria e construção de mourões. A casca da árvore é adstringente e antifebril, possui ação tônica sobre os cabelos e é útil em várias moléstias da pele.

Os juás têm cor amarelada e o tamanho de cerejas. Fornecem 79 calorias por 100 g da parte comestível e contêm 78% de água, 20% de hidratos de carbono, minerais (principalmente cálcio e fósforo) e vitaminas A, C e do complexo B. Terapeuticamente, são estomáquicos.

Jerivá

Fruto do jeribazeiro (*Arecastrum romanzoffianum*), palmácea que mede até 30 m de altura e produz praticamente o ano todo.

Jujuba

Ziziphus vulgaris ou *Ziziphus jujuba*, família das ranáceas.

Esse gênero compreende cem espécies, procedentes da América tropical, África e Austrália. Trata-se de pequenas árvores ou arbustos espinhosos, com os troncos e ramos recobertos por córtex marrom.

A espécie *Ziziphus vulgaris* é nativa do leste do Mediterrâneo. Seus frutos, do tamanho de azeitonas, são bem vermelhos e, quando maduros, doces e suculentos, podendo ser comidos ao natural ou sob a forma de refrescos. Secos tornam-se ainda mais doces e são consumidos como alternativa a figos e tâmaras. A polpa é ligeiramente laxativa.

A jujuba é conhecida também como jujubeira, açofeifa ou anáfega.

Jutaí

Por esse nome são conhecidas várias plantas do gênero *Hymenacea*, família das leguminosas-cesalpiniáceas, que fornecem madeira boa para construção civil e naval, postes, carroçaria, marcenaria e carpintaria.

A casca das árvores serve para curtume.

Os frutos comestíveis, muito utilizados para alimentação de porcos, têm polpa doce e mucilaginosa, de ação laxativa.

Kinkan

O kinkan é o fruto de um dos tipos de cunquateiro, árvore frutífera e ornamental descrita desde o século XVIII (a palavra *kumquat* é de origem chinesa e significa "laranja de ouro").

São conhecidas quatro espécies de cunquateiro: *kumquat meiwa, kumquat hong-kong, kumquat marumi* e *kumquat nagami*.

Esta última (*Fortunella margarita*, família das rutáceas) produz o kinkan, conhecido também como laranja-jabuticaba ou laranja-cumquat.

Trata-se de árvore de pequeno porte ou arbusto, muito ornamental, que é encontrado com freqüência em parques e jardins.

Os kinkans são frutos amarelo-alaranjados, oblongos ou esféricos, de casca espessa e carnosa contendo óleo aromático levemente picante; a polpa possui suco de sabor ligeiramente ácido e contém de três a cinco sementes.

De sabor delicado, os kinkans podem ser consumidos *in natura* (com a casca, que lhes confere sabor peculiar) ou sob a forma de doces e conservas.

Kiwi

Fruto de uma trepadeira da família das actinidáceas (*Actinidia chinensis*), originária da Ásia. Pode ser esférico, ovóide ou alongado, e tem casca

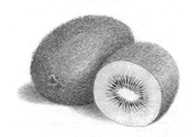

marrom recoberta de pêlos curtinhos e macios. Internamente o kiwi tem um aspeto muito bonito, radiado e de cor verde.

Até o começo deste século era apenas uma planta selvagem, crescendo em colinas e montanhas da China. Só a partir de 1900 começou a ser cultivada, tendo sido introduzida na Nova Zelândia, Estados Unidos, Europa e, muito recentemente, entre nós.

Ainda são poucos os dados acerca dessa fruta de sabor exótico, que gosta de climas frios (temperaturas iguais ou menores de 15°C) e muita água.

O pH do kiwi gira em torno de 3,5 e sua composição média é a seguinte: 10% de hidratos de carbono, 1% de proteínas, 0,5% de gorduras, 2% de fibras, minerais (cálcio, cloro, magnésio, nitrogênio, fósforo, potássio, sódio, enxofre) e grande quantidade de vitamina C (200 mg por 100 g da fruta fresca, ou seja, sete vezes mais que o limão e trinta vezes mais que a maçã e a pêra). Os italianos chamam-no *planta della salute*.

Do ponto de vista medicinal, o kiwi é usado contra arterioesclerose, gota, reumatismo e tumores vários. Tem ação aperiente e laxativa, bem como na prevenção de calculose renal por oxalato de cálcio.

Lacunária

Por esse nome são conhecidas várias plantas da família das quiináceas (*Lacunaria grandiflora, Lacunaria jenmani, Lacunaria pauciflora*), naturais da região amazônica e cujos frutos têm polpa adocicada e comestível.

Laranja

Fruto da laranjeira, designação comum a várias espécies do gênero *Citrus* (família das rutáceas), originárias da Ásia. Seu uso remonta a dois séculos antes de Cristo, de acordo com escritos chineses. Na Europa, as primeiras referências à laranja datam do século XV. Foi trazida à América por Colombo.

No Brasil há uma grande variedade de tipos de laranja, tais como baía, pêra, seleta, lima, da-terra etc.

É consumida ao natural ou sob a forma de sucos, vinhos, licores e doces (para os quais se costuma utilizar a laranja-da-terra, conhecida também como laranja-amarga).

À laranja são atribuídas inúmeras propriedades medicinais: é considerada aperiente, estomáquica, digestiva, laxativa, diurética, sedativa, antiartrítica e antigotosa.

Mesmo as laranjas ácidas são eliminadas como radicais alcalinos e têm ação alcalinizante sobre o organismo, combatendo estados de acidose e favorecendo a eliminação de ácido úrico.

Como laxativo, a laranja deve ser comida inteira, com bagaço (sem casca nem sementes, naturalmente).

O chá preparado com as folhas da laranjeira é antifebril, antitussígeno e sedativo.

As flores produzem a conhecida água-de-flor-de-laranjeira, calmante para os nervos e muito utilizada no combate à insônia. Também contra insônia, ferver um punhadinho de flores frescas ou secas e adoçar com mel (opcionalmente); tomar antes de deitar.

Uma alimentação rica em laranjas ou frutas cítricas em geral reduz o risco de câncer de pâncreas.

Do ponto de vista nutricional, a laranja contém 88% de água, 12% de hidratos de carbono, minerais (cálcio, fósforo, magnésio, enxofre, silício) e vitaminas A, B e C.

O alto teor de vitamina C na laranja é bem ilustrado pelo conhecido episódio da retirada da Laguna, na guerra do Paraguai: as tropas brasileiras, a ponto de serem totalmente dizimadas pelo escorbuto, foram salvas do flagelo ao encontrarem um pomar repleto de laranjeiras carregadas.

Lechia

Nephelium litchi, família das sapindáceas.

Árvore originária das regiões quentes da China e da Índia e que foi introduzida no Brasil pelo Jardim Botânico do Rio de Janeiro, ao tempo de sua fundação, no século passado.

A lechia pode medir até 10 m de altura e produz frutos amarronzados,

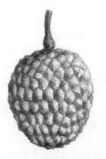

dispostos em cachos, e cuja polpa branca, de aspeto gelatinoso, tem aroma e sabor muito apreciados (semelhantes ao do abiu).

Esses frutos, ricos em hidratos de carbono, minerais (notadamente ferro) e vitaminas (sobretudo vitamina C), têm propriedades diuréticas e antifebris e são úteis contra doenças do fígado.

Licuri

Cocos coronata, família das palmáceas.

Palmeira de espique reto, com até 10 m de altura, e cujas folhas, medindo até 3 m de comprimento, são usadas para fabricação de chapéus, cordas, esteiras, cestos e outros utensílios.

Os frutos, comestíveis, contêm polpa suculenta e mucilaginosa, envolvendo amêndoa branca e oleaginosa, também comestível.

Lima

Fruto da limeira, árvore da família das rutáceas, originária da Ásia, e da qual são muito conhecidas duas espécies: a *Citrus bergamita* (lima-da-pérsia) e a *Citrus limetta* (lima-de-umbigo).

A lima é uma fruta muito doce, embora a película entre os gomos tenha sabor acentuadamente amargo. É consumida ao natural e também utilizada para a confecção de um doce muito delicado: o melindre.

Do ponto de vista medicinal, a lima goza de imenso prestígio: é diurética, sedativa, antifebril e eficaz no combate às moléstias da pele. Além disso, ao contrário dos demais tipos de laranja, é excelente no tratamento de gastrites e úlceras duodenais.

O chá preparado com cascas de lima é muito útil contra flatulência, podendo ser usado com sucesso para bebês.

Sob o aspeto nutricional a lima contém 88% de água, 10% de hidratos de carbono, vitaminas B e C e minerais (sódio, potássio, cálcio, fósforo).

Limão

Fruto do limoeiro (*Citrus limonum*, família das rutáceas), árvore originária da Índia e muito bem aclimatada no Brasil.

Existem muitas variedades de limão, entre as quais podemos citar: limão-galego (*Citrus medica*), limão-cravo (*Citrus bigaradia*), limão-francês (*Triphasia aurantiola*, de cor vermelha) e limão-doce (*Citrus limonum edulis*, de sabor doce, praticamente sem nenhuma acidez ao paladar).

Além do amplo emprego culinário, o limão tem ainda inúmeras outras aplicações, seja sob o aspecto medicinal, nutritivo ou doméstico.

Do ponto de vista medicinal, apesar de ácido à ingestão, tem ação alcalinizante no organismo.

É antifebril, diurético, antiartrítico, antigotoso, anti-hemorrágico. Combate obesidade, enxaqueca, hipertensão arterial, arteriosclerose, cistite, calculose renal e hepática e várias moléstias da pele. É tônico dos cabelos.

Contra náuseas e vômitos recomenda-se cheirar um limão cortado.

Para tratamento de soluços preconiza-se tomar uma colher de sopa do suco.

Em casos de estomatites e dores de garganta, é utilizado como colutório: diluir o suco de um limão numa colherinha de água morna e fazer bochechos ou gargarejos várias vezes ao dia.

No combate a vários problemas crônicos (obesidade, hipertensão arterial, arteriosclerose, artritismo, gota etc.) pode-se recorrer ao "tratamento pelo limão", que consiste no seguinte: no primeiro dia toma-se o suco de um limão galego; no segundo dia, o suco de dois limões; no terceiro, o suco de três; e assim por diante até chegar ao décimo dia, com o suco de dez limões. A partir daí vai-se decrescendo: no 11º dia toma-se o suco de nove limões; no 12º dia, o suco de oito limões etc., até encerrar o tratamento, com o suco de um limão no 19º dia.

Nesse tratamento, o suco deve ser tomado puro, pela manhã, ao menos uma hora antes da primeira refeição. Crianças até dez anos devem reduzir o tratamento até, no máximo, cinco limões. (Alguns autores preconizam, para o adulto, a continuação do tratamento até chegar a 21 limões diários, para então iniciar a fase decrescente.)

Para usos domésticos o limão é eficaz na limpeza de objetos de chumbo ou cobre e de talheres com cheiro de peixe ou cebola.

Para se remover ferrugem e manchas de tecidos deve-se cobri-los com mistura de sal e suco de limão, enxaguando depois de meia hora.

Para manter o brilho das cores e a suavidade dos tecidos de seda, após lavados e enxaguados, imergi-los em solução com um litro de água e o suco de um limão.

Na ausência de um dentifrício, usa-se suco de limão para limpar os dentes, desinfetar a boca e purificar o hálito.

O limão constitui ainda desodorante corporal de primeira linha: algumas gotas do suco aplicadas nas axilas ou em outras partes do corpo substituem vantajosamente os desodorantes industriais.

Do ponto de vista nutricional, o limão contém 90% de água, 8,5% de hidratos de carbono, minerais (cálcio, fósforo, ferro, magnésio, manganês, potássio, sódio) e vitaminas C e do complexo B.

Maçã

Fruto da macieira (*Pyrus malus*, família das rosáceas), árvore histórica, cultivada desde tempos imemoriais e celebrizada pelo episódio da tentação no Paraíso, segundo relata a Bíblia. São conhecidas atualmente cerca de 4.000 variedades de maçã, que na prática podem ser agrupadas em apenas duas: as que servem como alimento e as que são utilizadas na fabricação de bebidas.

A maçã pode ser comida crua (ao natural), cozida ou sob a forma de doces e geléias. Com ela são preparados também xaropes, refrigerantes, vinagres e a famosa sidra, bebida fermentada, considerada muito eficaz contra gota e cálculos urinários.

Do ponto de vista nutricional, a maçã contém cerca de 85% de água, 10% de hidratos de carbono, 0,5% de proteínas, grande quantidade de vitaminas do complexo B, alguma quantidade de vitaminas A e C, e vários sais minerais: fósforo, potássio, sódio, magnésio, enxofre, cálcio, silício e ferro.

Os nutrientes da fruta concentram-se na casca e nas porções próximas a ela. Como, entretanto, para seu cultivo, são empregadas grandes quantidades de agrotóxicos, recomenda-se comê-la descascada.

Do ponto de vista medicinal, a maçã é antidiarréica (a casca, entretanto, é laxativa, por conter celulose), anti-hemorroidária, antigotosa, anti-reumática, antiácida, aperiente, diurética, calmante, sonífera, antigripal (e problemas respiratórios em geral), depurativa e digestiva.

Por conter pectina, age também protegendo a mucosa do aparelho digestivo. O tanino contido na casca confere-lhe ação antipútrida e desodorizante intestinal.

A maçã é ainda desintoxicante, sendo utilizada em casos de tabagismo, alcoolismo e intoxicação por carne, queijo e outros alimentos excessivamente gordurosos. Pode-se utilizar então a "dieta da maçã", que consiste em ingerir três a cinco maçãs ao dia, distribuídas em três a cinco refeições, durante três a sete dias ou mais, de acordo com o caso (até duas ou três semanas); após o segundo ou terceiro dia pode-se aumentar para até dez maçãs ao dia. Essa dieta, além de eficaz em casos de intoxicações crônicas, é muito útil também no tratamento de obesidade, gota, artritismo, gastrites e úlceras duodenais (nestas duas últimas condições associadamente ao leite).

Com todas essas propriedades medicinais, não é de se estranhar a existência do dito inglês "*One apple a day keeps doctor away*" ("Uma maçã por dia mantém o médico longe").

Macadâmia

Conhecida também como noz-macadâmia ou avelã-da-austrália, esta planta ornamental da família das proteáceas é cultivada, sobretudo, pela grande beleza de suas folhas.

Trata-se de árvore com cerca de 10 a 15 m de altura, de folhagem muito vistosa, originária da Austrália, onde é encontrada em florestas naturais.

Em 1892 foi levada ao Havaí, com finalidade ornamental e de reflorestamento, e daí para os Estados Unidos (principalmente Califórnia) pelas tropas americanas, durante a Segunda Guerra Mundial.

No Brasil, as três primeiras árvores foram plantadas em 1931, em Limeira, na fazenda Citra, trazidas pelo técnico Henrique Jacobs.

Além de planta ornamental, a macadâmia produz nozes comestíveis, pequenas e esféricas, que podem ser consumidas cruas (ao natural), torradas e salgadas (como aperitivos), fritas, ou utilizadas no preparo de bolos, doces, confeitos e sorvetes.

Do ponto de vista nutricional, 100 g da parte comestível das nozes fornecem 691 calorias, sendo a seguinte sua composição aproximada: 3% de água, 72% de gorduras, 16% de hidratos de carbono, 8% de proteínas, minerais (cálcio, fósforo, ferro, potássio) e alguma quantidade de vitaminas B_1, B_2 e niacina.

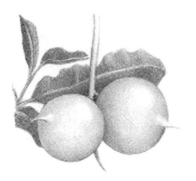

Maçaranduba

Designação comum a várias espécies do gênero *Manilkara*, da família das sapotáceas, entre as quais se destaca a *Manilkara huberi*, árvore que pode atingir até 50 m de altura e que produz frutos globosos e comestíveis, com cerca de 3 cm de diâmetro, de cor verde-amarelada.

Dessa árvore encontrada na Amazônia, norte de Mato Grosso e noroeste do Maranhão, extrai-se um látex que, dessecado ao sol, é utilizado como substituto da guta-percha.

A madeira pesada e vermelha é empregada em obras externas, construção naval e na fabricação de assoalhos, tacos de bilhar, arcos de violino etc.

Macaúba

Acrocomia sclerocarpa, família das palmáceas.

A macaúba ("palmeira de cabeleira no topo") é encontrada praticamente em toda a região tropical do globo, podendo estender-se também a áreas subtropicais.

O coco da macaúba fornece grande quantidade de óleo empregado para fins energéticos, industriais e mesmo culinários. Após a extração do óleo, obtém-se torta de alto valor protéico, amplamente utilizada na alimentação animal.

A macaúba-mirim (*Acrocomia intumescens*), conhecida também como palmeira-barriguda, produz frutos e palmito comestíveis.

Mama-de-cachorra

Eugenia formosa, família das mirtáceas.

Arbusto pequeno, encontrado habitualmente em Minas Gerais, de folhas adstringentes e fruto comestível.

Mamão

Fruto do mamoeiro (*Carica papaya*, família das caricáceas), planta de origem incerta, provavelmente asiática ou americana, e cultivada em nosso país (na Bahia) desde 1607. (Ponce de Leon, ao desembarcar em terras da América, faz menção ao mamoeiro em relato ao rei da Espanha.)

Trata-se de árvore de caule ereto, com até 8 m de altura, apresentando folhas apenas no ápice.

Alguns mamoeiros produzem flores masculinas e outros, flores femininas. Os primeiros (mamoeiros-machos) às vezes formam flores hermafroditas que dão origem a frutos atípicos: os famosos mamões-machos, que pendem por um fio comprido ao longo do tronco. O mamão-comum é conhecido também como mamão-fêmea.

O nome da fruta deriva do fato de ela apresentar aspeto semelhante ao da mama, com um bico numa das extremidades (mamão = mama grande).

Existem inúmeras variedades de mamão, entre as quais a apreciada e cada vez mais conhecida papaia. Podem-se mencionar vários gêneros, tais como *Carica quercifolia* (mamãozinho), *Carica pyriformis* (mamão-melão ou mamão-do-chile), *Carica microcarpa* (mamoeiro-de-fruto-pequeno) etc.

Bem maduro, o mamão costuma ser comido ao natural. Quando verde, além de utilizado com freqüência no preparo de doces, pode ser consumido cozido ou ensopado, substituindo a abóbora e o chuchu.

A medula do tronco da árvore, raspada e seca, tem sabor muito parecido ao do coco ralado, podendo ser utilizada para substituí-lo. Com ela são preparadas, em algumas localidades, rapaduras compostas.

Do ponto de vista nutricional, o mamão possui cerca de 90% de água, 10% de hidratos de carbono, vitaminas A, C e do complexo B e vários minerais (cálcio, fósforo, sódio, potássio, ferro, magnésio).

Sob o aspeto medicinal, o mamão apresenta inúmeras propriedades.

Graças à papaína — fermento solúvel encontrado sobretudo nas sementes e que atua energicamente na digestão das proteínas —, o mamão tem ação digestiva e, em culinária, atua como amaciante de carnes. (Os índios já utilizavam as folhas do mamoeiro para envolver a carne algumas horas antes de cozinhá-la, para deixá-la tenra e macia.)

Além de laxativo, o mamão é também indicado em casos de gastrites, úlceras, flatulência, dispepsias fermentativas e putrefativas, graças à sua ação sedativa sobre o aparelho digestivo. Em certas perturbações digestivas pode-se utilizar a "dieta de mamão", que consiste no uso exclusivo desse alimento durante alguns dias.

Com as folhas do mamoeiro prepara-se ótimo chá digestivo, que pode ser dado inclusive a crianças.

O mamão maduro, esfregado sobre a pele, elimina manchas e espinhas. As folhas, esfregadas nas mãos, deixam-nas lisas e macias.

O leite do mamão, em aplicação local, contribui eficazmente para a remoção de verrugas e calos.

As sementes são consideradas anticancerígenas. Secas e trituradas combatem vermes intestinais: uma colherzinha do pó misturado com mel três vezes ao dia, durante três dias consecutivos.

As flores do mamoeiro-macho, em infusão e misturadas com mel, dão ótimos resultados contra tosses em geral.

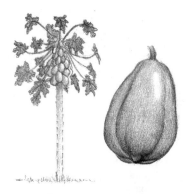

As raízes cozidas têm ação anti-hemorrágica e constituem tônico para os nervos.

O mamão tem também aplicação doméstica: esfregando-se as roupas com sabão e folhas de mamoeiro os tecidos ficam mais claros, sem manchas e nódoas.

Manga

Fruto da mangueira (*Mangifera indica*, família das anacardiáceas), árvore natural da Índia (e trazida ao Brasil pelos portugueses), de espessa copa frondosa e podendo atingir até 30 m de altura.

A manga pode ser comida ao natural ou sob a forma de doces, geléias, refrescos e sorvetes. Em alguns locais, principalmente na Índia, é consumida também em conserva, temperada com gengibre, açúcar, sal e vinagre (*mango-chutney*).

Existem mais de 600 variedades de manga, entre as quais: rosa, espada, bourbon, coquinho, coração-de-boi, sabina, haden etc.

Trata-se de fruta bastante rica em terebintina, resina oleosa muito utilizada pela medicina antiga e cujo emprego medicinal, nos dias de hoje, limita-se ao de anti-séptico respiratório e revulsivo cutâneo. Na indústria, a terebintina é usada no fabrico de aguarrás, produto empregado na preparação de tintas, vernizes etc., bem como para dissolver gorduras.

A mangueira fornece madeira boa para marcenaria, além de tanino para curtumes.

Do ponto de vista medicinal, o caule da árvore produz resina eficaz contra disenteria e diarréia. (Contra esses males são recomendadas também as folhas.)

A casca cozida é utilizada para combater cólicas em geral.

As folhas e a polpa do fruto, em xarope com mel, são úteis contra tosse.

A manga, além disso, tem ação digestiva e estomacal, é depurativa e estimula a produção de leite nas nutrizes.

Contra afecções da boca e gengivas (estomatites) recomenda-se bochechos com o decocto das folhas. O mesmo decocto, em fricções, é eficaz no tratamento de contusões em geral.

A castanha contida no caroço da manga tem ação vermífuga.

210 LIVRO DOS ALIMENTOS

Sob o aspeto nutricional, a composição da fruta varia de acordo com as diversas variedades.

De um modo geral podemos dizer que 100 g da parte comestível fornecem cerca de 60 calorias, 83,5% de água, 15% de hidratos de carbono, minerais (cálcio, fósforo, ferro, magnésio), vitaminas do complexo B e grande quantidade de vitaminas A e C (esta mais abundante nas frutas menos amadurecidas).

Mangaba

Fruto da mangabeira (*Hancornia pubescens*, família das apocináceas), pequena árvore muito comum no litoral nordestino e que fornece madeira para construção civil e carpintaria.

A mangaba pode ser comida ao natural ou sob a forma de doces, refrescos e vinhos. Trata-se de fruta arredondada, medindo cerca de 6 cm de comprimento, de cor amarela com estrias vermelhas (quando madura). A polpa branca, viscosa e ácida envolve numerosas sementes.

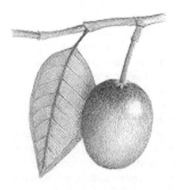

Quanto ao aspeto nutritivo, 100 g da parte comestível fornecem 43 calorias. A fruta contém cerca de 88% de água, 10,5% de hidratos de carbono, minerais (cálcio, fósforo, ferro), vitaminas A, C e do complexo B.

Mangostão

Caroinia mangostana, família das gutíferas.

Ou mangusto. Bela árvore de procedência asiática, com flores semelhantes a rosas e frutos globosos, de casca marrom grossa, com polpa comestível de cor branca, muito saborosa, levemente adstringente e suavemente ácida.

Atualmente está sendo cultivada no estado do Pará.

O mangostão é estomacal, antidiarréico, vermífugo e empregado contra cistites.

As sementes fornecem óleo.

Manjar-graúdo

Glechon ciliata, família das labiadas.

Arbusto encontrado na Bahia e em Pernambuco, com flores brancas e frutos piriformes, amarelados, contendo polpa comestível de consistência gelatinosa.

As folhas e cascas são adstringentes.

Mapati

Pourouma cecropiaefolia, família das moráceas.

FRUTAS 211

Árvore alta, com cerca de 10 m de altura, conhecida também como imbaúba-de-vinho e imbaúba-de-cheiro. O fruto, suculento e polposo, assemelha-se à uva, sendo utilizado principalmente para se preparar bebida vinosa.

O mapati é integrado na mitologia amazônica, participando da história de Jurupari (aquele que foi gerado da fruta), fecundado sem cópula pelo suco da fruta no ventre de Seuci.

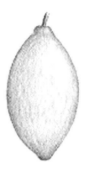

Maracujá

Com este nome são conhecidas várias dezenas de espécies da família das passifloráceas, gênero *Passiflora*, entre as quais podemos citar: maracujá-açú, maracujá-de-cheiro, maracujá-de-mochila, maracujá-do-mato, maracujá-melão, maracujá-suspiro, maracujá-vermelho, maracujá-de-cobra, maracujá-tubarão, maracujá-laranja, maracujá-de-raposa, maracujá-de-rato, maracujá-de-sapo, maracujá-pintado, maracujá-peroba, maracujá-poranga, maracujá-preto, maracujá-sururuca etc.

A palavra maracujá tem origem indígena e significa "comida de cuia".

A belíssima flor dessa trepadeira é conhecida como flor-da-paixão, nome dado pelos primeiros colonos portugueses e pelos jesuítas, que relacionaram suas características com aquelas da paixão de Cristo — daí o nome botânico da planta: *passio* (paixão) + *flos, oris* (flor).

O fruto, ingerido ao natural e sob a forma de sorvetes, doces, batidas e refrescos, pode pesar desde algumas gramas até 3 quilos — como é o caso do maracujá-melão (*Passiflora macrocarpa*), do qual se pode comer também a parte carnosa da casca.

As propriedades do maracujá variam de acordo com as diversas espécies. De um modo geral podemos dizer que se trata de fruta de ação sedativa (devido à substância chamada passiflorina).

As sementes têm ação vermífuga. As folhas são febrífugas e combatem inflamações da pele.

Do ponto de vista nutricional, o maracujá contém cerca de 75% de água, 2% de proteínas, 20% de hidratos de carbono, minerais (cálcio, fósforo, ferro) e vitaminas (A, complexo B e C).

Note-se que no suco engarrafado há perda de 50% do conteúdo original de vitamina A e 100% do de complexo B.

Marajá

Sob esse nome são conhecidas diversas palmeiras, entre as quais a marajá-da-mata (*Bactris maraya-açu*), encontrada no Pará, que fornece frutos comestíveis.

A espécie *Bactris major* produz frutos negro-arroxeados, de polpa suculenta, agridoce e avermelhada. O suco desses frutos é utilizado na preparação de vinagre.

Marmelo

Fruto do marmeleiro (*Pyrus cydonia* ou *Cydonia vulgaris*, família das rosáceas), árvore provavelmente originária da Pérsia e trazida ao Brasil por Martim Afonso de Souza.

Por ser muito ácido e duro, o marmelo não costuma ser comido ao natural, sendo porém amplamente empregado no preparo de geléias, compotas e doces em massa.

Do ponto de vista medicinal, é muito utilizado no combate a tosses em geral e nos males do aparelho respiratório.

As folhas do marmeleiro em infusão, bem como o suco da fruta, combatem a diarréia.

Contra inflamações da boca e da garganta, recomenda-se cozer o marmelo com água, coar, diluir o filtrado em um pouco de água e utilizá-lo em bochechos e gargarejos.

Sob a forma de cataplasma, cozido e amassado, alivia hemorróidas externas.

Contra corrimentos vaginais preconiza-se ferver um punhadinho de folhas de marmeleiro em um litro de água, filtrar e empregar o líquido resultante em aplicações locais.

A infusão das sementes é empregada em rachaduras do seios, fissura da boca e do ânus, gretas em geral.

Sob o aspeto nutricional, 100 g da parte comestível do marmelo fornecem cerca de 110 calorias. A fruta contém aproximadamente 82% de água, 16% de hidratos de carbono, 0,5% de proteínas, minerais (cálcio, fósforo, ferro), vitaminas C, do complexo B e pequena quantidade de vitamina A.

Marolinho-do-campo

Anona geraensis, família das anonáceas.

Pequena árvore nativa do sul de Minas Gerais, de flores amarelas e frutos comestíveis, muito aromáticos, contendo polpa branca e sementes pretas.

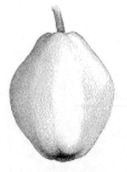

Melancia

Citrullus vulgaris ou *Cucurbita citrullus*, família das cucurbitáceas.

Planta originária da Ásia e da qual existem muitas variedades, sendo a mais comum a de polpa vermelha.

Quanto às propriedades medicinais, trata-se de fruta refrigerante, que possui ação diurética e levemente laxativa.

O chá da casca de melancia dá ótimos resultados no tratamento das cistites. As sementes, secas e trituradas, têm ação semelhante.

O suco de melancia, pincelado sobre a pele, é eficaz também no tratamento de erisipela.

Sob o aspeto nutricional, a melancia contém mais de 90% de água, cerca de 5,5% de hidratos de carbono, vitaminas A, B e um pouco de vitamina C, além de sais minerais (cálcio, fósforo, ferro, potássio, magnésio, enxofre).

Cem gramas da parte comestível fornecem 24,1 calorias.

Contra É indigesta, particularmente se comida após as refeições, como sobremesa. Deve ser ingerida em lanches, sozinha, sem acompanhar nenhum outro alimento.

Melancia-da-praia

Solanum ambrosiacum, família das solanáceas.

Planta brasileira que produz frutos comestíveis, do tamanho de tomates, com polpa amarela e de paladar agradável.

Melancia-do-campo

Designação comum a duas plantas da família das cucurbitáceas: *Cucurbitella asperata* e *Melancium campestre*.

Esta última, encontrada em Minas Gerais, São Paulo e Mato Grosso, produz frutos comestíveis, esféricos, com cerca de 7 cm de diâmetro, verde-esbranquiçados e de casca fina.

Melão

Cucumis melo, família das cucurbitáceas.

Planta herbácea rasteira, originária da África e da Ásia, tendo sido introduzida na Europa no início da era cristã. No Brasil é encontrada principalmente no norte do país e no vale do São Francisco.

Atualmente existem várias centenas de variedades de melão, com frutos esféricos, ovóides, fusiformes, elipsóides, de casca lisa, rugosa, verrucosa, sulcada, apresentando sabores e cores diversos. Algumas espécies, chamadas cantalupo, são muito perfumadas, com cheiro de almíscar.

O melão é fruta com inúmeras propriedades medicinais: estimulante hepático, anticatarral, refrescante, alcalinizante, laxativo, diurético e sedativo.

É eficaz contra gota, reumatismo e doenças do aparelho urinário (particularmente da bexiga e cálculos renais), além de ser considerado preventivo da arterioesclerose e ativador da circulação sanguínea.

A polpa é utilizada no tratamento de hemorróidas internas: introduzem-se no reto pedaços de melão cortados em forma cilíndrica.

As sementes, secas e trituradas, são vermífugas, agindo principalmente contra as tênias: ingeri-las em jejum, fazendo uso de purgativo uma hora depois.

Sob o aspeto nutritivo, 100 g da parte comestível do melão fornecem 27,7 calorias. A fruta contém cerca de 92% de água, 6,2% de hidratos de carbono, grande quantidade de vitaminas A e C, bem como vitaminas do complexo B. Rica também em minerais, possui alto teor de potássio, além de sódio, cálcio, fósforo, ferro, magnésio, cloro, enxofre.

Contra Por ser considerado incompatível com outros alimentos, deve ser

Mexerica

Fruto da mexeriqueira (*Citrus nobilis*, família das rutáceas), árvore de pequeno a médio porte, de ramos muito espinhosos, originária da Ásia, conhecida também como laranja-cravo, tangerina, mandarina e bergamota (no Rio Grande do Sul).

A mexerica apresenta inúmeras variedades: murgote, carioca etc. Pode ser consumida ao natural ou sob a forma de sucos, sorvetes e doces.

Sob o aspeto medicinal sabe-se que a mexerica é aperiente, laxativa, antiartrítica e antigotosa. Tem ação preventiva na calculose renal por oxalato de cálcio e é utilizada no combate à arterioesclerose e no tratamento de vários tumores.

Do ponto de vista nutritivo caracteriza-se por conter 87% de água, 10% de hidratos de carbono, sais minerais (cálcio, fósforo, ferro, sódio, enxofre, magnésio) e vitaminas A, B e C.

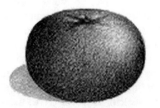

Mocaiá-mirim

Acrocomia erioacantha, família das palmáceas.

Palmeira nativa na Amazônia, medindo até 10 m de comprimento e cujo tronco tem cerca de 30 cm de diâmetro.

Produz pequenos frutos, de cerca de 3 cm de comprimento, comestíveis e muito aromáticos.

Mocajá

Acrocomia microcarpa, família das palmáceas.

Palmeira do Amazonas, medindo cerca de 5 m de altura e cujo tronco tem cerca de 30 cm de diâmetro.

Produz pequenos frutos globosos, comestíveis, com cerca de 2 cm de diâmetro.

Moranga

Ver *abóbora*.

Morango

Fruto do morangueiro (*Fragaria vesca*, família das rosáceas), arbusto de pequeno porte, encontrado em grande parte da Europa, desde épocas muito antigas, e nativo também da América. Atualmente existem centenas de variedades cultivadas, sendo que, entre nós, é particularmente conhecida e apreciada a variedade chilena (*Fragaria chiloensis*).

Embora normalmente considerados

como frutos, os morangos na verdade são apenas o receptáculo para os frutos propriamente ditos: os pontinhos escuros que cobrem a superfície vermelha, carnosa e comestível.

Os morangos são consumidos ao natural ou sob a forma de compotas, geléias, xaropes, sorvetes, ou em iogurtes.

Prós Sob o aspeto nutricional, 100 g de morangos fornecem 39 calorias. A fruta contém 90% de água, 8,5% de hidratos de carbono, 1% de proteínas, vários sais minerais (sódio, potássio, cálcio, silício, ferro, fósforo, cloro, magnésio, enxofre) e alguma quantidade de vitaminas A, C e do complexo B.

Do ponto de vista terapêutico, o morango é utilizado eficazmente contra processos reumáticos e gotosos. É levemente laxativo, alcalinizante, hipotensor (baixa a pressão arterial), diurético, antianêmico, e auxilia na eliminação de cálculos renais.

As raízes do morangueiro contêm tanino e, cozidas, têm ação obstipante e diurética.

As folhas, também cozidas, são eficazes contra diarréias agudas e crônicas, além de estimularem o funcionamento hepático.

Contras Como todo vegetal rasteiro e ingerido cru, o morango pode tornar-se perigoso à saúde, pois muitas vezes é regado com águas poluídas e contaminadas. Por esse motivo deve ser muito bem lavado e, se possível, desinfetado antes do consumo.

Além disso, é uma das plantas que mais exigem inseticidas e fungicidas. A fim de neutralizar, ao menos parcialmente, esses tóxicos, recomenda-se mergulhar os morangos em água com limão antes de consumi-los.

É fruta que, com alguma freqüência, produz alergia.

Mucujê

Couma rigida, família das apocináceas.

Pequena árvore regional da Bahia que produz frutos comestíveis, semelhantes a pequenas maçãs, globosos e suculentos. A frutificação ocorre no mês de fevereiro.

A árvore produz grande quantidade de leite adocicado, utilizado por alguns como substituto do leite de vaca (para ser tomado com café) e empregado também na fabricação de gomas de mascar.

Murici

Por esse nome são conhecidas dezenas de plantas da família das malpighiáceas e uma da família das voquisiáceas: o murici-da-serra (*Vochysia saldanhae*). São originárias do Brasil e quase todas produzem fruto comestível.

Entre as numerosas variedades podemos citar: murici-amarelo, murici-branco, murici-da-chapada, murici-da-mata, murici-das-capoeiras, murici-de-flor-branca, murici-de-flor-vermelha, murici-do-campo, murici-penima, murici-vermelho etc.

O murici típico é uma fruta pequena (com cerca de 1 cm de diâmetro), de cor amarela, contendo geralmente três sementes.

É comido ao natural ou utilizado no preparo de doces. Por conter tanino é adstringente — ou, como diz o povo, "pega" na boca.

Terapeuticamente, a fruta e a casca do caule são empregadas no tratamento de bronquites e tosses em geral.

O murici, além disso, tem propriedades laxativas e antifebris.

Do ponto de vista nutricional, 100 g de murici fornecem 66 calorias. A fruta contém cerca de 83% de água, 1% de proteínas, 1,3% de lipídios e 15% de hidratos de carbono. Possui minerais (cálcio, fósforo, ferro), grande quantidade de vitamina C e algum teor de vitaminas A e do complexo B.

Mutamba

Guazuma ulmifolia, família das esterculiáceas.

Árvore de tamanho médio, com copa larga, e que produz frutos redondos e de cor negra, comestíveis.

A mutamba fornece fibras resistentes, muito utilizadas em cordoaria e na indústria de tecidos.

A casca da árvore cozida é empregada no combate a tosses e afecções do aparelho respiratório. Externamente o mesmo decocto é utilizado no tratamento de feridas e úlceras, bem como contra queda de cabelos e moléstias parasitárias do couro cabeludo.

Nectarina

Ver *pêssego*.

Nêspera

Fruto da nespereira (*Eriobotrya japonica*, família das rosáceas), árvore originária da China e do Japão, introduzida no Brasil há séculos, tornando-se uma das árvores frutíferas mais comuns em nosso país.

A nêspera, também conhecida como ameixa-amarela, tem casca muito fina e, às vezes, manchada de marrom.

Ao contrário da ameixa propriamente dita, que é laxativa, a nêspera tem ação obstipante, ou seja, antidiarréica. Para essa finalidade, cozinham-se algumas cascas da fruta madura em meio litro de água, deixando ferver por 30 minutos. O líquido deve ser tomado depois de filtrado.

Contra inflamações da boca (estomatites) e da garganta (faringites e amidalites), usam-se as folhas frescas fervidas em decocção, sob a forma de bochechos ou gargarejos freqüentes. Preparadas dessa maneira, as folhas têm também ação antidiarréica.

A nêspera é ainda anti-hemorrágica e diurética.

Do ponto de vista nutricional, a fruta fornece hidratos de carbono, sais minerais (principalmente cálcio, fósforo e potássio), vitaminas A, C e do complexo B.

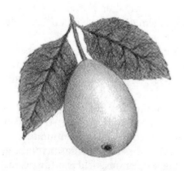

Noz

Fruto da nogueira (*Juglans regia*, família das juglandáceas), árvore originária da Ásia ocidental, medindo de 10 a 25 m de altura, com vida de 900 anos em média, esguia e de copa ampla e frondosa.

As nozes constituem alimento muito apreciado, sendo consumidas ao natural ou empregadas no preparo de sorvetes, bolos, doces, pavês.

Prós Do ponto de vista nutritivo, as nozes são alimento de alto valor energético: 100 g da parte comestível fornecem cerca de 700 calorias. Possuem aproximadamente 3,5% de água, 14% de hidratos de carbono, 64% de gorduras, 18,5% de proteínas de alta qualidade, minerais (fósforo, cálcio, potássio, ferro, sódio, enxofre, magnésio, cloro), vitaminas E e do complexo B.

Sob o aspeto medicinal, constituem tônico de valor para o cérebro e os nervos, dado seu alto conteúdo em fósforo. Possuem também ação tônica geral, com excelente poder revigorante.

São afrodisíacas, laxativas, lactígenas e tenífugas.

Para aftas, estomatites em geral e dores de garganta, recomenda-se ferver 10 g de folhas de nogueira, secas ou frescas, em 300 ml de água, com 6 g de ácido bórico em pó; filtrar e, quando estiver morno, fazer bochechos e gargarejos várias vezes ao dia.

As flores são indicadas contra diarréias.

As raízes produzem suco diurético e laxativo.

As cascas das nozes são empregadas como tônico geral e para escurecer cabelos brancos, que se tornam castanhos. Balmé nos fornece a seguinte receita: ferver 50 g de cascas de nozes em 200 ml de água durante 15 minutos; após esfriar, acrescentar 70 ml de álcool a 70°C e 30 ml de água de colônia. Aplicar nos cabelos lavados.

A madeira e as raízes da nogueira são de ótima qualidade para marcenaria fina.

Contra As nozes são contra-indicadas aos dispépticos e aos que sofrem de colite e do fígado.

Noz-moscada

Fruto da moscadeira (*Myristica fragrans*, família das miristicáceas), árvore piramidal, com cerca de 10 m de altura, originária das ilhas Molucas e cultivada atualmente em nosso país.

A noz-moscada, de sabor *sui-generis*, é muito utilizada como condimento (ralada). Costuma-se também acrescentá-la, em doses diminutas, a bebidas quentes e ao ponche.

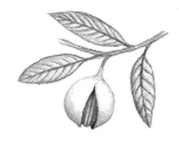

Tem ação digestiva e antiflatulenta.

Contém 35% de matéria gordurosa (a "manteiga de moscada") e de 8 a 15% de um óleo volátil muito aromático.

Como sucedânea da verdadeira noz-moscada existe a noz-moscada-do-brasil (*Cryptocarya moschata*, família das lauráceas), também conhecida como canela-fogo.

Contra A noz-moscada contém cerca de 4% de miristicina, substância de ação tóxica e alucinógena. Admite-se que a ingestão de apenas uma nozmoscada, ou 5 g do pó, seja suficientes para determinar intoxicação, que pode durar até vários dias e que se caracteriza por entorpecimento, descoordenação motora, despersonalização e alucinações auditivas e visuais.

Oiti

Moquilea salzmanii, família das rosáceas.

Árvore grande, encontrada na Bahia, com tronco medindo cerca de 1 m de diâmetro e ramos profusos.

Produz frutos grandes, com mais de 12 cm de comprimento e cerca de 10 cm de diâmetro transversal, contendo polpa farinácea comestível e semente oblonga.

Oiti-coróia

Couepia rufa, família das rosáceas.

Árvore grande, de até 25 m de altura, encontradiça no norte do país, e que produz frutos ovais, de 7 a 12 cm de comprimento, muito perfumados, com casca áspera e de cor marrom.

A polpa amarelo-escura é comestível, carnosa, espessa, oleosa, adstringente, de sabor agridoce e envolve caroço grande.

Oiti-da-praia

Moquilea tormentosa, família das rosáceas.

Árvore de até 10 m de altura, muito copada, usada freqüentemente na arborização de ruas e praças e bastante comum no Nordeste.

Produz frutos grandes, com cerca de 15 cm de comprimento, de cor alaranjada, contendo massa comestível amarela, pegajosa e fibrosa, que envolve caroço grande.

A madeira do oiti-da-praia é empregada em construção civil, obras hidráulicas e dormentes.

Olho-de-boi

Nephelium longana, família das sapindáceas.

Árvore originária da China e do leste da Índia e cujos frutos, quando abertos, exibem um caroço único, muito grande, coberto por polpa comestível, branca, doce e gelatinosa, de aspeto semelhante ao olho de um boi.

Esses frutos, de cor bege, crescem em cachos e medem cerca de 2,5 cm de diâmetro, podendo pesar de 6 a 12 g.

O olho-de-boi, conhecido também como longana, foi plantado no Jardim Botânico do Rio de Janeiro em 1825, pelo jesuíta e botânico frei Leandro. Até hoje as seis árvores lá existentes ainda produzem frutos.

Do ponto de vista nutricional, 100 g da parte comestível da fruta fornecem 60 calorias. Possui cerca de 82% de água, 16% de hidratos de carbono, minerais (cálcio, fósforo, ferro), vitaminas do complexo B e boa quantidade de vitamina C (72 mg por 100 g).

Pajurá

Lucuma speciosa, família das sapotáceas.

Árvore alta, com cerca de 25 m de altura, que produz frutos comestíveis, doces e perfumados, muito saborosos.

Pajurá-da-mata

Parinarium montanum, família das rosáceas.

Árvore nativa da Amazônia, medindo cerca de 12 m de altura, de folhas longas e cobertas de pêlos brancos na face inferior.
Os frutos, redondos ou oblongos, são comestíveis e têm sabor agradável, muito doce.
A madeira é usada em construção civil e marcenaria.
As sementes, secas e trituradas, combatem diarréias e disenterias.
Alguns autores confundem o pajurá-da-mata com outra planta da família das rosáceas, o oiti-coróia.

Palma-doce

Nopalea cochinellifera, família das cactáceas.

Ou palmatória-doce. Cacto ereto, arborescente e que produz fruto comestível, de cor roxa. No Nordeste costuma ser usado como forragem.
Cem gramas do fruto da palmadoce fornecem 33 calorias. O alimento possui cerca de 90% de água, 8% de hidratos de carbono, 1,2% de proteínas, minerais (notadamente cálcio), vitaminas A, C e do complexo B.

Palmatória

Opunthia monacantha, família das cactáceas.

Cacto encontrado desde a Bahia até a Argentina e cujos frutos, vermelhos e espinhentos (semelhantes ao figo-da-índia), têm propriedades sedativas.
Cem gramas da parte comestível do fruto fornecem 53 calorias. O fruto contém cerca de 85% de água, 14% de hidratos de carbono, 0,8% de proteínas, minerais (fósforo, ferro e particularmente cálcio), alguma quantidade de vitaminas do complexo B e 25 mg de vitamina C por 100 g da parte comestível.

Palmira

Borassus flabelliformis, família das palmáceas.

Palmeira alta, com cerca de 15 a 30 m de altura, cuja folhagem é utilizada na fabricação de cestos e outros produtos trançados, bem como para coberturas de casas e na alimentação de bois e cabras.
O caule é empregado em construções, e o fruto, grande e carnudo, é comestível.

Papamundo

Designação comum a duas plantas da família das sapindáceas: *Melicocca bijuga* e *Melicocca lepidopetala*.
A primeira é árvore frondosa, com mais de 15 m de altura e até 1 m de diâmetro, chamada também árvore-de-doce. Seus pequenos frutos, comestíveis crus ou assados, são ovais, aromáticos, doces e de cor verde.
A segunda, também uma árvore alta, é originária da Bolívia e do Paraguai e cultivada no Brasil. Produz frutos amarelos, pequenos e também comestíveis.

Patauá

Oenocarpus bataua, família das palmáceas.

Palmeira de grandes dimensões, encontrada na Amazônia e em Mato Grosso, que produz palmito comestível. Os frutos pequenos, de cor violácea, são utilizados pelos índios do Amazonas no preparo de bebida vinosa consumida em festas de casamento. Das sementes desses frutos extrai-se óleo empregado em culinária e na fabricação de sabão.

Pecã

Fruto da Carya illinoensis, família das juglandáceas, espécie de nogueira originária do México, Estados Unidos e Guianas e só recentemente cultivada no Brasil (região Sul).

A pecã, ou noz-americana, tem propriedades nutritivas semelhantes às da noz comum. Com ela se prepara um tipo de manteiga (suari) empregada culinariamente em substituição à manteiga comum.

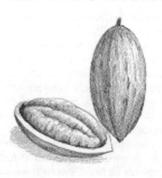

Pente-de-macaco

Bagassa guyanensis, família das moráceas.

Árvore de porte grande, encontrada nas Guianas e na Amazônia — onde é conhecida também como bagaceiro ou amaparana — e de cujo caule se extrai substância corante amarela, empregada em tinturaria.

Os frutos, adstringentes, são comestíveis.

Pepino-do-mato

Designação comum a duas plantas da família das apocináceas, encontradas na Amazônia: *Ambelania acida* e *Ambelania tenuiflora*.

A primeira é uma árvore grande, enquanto a segunda é um arbusto.

Ambas produzem frutos comestíveis, sendo que os da primeira têm propriedades laxativas e os da segunda são úteis contra tosse.

Pequi

Fruto de várias árvores (pequizeiros) da família das cariocariáceas, encontradas desde o Piauí até Goiás.

Conhecido também como piqui, pequiá e piquiá, o pequi tem o tamanho aproximado de uma laranja e casca verde-escura. A polpa amarela, carnosa e aromática envolve amêndoa recoberta por numerosos espinhos. (O nome pequi, aliás, provém do tupi *py* = casca + *qui* = espinho.)

Tanto a polpa quanto a amêndoa são altamente nutritivas, podendo ser consumidas cruas, cozidas ou assadas, geralmente junto com arroz.

Com o pequi prepara-se também licor muito conhecido e apreciado, produzido inclusive industrialmente.

O óleo extraído da polpa e da amêndoa tem sido reputado como substituto do óleo de fígado de bacalhau.

Cem gramas da parte comestível do pequi fornecem 89 calorias. O fruto possui 76% de água, 1,2% de proteínas, 1% de lipídios, 21% de hidratos de carbono, minerais (cálcio, fósforo, ferro) e vitaminas, em particular A, na qual é extraordinariamente rico.

Pêra

Fruto da pereira (*Pirus communis*, família das rosáceas), árvore de procedência européia e cultivada no mundo inteiro, e da qual existem hoje numerosas variedades naturais ou produzidas artificialmente.

As folhas da árvore, em infusão, são consideradas eficazes no combate às infecções urinárias e à calculose renal.

A pêra tem ação ativadora da circulação sanguínea, baixa a pressão arterial, é digestiva e laxativa.

Do ponto de vista nutricional, a pêra encerra cerca de 85% de água e 15% de hidratos de carbono. Possui alguma quantidade de vitaminas A, C e do complexo B, além de grande número de sais minerais: potássio, sódio, cálcio, magnésio, fósforo, enxofre, ferro, silício.

Perluxo

Passiflora parahybensis, família das passifloráceas.

Arbusto encontrado na Paraíba e que produz, no mês de março, frutos globosos, com cerca de 2 cm de diâmetro, amarelo-esverdeados, de casca fina e sabor muito apreciado.

Pêro

Fruto do pereiro, árvore da família das euforbiáceas, gênero *Pera*, do qual existem várias espécies: *Pera bailloniana*, *Pera ferruginea*, *Pera glabrata*, *Pera leandri*. São encontradas nos estados de São Paulo, Minas Gerais, Norte e Nordeste do país.

As propriedades do pêro mediam entre as da pêra e as da maçã. Quando maduros são macios e saborosos.

Pêssego

Fruto do pessegueiro (*Prunus persica* ou *Amygdalus persica*, família das rosáceas), árvore originária da Pérsia (atual Irã) e da China e introduzida no Brasil em 1532, por Martim Afonso de Souza.

Existem hoje mais de 3.000 variedades de pêssegos, que gruparemos no entanto em apenas três: os maracotões, de casca aveludada e polpa aderente ao caroço; os salta-caroços, de casca aveludada e polpa semiaderente ao caroço; e a nectarina ou pêssego-careca, de casca lisa e polpa não-aderente ao caroço.

Trata-se de fruta muito apreciada quer ao natural (fresca ou seca, sob a forma de passas), quer sob a forma de doces e compotas.

Prós O pêssego é diurético, ativador da secreção biliar, sedativo, aperitivo

e digestivo, antigotoso e antiartrítico.
É também recomendado aos diabéticos.
O caroço moído é usado no combate a hemorragias.
As flores do pessegueiro têm propriedades laxativas e antieméticas (combatem os vômitos).
Quanto ao aspeto nutricional, será necessário fazer uma distinção entre a composição do pêssego comum e a da nectarina, ligeiramente diferentes:

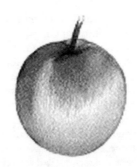

	Pêssego	*Nectarina*
Água	90%	82%
Hidratos de carbono	9,5%	17%
Cálcio	9 mg por 100 g	4 mg por 100 g
Ferro	1 mg por 100 g	0,5 mg por 100 g
Vitamina A	40 mmg de retinol por 100 g	165 mmg de retinol por 100g
Vitamina C	6 mg por 100 g	13 mg por 100 g

Contras As folhas e flores do pessegueiro, bem como as amêndoas contidas nos caroços das frutas, contêm ácido cianídrico, devendo ser utilizadas em doses parcimoniosas para fins terapêuticos.
Quando verdes os pêssegos são de digestão difícil.

Pêssego-da-índia

Diospyrus discolor, família das ebenáceas.

Árvore ornamental, com cerca de 10 a 12 m de altura, cujos ramos são cobertos de pêlos densos.
Os frutos, pequenos, aveludados e globosos, são comestíveis.

Piaçaba

Ou piaçava. Nome comum a diversas palmeiras brasileiras que se caracterizam por produzir fibras largamente empregadas no fabrico de escovas, vassouras e cordas.
Duas dessas palmeiras, a *Attalea funifera* e a *Leopoldinia piassaba*, produzem frutos comestíveis. A primeira delas, chamada também catolé, é encontrada no Piauí, Bahia, Espírito Santo e Minas Gerais; a segunda, conhecida também como piaçaba-do-orenoco, tem seu *habitat* na Amazônia.

Pindaíba

Duguetia lanceolata, família das anonáceas.

Conhecida também como beribá, esta árvore, encontrada comumente nas matas costeiras de São Paulo a Santa Catarina, produz frutos comestíveis, de polpa cremosa, doce e perfumada.

Esses frutos, ricos em vitamina C, glicose e sais minerais, medem cerca de 10 a 12 cm de diâmetro e têm aspeto semelhante a uma fruta-do-conde. A casca amarela, quando madura, apresenta pontas escuras.

Pelo nome pindaíba são conhecidas ainda várias outras plantas, também da família das anonáceas, algumas das quais — *Xylopia brasiliensis* (pindaíba-de-folha-pequena) e *Xylopia sericea* (pindaíba-vermelha) — produzem frutos aromáticos e carminativos, empregados como condimento em substituição à pimenta-do-reino.

Pinhão

É a semente comestível dos frutos do pinheiro (as pinhas), árvore geralmente pertencente à família das pináceas ou das araucariáceas e da qual são conhecidas cerca de 100 espécies. O pinheiro-do-brasil é a *Araucaria angus-*

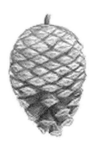

tifolia ou *Araucaria brasiliensis*, encontrado principalmente nos estados do Paraná e Santa Catarina.

Os pinheiros podem atingir até 50 m de altura e sua madeira, que não é de primeira qualidade, é empregada na indústria de móveis, na fabricação de instrumentos musicais, caixotaria, engradados e na construção de canoas.

Do pinheiro é obtida a terebintina, óleo-resina de aplicações médicas (anti-séptico respiratório e revulsivo cutâneo) e industriais (com ela se produz a aguarrás, utilizada como solvente de gorduras, tintas e vernizes).

Prós Os pinhões, que antes da descoberta do Brasil já constituíam iguaria muito apreciada pelos indígenas, têm ação revigorante e são considerados afrodisíacos e eficazes contra impotência.

Sob o aspeto nutricional, 100 g de pinhão cozido fornecem 297 calorias. O alimento contém cerca de 5,5% de proteínas, 1,5% de lipídios, 65,5% de hidratos de carbono, grande quantidade de cálcio, fósforo, ferro e vitaminas do complexo B.

Contra O pinhão geralmente é mal tolerado por pessoas com doenças do aparelho digestivo.

Pistache

Pistacia vera, família das anacardiáceas.

Conhecido também como pistácia, este arbusto originário da bacia mediterrânea fornece frutos cujas sementes, muito apreciadas como aperitivos, são também empregadas na confecção de confeitos e sorvetes.

224 LIVRO DOS ALIMENTOS

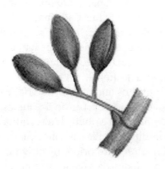

doces, geléias, xaropes, sorvetes e refrescos.

As folhas, aromáticas e balsâmicas, têm atividade anti-reumática, antigotosa, antifebril e antidiarréica.

Do ponto de vista nutricional, a fruta encerra cerca de 90% de água, aproximadamente 10% de hidratos de carbono, minerais (cálcio, fósforo, ferro), vitaminas A, C e do complexo B.

A resina da árvore, empregada como cola dentária, tem propriedades adstringentes e expectorantes.
Do ponto de vista nutritivo, 100 g das sementes de pistache fornecem 594 calorias. O alimento possui 19% de proteínas, 53,5% de lipídios, 19% de hidratos de carbono, grande quantidade de cálcio, fósforo e potássio, alto teor de vitamina A, e vitamina B_1 e niacina.

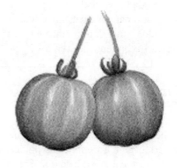

Pitanga

Fruto da pitangueira, designação comum a várias espécies de plantas da família das mirtáceas, originárias do Brasil, e que se distinguem sobretudo pelos frutos que produzem: pitanga-de-cachorro, pitanga-miúda, pitanga-pimenta, pitanga-preta, pitanga-traíra, pitangão, pitanga-mulata.

A variedade mais conhecida é a pitanga-da-praia ou pitanga-comum (*Eugenia pitanga*), fruto tipo baga, com oito sulcos longitudinais, de formato redondo-achatado e cor vermelha, medindo cerca de 3 cm de comprimento. O sabor agridoce é muito apreciado ao natural ou sob forma de

Pitomba

Fruto da pitombeira (*Talisia esculenta*, família das sapindáceas), árvore de até 12 m de altura, originária do Brasil e muito comum em Pernambuco, de copa desenvolvida, com folhas em forma de palma e flores brancas, aromáticas, reunidas em cachos.

A fruta mede cerca de 2,5 cm de diâmetro, apresenta casca amarelo-acinzentada, dura e áspera, e contém um caroço alongado coberto por polpa agridoce, branco-gelatinosa, de sabor agradável.

A pitomba apresenta propriedades diuréticas, antidiarréicas, antidisentéricas, antifebris e anti-reumáticas.

Sob o aspeto nutricional, encerra cerca de 90% de água, 9% de hidratos de carbono, minerais (cálcio, fósforo, ferro, potássio), vitaminas A, C e do complexo B.

Pitumba

Fruto da *Casearia decandra*, planta da família das flacurtiáceas, encontrada desde o Amazonas até o Rio de Janeiro. A pitumba apresenta pericarpo grande e globoso, contendo numerosas sementes envoltas por substância amarela comestível.

Pixirica

Nome dado a numerosas plantas da família das melastomatáceas, entre as quais:
Clidemia hirta, arbusto ereto e piloso, de até 1 m de altura, que produz frutos comestíveis pequenos (bagas com cerca de 6 a 8 mm de comprimento), doces e de cor roxa. Encontrado desde as Guianas até o Rio de Janeiro e conhecido também como caiuia.
Leandra nianga, arbusto de 1 a 2 m de altura, encontrado no Rio de Janeiro e em Minas Gerais. Produz pequenos frutos comestíveis, ovóides, de cor escura, medindo cerca de meio centímetro de diâmetro.

Puçá

Fruto do puçazeiro (*Mouriria pusa*, família das melastomatáceas, árvore de 5 a 7 m de altura, encontrada no Nordeste e em Minas Gerais.

O puçá é um fruto preto, globoso e liso, contendo uma ou duas sementes, e de sabor muito apreciado pelos naturais das regiões onde vegeta.

Pupunha

Fruto da pupunheira (*Guilielma speciosa*, família das palmáceas), palmeira alta, natural da Amazônia, que às vezes chega a medir mais de 20 m.

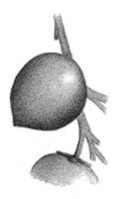

A pupunha é grande, de casca amarela ou vermelha, contendo polpa branca, feculenta e doce, que se come habitualmente cozida ou assada. Suas sementes fornecem boa quantidade de óleo grosso e amarelo, utilizado em alimentação.

A pupunha encerra cerca de 65% de água, 2,5% de proteínas, 9% de gorduras, 21% de hidratos de carbono, minerais (cálcio, fósforo, ferro), vitaminas C, B_1, niacina e enorme quantidade de vitamina A.

Cem gramas da parte comestível da fruta fornecem 164 calorias.

Puruí

Sob este nome são conhecidas várias plantas da família das rubiáceas, algumas das quais, nativas da Amazônia, produzem frutos comestíveis, a saber: *Thieleodoxa verticillata*, cujos frutos, de sabor semelhante ao do tamarindo, são globosos e pardos, medindo cerca de 4 cm de diâmetro. Costumam ser usados no preparo de bebidas e refrigerantes.

Thieleodoxa stipularis e *Thieleodoxa sorbilis*, que produzem frutos brilhantes, com cerca de 7 cm de diâmetro, conhecidos como puruís-grandes.

Quixaba

Fruto da quixabeira (*Bumelia sertorum*, família das sapotáceas), árvore de 10 a 15 m de altura, encontrada desde o Piauí até o norte de Minas Gerais. Possui caule recoberto de fortes espinhos e produz flores perfumadas.

As quixabas têm sabor adocicado e, quando maduras, são quase negras.

A madeira da árvore é usada em construção civil, marcenaria e tornos.

As cascas, em decocção, são adstringentes e consideradas tônicas e antidiabéticas.

Rainha-da-noite

Mediocactus coccineus, família das cactáceas.

Planta de caule geralmente trepador em árvores ou rochas, flores grandes (com 25 a 30 cm de comprimento), espinhos cônicos avermelhados, marrons ou amarelos (com 1 a 2 mm de comprimento).

Produz frutos brancos, com cerca de 7 cm de comprimento, muito tuberculados, comestíveis e carnosos, contendo sementes pretas.

Romã

Fruto da romãzeira (*Punica granatum*, família das punicáceas), árvore ornamental originária da Europa, medindo cerca de 2 a 5 m de altura, muito ramosa, com caule e ramos um pouco espinhentos. Produz grandes e belas flores vermelhas e seus frutos, as romãs, são considerados símbolos de prosperidade e riqueza.

As romãs têm casca rígida e são divididas internamente em muitas lojas, cada uma das quais com numerosas sementes comestíveis, de bonita cor rubi.

A casca da romã, adstringente, é antidiarréica e vermífuga. Por conter tanino, é muito utilizada em curtumes.

A polpa é diurética e o suco antifebril.

O líquido resultante do cozimento das folhas é usado para lavar os olhos, que se tornam limpos e brilhantes.

A casca da raiz da árvore também é vermífuga, agindo particularmente em casos de teníase (solitárias).

Para inflamações da boca, gengivas e garganta (estomatites, gengivites, faringites, amidalites) recomendam-se bochechos e/ou gargarejos várias vezes ao dia com infusão preparada com meio litro de água fervente e 25 g de flores de romãzeira.

A romã é considerada fruta afrodisíaca.
Do ponto de vista nutricional, 100 g de romã fornecem cerca de 70 calorias. A fruta possui em torno de 82% de água, 16% de hidratos de carbono, vitaminas B₁, B₂, niacina e C, minerais (fósforo, potássio, sódio, cálcio, ferro).

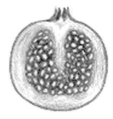

Sacha-manga

Grias grandifolia, família das lecitidáceas.

Árvore cultivada na Amazônia por seus frutos comestíveis e que possui, como o próprio nome botânico informa, folhas muito grandes, oblongoespatuladas, que chegam a medir, com o pecíolo, mais de 1,20 m.

Sangue-de-boi

Myrcia sellowiana, família das mirtáceas.

Árvore encontrada nos estados do Rio de Janeiro e Minas Gerais, que produz frutos ovais, vermelhos, comestíveis.

Sangue-de-cristo

Sabicea cana, família das rubiáceas.

Ou sangue-de-nosso-senhor. Arbusto com até 2 m de altura, encontrado desde o Piauí até São Paulo e em Goiás. Em Minas Gerais é conhecido como velame.
Produz frutos comestíveis globosos, esbranquiçados, com polpa roxa e adocicada.

Sapota

Designação comum a três espécies de plantas:
Lucuma mammosa, família das sapotáceas, originária das Antilhas. Produz frutos de cor marrom, muito saborosos, que entretanto se decompõem rapidamente, só podendo ser consumidos assim que colhidos.
Salacia grandiflora e *Salacia attenuata*, família das hipocrateáceas. Pequena árvore encontrada no Amazonas que produz frutos globosos, amarelos, de polpa comestível.
Matisia cordata, família das bombacáceas. Sapota-do-peru. Árvore alta, cultivada nos quintais do Pará, que produz frutos de casca verde-escura, envolvendo polpa amarelada, doce e de sabor muito apreciado.

Sapoti

Fruto do sapotizeiro (*Achras sapota*, família das sapotáceas), árvore de até 15 m de altura, originária das Antilhas, de copa frondosa e folhagem

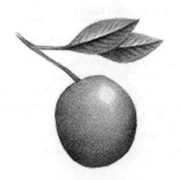

compacta, com folhas brilhantes e flores brancas, miúdas.
O látex da árvore é usado para fabricação da guta-percha e da goma de mascar ("chiclete").
A madeira compacta, de cor roxo-clara com veios escuros, é própria para carpintaria.
O sapoti é um fruto globoso, carnoso, com sementes pretas e luzidias, revestido por casca muito fina, de cor marrom, coberta por pozinho facilmente desprendível. A polpa mole, delicada e amarelada tem sabor muito apreciado, sendo consumida ao natural ou sob a forma de doces.
Terapeuticamente, a casca da árvore é adstringente e antifebril.
As sementes do sapoti, amassadas e dissolvidas, são muito reputadas como solventes dos cálculos renais e da vesícula. São também estimulantes do apetite.
Nutricionalmente, 100 g da parte comestível do sapoti fornecem 96 calorias. A fruta possui cerca de 75% de água, 26% de hidratos de carbono, 0,7% de proteínas, minerais (cálcio, fósforo, ferro), alguma quantidade de vitamina A, bem como vitaminas C e do complexo B.

Sapucaia

O nome sapucaia designa várias árvores da família das lecitidáceas, a maior parte das quais pertencentes ao gênero *Lecythis*.
Trata-se geralmente de árvores com algumas dezenas de metros de altura, de madeira resistente, usada em construção naval e civil, carroçaria, obras submersas etc. A casca da árvore fornece estopa.
As sapucaias são muito ramificadas e frondosas, e durante o curto período em que perdem totalmente as folhas, surge então uma folhagem cor-de-vinho, de grande beleza, quase ao mesmo tempo em que a árvore enche-se de flores brancas.
Os frutos são ovalados, grandes, de casca grossa, contendo polpa comestível impregnada de óleo esbranquiçado e mole. As sementes também são comestíveis, cruas ou assadas.
A espécie *Lecythis pisonis* é também conhecida como cumbuca-de-macaco ou marmita-de-macaco: esses animais, à procura de alimento, introduzem as mãos no interior dos frutos a fim de

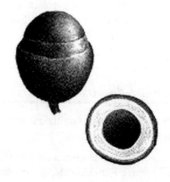

pegarem as sementes, das quais gostam muito, e muitas vezes têm dificuldade em retirar as mãos de dentro, machucando-as. Daí o ditado: "Macaco velho não mete a mão em cumbuca".

Sorva

Couma guianensis, família das apocináceas.

Ou sorva-de-belém. Árvore de até 30 m de altura e tronco de 75 cm de diâmetro, muito copada, natural do Brasil e das Guianas.

Produz frutos comestíveis, de tamanho pequeno e formato arredondado, medindo de 2,5 a 3 cm de diâmetro.

A árvore produz látex amargo, não comestível.

Sorva-da-europa

Sorbus domestica, família das rosáceas.

Originária da Europa e cultivada desde tempos muito remotos, a sorva-da-europa ou sorva-mansa produz frutos comestíveis, de sabor adstringente, muito apreciados ao natural e com os quais se preparam também bebidas alcoólicas.

Tais frutos, quando verdes, são anti-hemorroidários e antidiarréicos.

A árvore fornece madeira muito resistente, própria para cabos de ferramentas, marcenaria e trabalhos de torno.

Sorva-grande

Couma macrocarpa, família das apocináceas.

FRUTAS 229

Árvore de grande porte, natural do Brasil (arredores de Manaus) e do Peru, que apresenta casca espessa e rugosa e copa rala.

A madeira leve e rosada é boa para marcenaria e carpintaria, sendo também adequada para acabamentos interiores.

A árvore produz látex branco, viscoso e comestível, tomado geralmente em mistura com água, com café ou em mingaus com farinha de mandioca ou banana.

Os frutos globosos medem cerca de 5 cm de diâmetro e contêm polpa adocicada e comestível.

Sorva-pequena

Couma utilis, família das apocináceas.

Árvore pequena, natural da Amazônia, que produz frutos comestíveis, muito apreciados, castanhos quando maduros e do tamanho de uma cereja.

O látex da árvore também é comestível. Tem sabor doce e costuma ser usado no preparo de mingaus.

A sorva-pequena é também conhecida como cumã ou sorva-do-pará.

Taiuiá-de-comer

Cyclanthera pedata, família das cucurbitáceas.

Trepadeira herbácea que produz frutos comestíveis — como o próprio nome indica —, oblongos, espinhosos, amarelo-claros, medindo cerca de 5 a 7 cm de comprimento e contendo de 8 a 10 sementes.

Tajuba

Chlorophora tinctoria, família das moráceas.

Ou taiúva. Árvore alta, de até 16 m, com muitos espinhos, encontrada em vários estados brasileiros e conhecida também como amoreira-de-árvore e amoreira-de-espinho.

A madeira de cor amarela, dura e resistente, é usada em construção naval, carpintaria, carroçaria e na fabricação de mourões, esteios e dormentes.

O fruto é comestível.

Tâmara

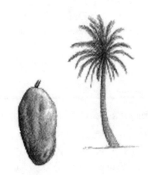

Fruto da tamareira (*Phoenix dactylifera*), bela árvore da família das palmáceas, natural da Ásia, medindo em média de 7 a 8 m de altura, mas que pode atingir até 30 m.

Encontradiça nos oásis, constitui palmeira reverenciada pelas populações árabes e da África. Maomé recomendava a seus seguidores que a venerassem como a pessoas da própria família, afirmando que fora criada com o resto do barro empregado na criação de Adão.

No Brasil, a tamareira vem sendo plantada com sucesso no Nordeste, principalmente as variedades *medjool* e *zahidi*, que produzem frutos já aos dois anos de idade (nas regiões de origem a primeira frutificação ocorre aos quatro anos).

Do ponto de vista terapêutico, a tâmara tem uma série de propriedades.

O decocto da fruta é excelente expectorante e antitussígeno. Posta de molho, produz macerado de grande eficácia nas inflamações da garganta.

Contra cistite recomenda-se ferver 30 g de polpa de tâmara em água, durante 30 minutos, em fogo baixo, e, após filtrado, beber à vontade.

Por ser rica em magnésio a tâmara é considerada preventiva do câncer. Muitos autores afirmam que nas regiões onde a fruta é consumida regularmente a incidência desse mal é muito pequena. (Outras grandes fontes alimentares de magnésio são: feijão, soja, amendoim, nozes, amêndoas, avelãs, castanhas-do-pará, castanhas-de-caju, arroz integral, centeio, cevada, cacau.)

Além disso, a fruta tem ação sedativa (combate a insônia) e antidiarréica.

Sob o aspeto nutricional, 100 g de tâmara fresca fornecem 177,6 calorias. A fruta contém 1,9% de proteínas, vitaminas A, C e do complexo B (principalmente B_1 e B_2) e numerosos minerais (magnésio, potássio, sódio, cálcio, fósforo, ferro).

Quando secas, a mesma quantidade de tâmaras fornece 316 calorias, pois os nutrientes tornam-se todos mais concentrados. A fruta seca contém 20% de água, 75% de hidratos de carbono e 2,2% de proteínas, havendo também aumento da concentração das vitaminas e dos minerais.

Tâmara-da-terra

Cocos datil, família das palmáceas.

Palmeira com cerca de 10 m de altura e 20 a 30 cm de diâmetro, com longas folhas (de 4 a 5 m de comprimento), conhecida também como coqueirodatil.
Produz frutos comestíveis amarelos, com cerca de 2,5 cm de comprimento e 2 cm de diâmetro.

Tamarindo

Fruto do tamarindeiro (*Tamarindus indica*, família das leguminosas), árvore majestosa de 10 a 25 m de altura, originária da Ásia. Foi introduzida na península ibérica pelos árabes e no Brasil pelos portugueses. Fornece copa densa e globosa e madeira de boa qualidade para trabalhos de marcenaria.
 O tamarindo é uma vagem oblonga e achatada, de cor marrom, contendo polpa de sabor agridoce no meio da qual se encontram, comprimidas, as sementes.
 A polpa é consumida ao natural, como acompanhamento de carnes e assados, e principalmente sob a forma de doces, refrescos e sorvetes.
 Terapeuticamente o tamarindo tem conhecida ação laxativa, constituindo mesmo a base de numerosos remédios existentes no comércio com tal finalidade. Essa ação laxativa é devida não somente à celulose, como também aos ácidos existentes na fruta: tartárico, cítrico, cremotártico e málico.
 As folhas da árvore, em infusão, são vermífugas.
 As flores, também em infusão, são indicadas nas moléstias do fígado.
 Sob o aspeto nutricional, 100 g da parte comestível do tamarindo fornecem cerca de 300 calorias. A fruta possui cerca de 22% de água, grande quantidade de hidratos de carbono (aproximadamente 72%), 3% de proteínas, vitaminas A, C e do complexo B, bem como minerais: cálcio, ferro e, sobretudo, fósforo.

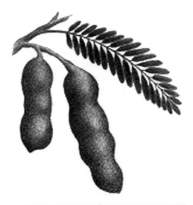

Tangelo

Nome dado à fruta proveniente do cruzamento entre mexerica (tangerina) e *grapefruit*.

Tapiá

Crataeva tapia, família das caparidáceas.

Árvore com cerca de 10 m de altura, encontrada em serras do estado de São Paulo, e que fornece frutos comestíveis, com os quais se prepara bebida vinosa.

A madeira é utilizada em carpintaria e caixotaria.

Tararanga

Árvore da família das moráceas, encontrada na Bahia, e que produz frutos comestíveis. São conhecidas duas variedades mais comuns: a tararanga-preta (*Pourouma cecropiaefolia*) e a tararanga-vermelha (*Pourouma mollis*).

Os frutos da primeira, conhecidos também como uvas-do-mato, são pequenos, com cerca de 2,5 cm de diâmetro, globosos e suculentos, contendo uma única semente.

Os da segunda são maiores e, quando maduros, apresentam cor vermelho-escura. São também mais suculentos que os da variedade preta.

Tarumã

Nome dado a numerosas plantas da família das verbenáceas, algumas das quais produzem frutos comestíveis:

Vitex montevidensis — Árvore que fornece madeira para construção civil, dormentes, esteios e mourões. Os frutos, conhecidos também como azeitonas-do-mato e azeitonas-da-terra, são medicamentos contra males do peito. Encontrada da Bahia até o Rio Grande do Sul, Minas Gerais e Mato Grosso.

Vitex triflora — Árvore ou arbusto conhecido também como tarumã-do-mato ou tarumã-silvestre. Seus frutos são grandes e suculentos. Encontrada desde a Amazônia até Pernambuco.

Vitex elavens — Conhecida como tarumã-tuíra. Vegeta nos campos do baixo Amazonas e fornece fruto comestível. Sua madeira é utilizada para pequenas obras de construção civil.

Tatajuba

Bagassa guianensis, família das moráceas.

Árvore grande, atingindo por vezes porte gigantesco, encontrada no Pará e conhecida também como amaparana e bagaceira.

Fornece madeira pesada, utilizada em construção civil e naval, carpintaria, marcenaria e na fabricação de dormentes.

Os frutos grandes, de cor alaranjada, contendo numerosas sementes, são comestíveis e de sabor adstringente.

Teixo

Taxus baccata, família das taxáceas.

Planta natural da Europa e da Ásia, de porte variável, apresentando-se em alguns locais como uma grande árvore e em outros simplesmente como arbusto. Trata-se de planta de enorme longevidade, podendo viver mais de 3.000 anos.

Podados, os teixos arbustos são altamente decorativos, assumindo belas formas cônicas.

A madeira dura, pesada, resistente e elástica é muito usada em escultura e trabalhos de torno.

Os frutos — que na realidade são falsos frutos —, vermelho-escarlates quando maduros, são comestíveis.

Contra Todas as partes verdes do teixo são venenosas, pois contêm o alcalóide tóxico taxina. Na Itália o teixo é conhecido como *albero della morte* (árvore da morte).

Tucum

Nome comum a várias plantas da família das palmáceas, entre as quais:

Astrocaryum aculeatum — Conhecida também como tucumã, tucumã-verdadeiro, tucumã-açu. Trata-se de uma palmeira com até 15 m de altura, provida de espinhos, encontrada no norte e nordeste do país.

Cada cacho produz em média 150 cocos, com cerca de 6 cm de comprimento cada. A polpa, muito saborosa e nutritiva, contém um caroço com amêndoa branca, da qual se extrai óleo semelhante ao de oliva, aproveitado na indústria de alimentos e como matéria-prima para cosméticos, sabões e outros produtos.

Segundo lenda amazônica, é no tucumã que estava encerrada a noite, até que foi libertada por um índio que abriu o coco para conhecer seu conteúdo.

É alimento extraordinariamente rico em vitamina A (três vezes mais que a cenoura).

A fibra fornecida por essa palmeira, fina e resistente, é usada na confecção de redes de descanso e pesca.

Astrocaryum leiospatha — Também conhecida como tucum-gigante, esta palmeira fornece palmito de ótima qualidade.

FRUTAS 233

Bactris lindemanniana — Pequena palmeira encontradiça no Rio Grande do Sul, de até 2 m de altura e 3 cm de diâmetro, espinhenta e cujos frutos, pretos quando maduros e do tamanho de uvas, contêm polpa comestível branca, doce e mucilaginosa, de sabor bastante apreciado.

Bactris piscatorium — Conhecida como tucum-mirim, esta variedade também produz frutos globosos, negros e comestíveis, de sabor adocicado.

Tutiribá

Lucuma ravicoa, família das sapotáceas.

Ou tutiribá. Árvore de grande porte, que produz frutos comestíveis, os quais contêm cerca de 62% de água, 32,8% de hidratos de carbono, 2,9% de gorduras, 0,8% de proteínas, minerais (cálcio, fósforo, ferro), vitaminas do complexo B, vitamina C e grande quantidade de vitamina A.

Cem gramas da parte comestível do tutiribá fornecem 145 calorias.

Uchi

Saccoglotis uchi, família das humiriáceas.

Ou uchi-pucu. Árvore alta encontrada no Pará, de tronco reto e liso, revestido por casca cinzenta, cuja madeira é usada em construção naval e civil, marcenaria e carpintaria.

O fruto, comestível, cotendo sementes oleaginosas, fornece 284 calorias por 100 g. Possui cerca de 47% de água, 1,2% de proteínas, 20% de gorduras, 30% de hidratos de carbono, minerais (elevado teor de cálcio, fósforo e ferro), vitaminas A, C e do complexo B.

Umari

Geoffraea spinosa, família das leguminosas.

Ou mari. Árvore grande, encontrada no Pará e nas várzeas dos estados do Nordeste. Tem flores amareladas e perfumadas e frutos ovóides, verde-amarelados, pendentes de longo pedúnculo.

Os frutos, comidos cozidos ou em mingaus, fornecem massa considerada peitoral e vermífuga.

As folhas do umari são forrageiras, e o chá preparado com elas tem ação antidiarréica.

Umari-roxo

Poraqueiba sevicea, família das icadináceas.

Árvore de tamanho médio, natural da Amazônia, que produz frutos comestíveis com polpa oleaginosa.

A madeira, pardo-avermelhada, leve e rija, é usada em construção civil, carpintaria, obras internas e na fabricação de tamancos.

Umbu

Fruto do umbuzeiro (*Spondias purpurea*, família das anacardiáceas), árvore grande, de até 6 m de altura e copa larga, podendo atingir até 10 m de diâmetro. É comum no norte e nordeste do país, onde se sobressai entre os arbustos da caatinga.

O umbu (ou imbu) tem cor vermelha e o tamanho aproximado de uma bola de pingue-pongue. É muito utilizado na produção de doces (as famosas umbuzadas), bem como no preparo de conhecida e apreciada bebida refrescante.

A madeira da árvore, leve, é utilizada em carpintaria e caixotaria.

As raízes do umbuzeiro fornecem tubérculos comestíveis usados no fabrico de farinha. Além disso, por armazenarem grande quantidade de água, são utilizadas para saciar a sede durante o período da seca. (O nome imbu, aliás, significa "árvore que dá de beber", na linguagem indígena.)

O umbu contém cerca de 82% de água, 16% de hidratos de carbono, minerais (cálcio, fósforo, ferro) e vitaminas A, C e do complexo B.

O nome umbu designa também uma árvore da família das fitolacáceas (*Phytolacca dioica*), comum no Rio Grande do Sul, onde é conhecida tam-

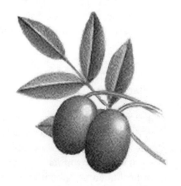

bém como *käsbaum* (árvore do queijo), em virtude da madeira mole e carnosa.
Seus frutos são muito apreciados pelos porcos.

Urucuri

Attalea excelsa, família das palmáceas.

Palmeira com cerca de 30 m de altura, encontrada na Amazônia, no Maranhão e Mato Grosso.
Produz frutos grandes, contendo amêndoas oleíferas e comestíveis, com cujo miolo se prepara uma farinha grosseira (bró).
O coco do urucuri é empregado para defumar borracha.

Uva

Fruto da videira (*Vitis vinifera*, família das vitáceas), também conhecida como parreira. Este arbusto trepador, munido de gavinhas opostas às folhas, tem origem das mais antigas no reino vegetal, constatando-se sua presença em fósseis de épocas geológicas anteriores ao aparecimento do homem.
Sua pátria é o Oriente, de onde foi levada para a Europa; no Brasil foi introduzida em 1532, por Martim Afonso de Souza.
As milhares de variedades de uva existentes (Cabernet, Cabernet Franc, Merlot, Moscatel, Pinot Noir, Riesling, Nebbiolo etc.) podem ser reunidas, basicamente, em dois tipos: as de mesa (reservadas para serem comidas) e as de balseiro, que servem para o preparo de vinhos. Quanto à cor são divididas em três grandes grupos: uvas pretas, brancas e rosadas.
Numerosas variedades da fruta (Málaga, Esmirna, Damasco, Corinto etc.) são utilizadas secas (passas), sendo comidas assim ou empregadas em confeitaria e na fabricação de vinhos.
Prós Do ponto de vista terapêutico trata-se de fruta das mais preciosas.
É estimulante das funções hepáticas, constituindo mesmo a base de remédios farmacêuticos para o fígado. (Note-se que esta função é desempenhada não apenas pelas uvas, como também pelas folhas da parreira.)
Por ser alcalinizante (combate a acidez sanguínea) é indicada a pessoas intoxicadas pelo excesso de consumo de carne.
Além disso é diurética, depurativa, aperiente, tônica, reconstituinte e ativadora das funções intestinais (indicada em casos de flatulência, prisão de ventre e fermentações intestinais).
Em casos de obesidade e/ou desintoxicação geral recomenda-se a dieta de uvas durante 3 dias: no primeiro dia consome-se um quilo de uvas em bagas ou sob a forma de suco, com ou sem casca. As frutas devem ser bem maduras e isentas de produtos tóxicos. Pode-se aumentar a quantidade até 3 quilos por dia, distribuída em 5 ou 6 refeições diárias.
A dieta de uvas, que deve sempre ser feita sob supervisão médica, pode ser pura ou misturada com outras frutas, podendo-se prolongar por tempo bem maior.
Quanto ao aspeto nutricional, 100 g de uvas fornecem 68 calorias. A fruta contém cerca de 82% de água, 16% de hidratos de carbono, 0,6% de proteínas

e de gorduras, vitaminas C e do complexo B e grande quantidade de minerais (potássio, magnésio, enxofre, ferro, cálcio, fósforo).

Contras As videiras são pulverizadas principalmente com sulfato de cobre, substância tóxica que permanece aderente à casca das uvas. Tal tóxico pode ser removido com água e vinagre — o qual, por também ser tóxico, deve ser retirado por meio de lavagens repetidas.

O suco de uva existente no comércio costuma conter o sulfato de cobre pulverizado nas frutas, podendo produzir diarréia por vezes violenta. Além disto pode vir acompanhado de substâncias químicas, como por exemplo o anidrido sulfuroso.

Uva-do-campo

Dá-se este nome a duas trepadeiras da família das vitáceas — *Vitis campestris* e *Vitis salutaris* —, encontradas na Bahia, em Minas Gerais, Goiás e São Paulo.

Seus frutos são bagas globosas, comestíveis, contendo uma semente grande; após fermentação, produzem vinho.

Uva-do-monte

Vaccinium myrtillus, família das vaciniáceas.

Ou mirtilo. Subarbusto de 20 a 60 cm de altura que produz bagas globosas negro-azuladas, doces, com as quais se preparam conservas e bebidas alcoólicas.

Em Portugal as bagas do mirtilo são usadas como corantes de vinhos.

Uva-espim-do-brasil

Berberis laurina, família das berberidáceas.

Ou espinho-de-são-joão. Arbusto que ocorre desde os estados de Minas Gerais e São Paulo até o Rio Grande do Sul e que fornece frutos comestíveis, de sabor adstringente.

Uvaia

Eugenia uvalha, família das mirtáceas.

Ou uvalha. Arbusto de flores brancas que produz frutos pequenos, amarelos, ovóides ou piriformes e de casca aveludada. A polpa aromática, suculenta e comestível é empregada sobretudo no preparo de refrescos, devido ao sabor ácido. (Bem madura, a uvaia tem sabor doce.)

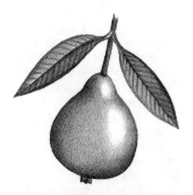

A madeira é utilizada para caibros, pequenas vigas, bem como em cabos de ferramentas e instrumentos agrícolas.

A uvaia contém aproximadamente 90% de água, 7% de hidratos de carbono, 1,7% de proteínas, minerais (cálcio, fósforo, ferro), vitaminas A, C e do complexo B.

Além da variedade descrita, a mesma família botânica inclui outra planta, a *Eugenia pyriformis*, conhecida como uvaia-do-campo: pequena árvore que produz frutos comestíveis amarelos, aveludados e piriformes.

No extremo norte do Brasil encontra-se a uvaia-muchama, também conhecida como umbueira.

Xiputa

Mouriria elliptica, família das melastomatáceas.

Arbusto de 2 a 3 m de altura, com folhas oblongo-elíticas de ápice arredondado. Produz frutos bagas de cor vermelha, comestíveis, conhecidos também como jabuticaba-do-campo, jabuticaba-do-cerrado e coroa-de-frade.

Encontrado em Goiás, Mato Grosso e Minas Gerais.

Zimbro

Juniperus communis, família das pináceas.

Ou junípero. Arbusto ou pequena árvore de procedência estrangeira (Europa e parte setentrional da Ásia) que vegeta em alguns estados do Brasil, principalmente nos do Sul.

As folhas do zimbro, verde-claras, medem de 10 a 18 mm de comprimento e têm aspeto de agulhas de coser. O fruto é globoso, carnoso, de cor azul forte e sabor ao mesmo tempo doce, ácido e amargo, com aroma acentuado.

Tais frutos, conhecidos como bagas de zimbro, entram na composição de duas bebidas muito conhecidas: gim e genebra. São utilizados também para aromatizar carnes e conservas.

Do ponto de vista terapêutico o zimbro tem uma série de ações. É diurético, estimulante, estomacal, anti-reumático, aperiente e sudorífero.

Além disso, é considerado eficaz contra enxaqueca (colocar um punhado de bagas de zimbro no travesseiro).

SEÇÃO 4

OUTROS ALIMENTOS

Aditivos

De acordo com o artigo 2º do decreto nº 55.871 de 26/3/1965, "considera-se aditivo para alimento a substância intencionalmente adicionada ao mesmo com a finalidade de conservar, intensificar ou modificar suas propriedades, desde que não prejudique seu valor nutritivo".

O mesmo decreto acrescenta, em parágrafo seguinte, que "excluem-se do disposto neste artigo os ingredientes normalmente exigidos para o preparo do alimento".

Tal definição exclui expressamente os aditivos "incidentais" ou "acidentais". Estes consistem, conforme o artigo 3º do mesmo decreto, na "substância residual ou migrada, presente no alimento, como decorrência das fases de produção, beneficiamento, acondicionamento, estocagem e transporte do alimento ou das matérias-primas nele empregadas".

Como exemplos de aditivos incidentais podem-se citar resíduos de inseticidas, restos de medicamentos, substâncias migradas de embalagens etc., que às vezes são encontrados nos alimentos, mas não foram aí colocados intencionalmente.

Alguns aditivos são eliminados ou neutralizados durante o processo industrial de preparo dos alimentos, ao passo que outros aí permanecem, sendo ingeridos juntamente com os mesmos.

Os aditivos a que se refere o decreto compreendem onze grupos, enunciados a seguir. Além destes, existem vários outros, como por exemplo os descorantes, fixadores e clarificadores.

Corantes — Substâncias que conferem ou intensificam a cor dos alimentos.

Existem corantes naturais (açafrão, beterraba, cacau, carotenóides, páprica, urucu) e artificiais (amarelo-crepúsculo, bordeaux-S ou amarante, eritrosina, tartrazina, vermelho-40, ponceau 4-R, indigotina, azul-brilhante).

São empregados em aguardentes compostas, amargos, aperitivos, balas, gelatinas, geléias, licores, manteiga, margarina, massas alimentares, recheio de biscoitos e pós para pudins, mingaus, refrescos e sorvetes.

Flavorizantes e aromatizantes — Substâncias que conferem ou intensificam o sabor e o aroma dos alimentos. São as essências — extratos vegetais aromáticos —, que podem ser naturais ou artificiais.

Empregados em refrigerantes, sorvetes, doces, margarinas, licores, geléias, gelatinas, xaropes e pós para bolos, mingaus, pudins, refrescos e sorvetes.

Conservadores ou *preservativos* — Impedem ou retardam alterações dos alimentos provocadas por microrganismos ou enzimas.

Como exemplos de conservadores temos antibióticos, nitratos, nitritos, dióxido de enxofre e derivados, ácido benzóico.

Empregados em carnes, pães, vinhos, frutas secas, molhos, refrigerantes, margarinas, chocolates, doces em massa, geléias, leite de coco, maioneses, queijos, xaropes e cervejas, vinagres, queijos.

Antioxidantes — Retardam o aparecimento de alterações oxidativas nos alimentos (inclusive a rancificação).

Exemplos: ácido ascórbico, ácido fosfórico, BHA (butil-hidroxianisol), BHT (butil-hidroxitolueno), cálcio EDTA.

Utilizados em manteigas, margarinas, refrigerantes, sucos de frutas, frituras em saquinhos plásticos (batatas fritas, aperitivos vários), leite de coco, óleos e gorduras, produtos de cacau, maioneses, molhos e condimentos preparados.

Estabilizantes — Favorecem e mantêm as características físicas das emulsões e suspensões.

Exemplos: acetato isobutirato de sacarose (SAIB), ágar-ágar, sulfatos vários, bicarbonato de sódio, citrato de sódio, goma-éster, goma-arábica, fosfato dissódico.

Empregados em doces de leite, queijos fundidos, *ketchup*, mostarda de mesa, conservas alimentícias para uso infantil, cremes de leite, sorvetes, águas "gasosas", leites aromatizados, queijos fundidos e pós para pudins, mingaus, refrescos e sorvetes.

Espumíferos e antiespumíferos — Substâncias que modificam a tensão superficial dos alimentos líquidos.

Espessantes — Substâncias capazes de aumentar, nos alimentos, a viscosidade de soluções, emulsões e suspensões.

Exemplos: alginatos, ágar-ágar, celulose microcristalina, goma-arábica e outras gomas, musgo irlandês (caragena).

Empregados em leites aromatizados, sorvetes, gomas de mascar, cremes de leite, requeijões cremosos, conservas de carne, geléias artificiais e pós para refrescos, pudins, flans, mingaus e sorvetes.

Edulcorantes — Substâncias orgânicas artificiais, não glicídicas, capazes de conferir sabor doce aos alimentos.

Exemplos: sacarina, ciclamato, stévia.

Utilizados em doces, refrigerantes, chocolates, produtos dietéticos em geral.

Umectantes — Substâncias capazes de evitar a perda da umidade dos alimentos, ou seja, que impedem o ressecamento.

Exemplos: lecitina, glicerol, sorbitol, BHA (butil-hidroxianisol), BHT (butil-hidroxitolueno), propileno-glicol, dioctil sulfossuccinato de sódio, lactato de sódio.

Usados em balas, produtos dietéticos, doces, coco ralado, cremes, bombons, recheios e produtos de confeitaria.

Antiumectantes — Substâncias capazes de reduzir as características higroscópicas dos alimentos, ou seja, que impedem que os alimentos umedeçam.

Exemplos: carbonato de cálcio, carbonato de magnésio, silicato de cálcio, alumínio silicato de sódio, citrato de ferro amoniacal, dióxido de silício, ferrocianeto de sódio, fosfato tricálcico.

Empregados em sal de mesa e cozinha, leites em pó, temperos em pó, pós para refrescos.

Acidulantes — Substâncias capazes de comunicar ou intensificar o gosto acídulo dos alimentos.

Exemplos: ácido cítrico, ácido fosfórico, ácido tartárico, ácido acético, lactona, ácido fumárico, ácido glicólico, ácido glicônico, ácido adípico, ácido málico.

Empregados em maioneses, refrigerantes, sorvetes, laticínios, xaropes, amargos e aperitivos, balas, doces em massa, geléias artificiais, licores, pós para refrescos com sabor de frutas cítricas.

Prós Embora o termo aditivo alimentar tenha adquirido conotação pejorativa, conferindo a todos os aditivos apenas desvantagens e toxicidade, isso não é verdade.

Cabe informar que muitos aditivos são substâncias completamente naturais e inofensivas à saúde. Sal e açúcar também são aditivos e, de modo geral, as pessoas não fazem qualquer objeção a eles.

Os aditivos, considerados globalmente, permitem uma produção maior de alimentos (o que condiciona a redução dos custos), aumentam o período de conservação (com conseqüente diminuição de perdas) e facilitam o processamento tecnológico, que muitas vezes seria impossível sem eles.

Contras Muitos aditivos alimentares são constituídos por substâncias cujos efeitos no organismo humano não são suficientemente conhecidos. Vários deles, usados de forma totalmente liberal até há pouco tempo, hoje em dia passaram a ser proibidos ou têm seu uso submetido a severo controle, por terem demonstrado acentuada toxicidade. Quantos outros não serão nocivos à saúde e passarão, dentro em breve, a ser proibidos?

No contexto atual, entretanto, podemos dizer que os aditivos são aceitos até provarem que são tóxicos. A realidade deveria ser exatamente oposta: deveriam ser proibidos até demonstração exaustiva de sua inocuidade. Tal demonstração, porém, muito dificilmente pode ser realizada, e isso por uma série de razões.

Para se obter um resultado significativo, do ponto de vista sanitário, acerca da ação global de um aditivo no organismo humano, seria necessária a experimentação em, no mínimo, 30.000 animais. Na prática, os testes de rotina utilizam apenas 50.

Além disso, sabe-se que os animais podem reagir diferentemente do homem: a mulher, por exemplo, é 70 vezes mais sensível à talidomida do que o hâmster, fator responsável pelos lamentáveis acidentes ocorridos com esse medicamento.

Ao lado de aditivos comprovadamente inócuos, outros (que continuam a ser utilizados) têm-se mostrado francamente tóxicos.

Os piores aditivos são os corantes: além de não apresentarem nenhuma vantagem são freqüentemente tóxicos e servem apenas para manter uma fraude oficial — iludir o consumidor —, da qual as crianças são as maiores vítimas.

Entre muitos outros aditivos tóxicos, podemos citar, a título de exemplo:
a) tartrazina e amaranto, corantes derivados do alcatrão, produto há muito conhecido como cancerígeno;
b) vermelho-40, corante também cancerígeno, mesmo quando ingerido em doses baixas;
c) vários corantes e flavorizantes artificiais que produzem alergia e distúrbios de comportamento, principalmente hiperatividade;
d) glutamato monossódico, empregado como tempero e admitido ser causador de câncer do estômago (no Japão, onde tal tempero é amplamente utilizado, esse tipo de câncer é muito comum);
e) nitratos e nitritos, usados profusamente na produção e conservação de queijos, pescados, pernis, presuntos, carnes e salsicharias em geral, e que produzem as temíveis nitrosaminas, agentes reconhecidamente cancerígenos mesmo em doses pequenas;
f) ácido acético, que produz descalcificação dos dentes e ossos;

g) polifosfatos, que aumentam a incidência de cálculos renais;
h) sulfito de sódio, empregado na indústria de vinhos e conservas e considerado cancerígeno.

O sulfito é, com certeza, um dos mais antigos aditivos alimentares — os romanos já o empregavam para a conservação dos vinhos. Recentemente, porém, foram descritos casos de alergia devidos aos sulfitos, relatados inicialmente como quadros de anafilaxia após refeições em restaurantes e, mais tarde — à medida que se foi prestando maior atenção ao aditivo —, sintomas como diarréia, erupções cutâneas, crises de asma e urticária.

Entre os numerosos alimentos que contêm sulfitos, podemos citar ainda: vinagre, picles, *champignons*, salsicha, sopas desidratadas, batata frita, camarão, frutos do mar, leite em pó, licores, queijos tipo Brie, sucos de frutas, frutas secas, gelatina, refrigerantes, refrescos, cidra, cerveja e geléia de frutas.

Adoçantes ou edulcorantes*

Os termos adoçante e edulcorante são considerados sinônimos por Aurélio Buarque de Holanda e referem-se a toda e qualquer substância que adoce (ou edulcore).

Alguns adoçantes — tais como mel e açúcar — são tratados isoladamente nesta mesma seção. Aqui, portanto, limitar-nos-emos aos chamados edulcorantes citados pela legislação brasileira, que os classifica em naturais e artificiais.

Entre os edulcorantes naturais podemos citar:
Esteviosídeo — Tem poder edulcorante cerca de 300 vezes maior que o da sacarose. É o principal edulcorante presente na *Stevia rebaudiana*.

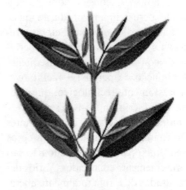

Sorbitol e *Manitol* — O poder edulcorante desses álcoois é cerca de 50% inferior ao da sacarose, portanto adoçam menos que o açúcar. São absorvidos bem mais lentamente pelo tubo digestivo, sendo sintetizados pela hidronação ou inversão do açúcar. O produto metabólico desses álcoois é a frutose.

Os edulcorantes artificiais incluem:
Ciclamato — 25 a 30 vezes mais doce que a sacarose. É utilizado muitas vezes em combinação com a sacarina, para diminuir o intenso sabor amargo desta última.

Sacarina — Adoça 300 vezes mais que a sacarose, porém deixa gosto residual amargo. É o edulcorante com melhor relação custo/poder edulcorante.

Aspartame — Cerca de 200 vezes mais doce que a sacarose; não tem sabor residual amargo. Quimicamente é um composto de dois aminoácidos: fenilalanina e ácido aspártico. Calorica-

---
* Verbete escrito por Maria Idati Eiró Gonsalves, nutricionista pela Faculdade de Higiene e Saúde Pública da USP.

mente, portanto, é metabolizado como proteína e libera 4 kcal/g.

Acesulfame-K — Adoça cerca de 150 a 200 vezes mais que o açúcar. Tem sabor residual amargo, praticamente imperceptível quando o produto é usado em quantidades pequenas. Costuma ser usado isoladamente ou em combinação com aspartame ou ciclamato.

Podemos classificar também os edulcorantes em nutritivos e não-nutritivos. Qualquer adoçante que forneça calorias é considerado nutritivo. Açúcar (sacarose), álcoois (polióis), frutose, aspartame, mel são exemplos de adoçantes nutritivos.

Adoçantes não-nutritivos são aqueles não metabolizados pelo organismo e que, portanto, não fornecem energia/calorias à dieta. Como exemplo temos a sacarina e o ciclamato.

Prós O uso dos edulcorantes aqui citados na indústria de alimentos justifica-se pelos produtos destinados a consumidores que necessitam de restrição calórica, bem como para os diabéticos, desde que com balanceamento integral da dieta.

Tais adoçantes têm demonstrado ainda serem auxiliares na diminuição da incidência da cárie dental e podem também ser substitutos do açúcar se este não estiver disponível no mercado.

Contras São necessários muitos anos para que se comprove a inocuidade desses produtos. A Organização Mundial de Saúde fixa Ingestões Diárias Admissíveis (IDA), estabelecendo limites para um consumo sem riscos. Esses valores, entretanto, podem mudar a cada revisão, e por isso, apesar de as IDAs serem um referencial bastante sólido, estudos sobre carcinogênese e outros efeitos continuam em andamento, existindo sempre possibilidade de novas descobertas.

Aflatoxinas

Toxinas produzidas por vários fungos, notadamente o *Aspergillus flavus*, e que podem atacar vários grãos, como amendoim, soja, cevada, milho, castanha-do-pará, semente de algodão.

As aflatoxinas são muito difíceis de serem destruídas, pois resistem a praticamente todos os procedimentos habituais, inclusive à torração. Só a autoclavagem intensa (15 libras de pressão por polegada quadrada a 120°, durante 4 horas) ou determinados processos químicos podem eliminá-las.

Para evitar que sejam atingidos pelas aflatoxinas, os grãos devem ser colhidos no momento exato da maturação, secados rapidamente e armazenados em condições de ausência de umidade.

Essas toxinas são extremamente lesivas ao organismo, podendo causar graves problemas de saúde, tais como cirrose hepática e câncer do fígado.

Se um alimento (pão, por exemplo) estiver mofado, suspeito de conter aflatoxinas, todo ele deve ser desprezado, e não apenas a parte em que o mofo é visível, pois as aflatoxinas podem ter se disseminado completamente.

Água

A simples constatação da porcentagem de água no corpo humano (cerca de 65% nos adultos e ainda mais nas crianças) constitui atestado eloqüente da importância desse líquido na economia orgânica. De fato, podemos sobreviver por um período relativamente longo sem ingerir proteínas, gorduras, hidratos de carbono, vitaminas ou minerais, porém não sobreviveremos mais que alguns dias privados da ingestão de água.

Determinadas condições, como por exemplo diarréia intensa, vômitos profusos, exagerada eliminação urinária etc., podem reduzir a quantidade de água no organismo, constituindo a desidratação. Outras, como certas moléstias renais, cardíacas, carenciais etc., podem produzir um excesso do líquido, caracterizando o edema, ou inchaço.

De acordo com a origem as águas naturais classificam-se em: *meteóricas*, provenientes de chuva, orvalho, neve etc.; *superficiais*, de rios, lagos e mares; e *profundas*, de mananciais e poços (freáticos, semiartesianos e artesianos).

São chamadas águas "pesadas" aquelas que contêm deutério (elemento químico natural) na sua composição. As águas "leves" caracterizam-se pela ausência desse elemento.

Experiências realizadas demonstraram que nas regiões onde a água contém menos deutério, ou seja, é mais "leve", a população goza melhor saúde e maior longevidade.

O teor de deutério numa água depende das condições geológicas do terreno, e sua identificação só é possível por meio de análises dispendiosas e ultra-especializadas. Mesmo a água pura de nascente, límpida e cristalina, pode conter alta concentração desse elemento e, portanto, ser "pesada".

O teor de deutério geralmente não é levado em consideração no abastecimento de água das grandes cidades.

A fim de ser considerada potável, a água necessita apresentar determinadas características físicas, químicas e bacteriológicas, aferíveis apenas em laboratórios devidamente equipados.

O abastecimento de água potável nas grandes cidades é um problema gigantesco e que não pode ser abordado de forma simplista. O tratamento do líquido do modo como é feito habitualmente nos grandes centros apresenta, sem dúvida, uma série de vantagens, tornando-o isento de germes patogênicos, de boa qualidade bacteriológica e, sob este aspeto, bastante adequado ao consumo.

A água de torneira, nas grandes cidades, permanece durante muito tempo em reservatórios e caixas, perdendo assim o oxigênio livre. Além disso, provém de rios extremamente contaminados por esgotos, poluentes atmosféricos e industriais, contendo grande quantidade de produtos químicos nocivos e muito pouco oxigênio. Os tratamentos a que é submetida a fim de torná-la potável adicionam-lhe substâncias prejudiciais à saúde, tais como cloro, sulfato de alumínio etc.

Os filtros comuns retiram da água apenas terra, ciscos e partículas grandes, não eliminando o cloro, o alumínio e as bactérias, nem restituindo o oxigênio livre. Para isso é necessário o uso de filtro de carvão, que além de produzir água pura e limpa possibilita sua re-oxigenação. A água assim obtida não é tão rica em oxigênio quanto a natural, mas contém quantidade razoável do gás livre. O carvão retira cerca de 80% do cloro, sulfato de alumínio, poluentes vários e germes eventuais.

Os recipientes revestidos com sais de prata têm alguma ação *in vitro* sobre germes patogênicos, porém não convém depositar confiança excessiva no método. A fervura remove grande parte dos gases e sais minerais contidos na água. A passagem da mesma, sucessivamente, de uma vasilha para outra permite a re-aeração.

A adição manual de cloro, permanganato e outros desinfetantes tem valor, mas na prática é difícil estabelecer dosagem que não comprometa por falta ou excesso. Habitualmente recomenda-se a adição de duas gotas de hipoclorito de sódio a 10% para cada litro de água.

Outro método de tratamento da água consiste na ozonização, na qual se emprega o gás ozônio (O_3), que apresenta acentuada ação oxidante e bactericida. A maior desvantagem desse método, comparativamente à cloração, é que esta, ao contrário da ozonização, apresenta atividade residual. Isso significa que, apesar da eficácia do método, se a água for novamente contaminada após a aplicação de ozônio, essa contaminação não será combatida pela primeira aplicação.

O hábito de tomar água ozonizada pode acarretar, com o passar do tempo, sérios problemas de saúde (gastrites, úlceras etc.), devido justamente ao alto poder oxidante desse gás. Tais distúrbios, entretanto, podem ser evitados, deixando-se a água em repouso por alguns minutos, antes de bebê-la.

Em algumas localidades do Nordeste utiliza-se a técnica da osmose reversa para obter-se água potável a partir de poços de água salobra. Essa técnica consiste em passar a água através de uma membrana que retém todas as substâncias indesejáveis.

Método simples e eficaz para esterilização da água consiste em colocá-la dentro de uma garrafa limpa de vidro incolor, ou de um saco plástico transparente, e deixá-la exposta ao sol durante várias horas. Os raios solares matam todos os germes nocivos.

Muitas cidades, inclusive São Paulo, adicionam flúor à água de seus reservatórios (fluoretação).

Tal processo tem a vantagem de reduzir a incidência de cáries dentárias em crianças, mas, em contrapartida, o excesso de flúor pode acarretar alterações ósseas, articulares e dentárias, uma vez que o mineral em excesso é dificilmente eliminado, depositando-se prontamente no esqueleto. Mesmo o câncer ósseo (osteosarcoma) pode ser produzido por quantidade excessiva de flúor. A fervura da água, nesse caso, é pior, pois a evaporação aumenta a concentração do flúor.

Além disso, pesquisas recentes publicadas no conceituado jornal científico *Nature* constataram que a água fluoretada, em panelas de alumínio, tende a desprender uma quantidade maior desse metal, fazendo-o passar da panela para o alimento.

Como a ingestão de alumínio tem sido associada à doença de Alzheimer, acredita-se ser prudente não utilizar água fluoretada em panelas desse metal.

Prós A água pura apresenta propriedades depurativas e diuréticas. Estimulando os rins, produz a eliminação de detritos de várias naturezas, bem como da energia negativa: as regiões adoecidas transferem sua energia perniciosa para a água, que a elimina do organismo, com a consequente melhora das funções e a recuperação dos tecidos.

Recomenda-se ingerir água pura muitas vezes ao dia, sempre fora das refeições, em pequena quantidade cada vez e a pequenos goles.

Os hindus energizam a água, passando-a, pelo ar, de um vasilhame a outro. A água assim energizada ou "pranizada" atua poderosamente como estimulante e tônico, incutindo no organismo nova vitalidade e energia. Mesmo a água de torneira, clorada, pode ser assim energizada, com reais vantagens.

Alguns adeptos da hidroterapia oral utilizam a água destilada, ou seja, a forma mais pura da água, que contém apenas dois átomos de hidrogênio e um de oxigênio.

A água destilada realmente apresenta acentuação dos efeitos diuréticos e depurativos, uma vez que não existe interferência dos outros componentes habituais desse líquido (sais de magnésio, sódio, enxofre etc.). Em contrapartida, o processo de destilação da água elimina o oxigênio livre (não-molecular), bem como a energia vital própria da água *in natura*, diminuindo sua propriedade de energização e oxigenação dos tecidos.

Contras Embora não constituindo propriamente contras, são necessários cuidados especiais na ingestão de água em determinadas condições, tais como hipertensão arterial, insuficiência renal, cardiopatias descompensadas, edemas (inchaços) por retenção de líquidos.

Ao contrário da água pura, proveniente de mananciais naturais, a água de torneira apresenta uma série de desvantagens.

Água mineral

Água com características físicas e químicas diferentes da água comum e que, por isso, apresenta propriedades também diferentes.

Do ponto de vista físico consideram-se, entre outros fatores, a coloração, a limpidez, a termalidade e a radioatividade.

São chamadas águas termais aquelas cuja temperatura excede em pelo menos 5°C a temperatura das águas potáveis locais.

A raioatividade dessas águas, que é benéfica, não permanece mais do que algumas horas após seu afloramento, de modo que uma água mineral radioativa na fonte perde essa propriedade quando engarrafada.

Quanto à composição química, consideram-se setes grupos de águas minerais: alcalinas, arsenicais, cálcicas e magnesianas, cloretadas sódicas, ferruginosas, indeterminadas, sulfurosas.

Prós Além das vantagens da água natural, as águas minerais podem ser úteis no tratamento de várias moléstias.

As alcalinas (como a Prata) são recomendadas para doenças do fígado e estômago; as arsenicais, nas astenias e convalescenças, como vitalizantes; as cálcicas e magnesianas (águas de São Lourenço), em casos de gota, nos males dos rins, vesícula e como preventivas do câncer, devido ao seu teor elevado de magnésio; as ferruginosas (como as de Cambuquira e Lambari), nas anemias ferroprivas. As águas indeterminadas (de Lindóia e Araxá) atuam sobretudo em função de suas propriedades físicas, principalmente a radioatividade. As sulfurosas (Poços de Caldas, Caxambu, São Pedro) são eficazes no combate ao reumatismo, moléstias de pele e da garganta.

Alguns médicos questionam a eficácia medicamentosa das águas minerais, que segundo eles agiriam apenas por mecanismo de natureza psicológica.

O tratamento por meio das águas minerais constitui objeto da crenoterapia (creno, do grego *crene*: designativo de fonte mineral).

Contras Em virtude justamente de sua riqueza em minerais, essas águas não devem ser ingeridas liberalmente por pessoas com dificuldades em eliminar o excesso de eletrólitos no organismo: cardíacos e renais descompensados, hipertensos, crianças com menos de dois meses de idade e prematuros (devido à imaturidade renal).

Com freqüência, as águas minerais são engarrafadas sem as necessárias medidas de higiene, tornando-se portanto veículos de germes patogênicos.

Alimentos congelados

Longe de constituir simples modismo, o congelamento de alimentos a cada dia ganha novos adeptos, incorporando-se cada vez mais à vida do homem moderno.

Suas vantagens são bem conhecidas, sendo a principal delas de ordem econômica: além de poupar tempo na cozinha, o congelamento permite o armazenamento de produtos que, fora da safra, atingem preços muito elevados.

Para se congelar alimentos, contudo, devem-se observar alguns cuidados essenciais:
• Os produtos a serem congelados devem ser de boa qualidade e cuidadosamente escolhidos. Frutas, legumes e vegetais em geral devem ser da época, da safra em vigência. Além disso, devem ser preparados logo depois de adquiridos, de acordo com as respectivas instruções de preparo.

• Os pratos prontos devem ser resfriados rapidamente, para se impedir a multiplicação dos germes, que se desenvolvem em resfriamento lento. Para um resfriamento rápido, colocam-se os pratos em panelas ou recipientes com gelo.

• Os alimentos só devem ser embalados quando completamente frios, a fim de se evitar formação de vapor dentro da embalagem (que deve ser hermeticamente fechada).

• Cada embalagem deve ser etiquetada, anotando-se o conteúdo e a data de validade. Para facilitar o controle, pode-se manter um registro do estoque, com todos os dados pertinentes.

• Legumes e verduras devem ser "branqueados" antes do congelamento, ou seja, pré-cozidos ou simplesmente escaldados em água quente ou vapor. Após branqueados, resfriá-los em água gelada.

• A temperatura correta para o congelamento é de −18°C. A temperatura do congelador da geladeira não atinge esse nível, mantendo-se no máximo a −12°C. Portanto, não se deve usar o congelador da geladeira para conservar alimentos congelados.

• O descongelamento deve ser feito lentamente, de um dia para o outro, na primeira prateleira da geladeira. Os pratos prontos podem ser levados diretamente ao forno (sempre cobertos) ou descongelados em banho-maria.

• Os alimentos prontos não devem voltar ao *freezer* depois de descongelados, devendo ser consumidos num prazo máximo de 48 horas.
• No caso de queda de energia elétrica, deve-se cobrir o *freezer* com um cobertor, mantendo-o totalmente fechado, para evitar que os alimentos percam sua conservação. (Cuidado também ao adquirir congelados em supermercados, pois muitas vezes, com o intuito de economizar eletricidade, alguns estabelecimentos desligam a energia durante a noite, comprometendo severamente a conservação dos produtos.)
• Os alimentos comprados congelados devem ser transportados em isopor com gelo. Se começarem a descongelar durante o transporte, devem ser preparados logo que estejam totalmente descongelados e, a seguir, recongelados como pratos prontos.

Preparados com a técnica correta, os alimentos congelados conservam seu sabor original. É preciso apenas ter cuidado com os temperos, que devem ser usados com parcimônia, pois o congelamento acentua-lhes o sabor.

A maior parte dos alimentos, mesmo os do bebê (inclusive o leite materno), podem ser congelados. Alguns outros, por se deteriorarem rápido, são totalmente desaconselhados. É o caso de carnes cruas temperadas, camarões com cabeça, crustáceos com casca (siri, lagosta, caranguejo etc.), ovos com casca ou cozidos, manteiga ou margarina que não sejam frescas, creme de leite em lata, coalhadas caseiras, iogurtes, ricota, queijo-de-minas, alface, tomate, pepino, chuchu, leite não-pasteurizado e não-esterilizado, maionese, claras em neve, pudins cremosos, gelatinas, batatas ao natural ou cozidas, chocolate, picles, chouriço, risotos (tornar-se-ão esponjosos).

Contras Os alimentos congelados são considerados produtos mortos, destituídos de força vital.

Depois de noventa dias, perdem de 30% a 50% de vitamina C, tiamina e riboflavina (vitaminas do complexo B).

De fato, todas as vitaminas dos alimentos sofrem perdas com o congelamento. Por este motivo, deve-se evitar congelar verduras e hortaliças, reservando-se o método para carnes e massas.

Alimentos defumados

A defumação é um processo que visa conservar os alimentos. Data de tempos imemoriais e tem sido empregada por praticamente todas as civilizações, inclusive entre os indígenas do Brasil.

Era efetuada, a princípio, de maneira rudimentar e aplicava-se apenas à conservação de peixes. Com o correr do tempo a técnica evoluiu e hoje em dia é utilizada em escala industrial, podendo ser processada a frio ou a quente.

Os principais produtos submetidos à defumação são as carnes e os peixes — e, algumas vezes, os queijos.

Os alimentos defumados conservam-se por longo tempo, graças à impregnação de sua superfície por compostos fenolados (principalmente o aldeído fórmico), que têm ação bactericida.
Contra A fumaça é formada por mais de duzentas substâncias, muitas das quais identificadas como cancerígenas. Por esse motivo, os produtos defumados devem ser usados apenas ocasionalmente e com parcimônia.

Alimentos diet e light

A abreviação em inglês *diet* (de dietético), quando aplicada a refrigerantes, significa que estes foram produzidos sem açúcar comum (sacarose), o que reduz seu número de calorias a zero. Em outros alimentos a palavra *diet* indica que o açúcar comum foi substituído por outros adoçantes (artificiais ou não). Tais alimentos podem ter calorias.

A palavra *light* (que significa "leve" em inglês), quando aplicada a alimentos, indica uma redução de gorduras, proteínas e açúcar.

Uma desvantagem dos alimentos *light* é que costumam ter preço mais elevado que os comuns.

Se forem consumidos em quantidades maiores que as habituais acabarão por fornecer o mesmo número de calorias, proteínas e gorduras presente nos alimentos normais.

Alimentos industrializados

Na complexidade da vida moderna, em que se faz necessário alimentar dezenas de milhões de pessoas que não produzem seus próprios alimentos, a industrialização torna-se fundamental e imprescindível, pois de outro modo isso seria absolutamente impossível.

Infelizmente, esse processo apresenta inúmeras desvantagens. Segundo S.Schvartsman, a complexidade da tecnologia e da comercialização dos alimentos aumentou o risco de contaminação por agentes químicos, físicos e biológicos. De acordo com o autor, são os seguintes os riscos da industrialização:

- Infecções de origem alimentar.
- Desnutrição (em virtude da tendência ao aumento das deficiências bioquímicas nos alimentos manufaturados).
- Concentração dos tóxicos de ocorrência natural.
- Resíduos de pesticidas.
- Aditivos alimentares.
- Presença de contaminantes ambientais, de origem industrial ou não.

A contaminação pode ocorrer pela ação dos produtos usados nas fases de processamento e esterilização dos alimentos. É o caso, por exemplo, dos nitratos (utilizados no processamento de carnes e peixes), que se transformam em nitritos potencialmente perigosos, com conseqüências como diminuição dos depósitos de vitamina A e produção de nitrosaminas cancerígenas. Também é o caso das substâncias empregadas na fumigação (fase de esterilização), que podem tornar-se tóxicas (como os epóxidos).

Além disso, a contaminação pode efetuar-se também por meio de elementos migrados das embalagens: cartonados (possíveis contaminações biológicas por bactérias e fungos), enlatados (contaminação por chumbo, estanho, zinco, cádmio), recipientes de cerâmica vitrificada (contaminação principalmente por chumbo).

Os alimentos industrializados costumam ser submetidos a vários procedimentos, visando conservá-los durante longo tempo. Entre estes podemos citar:

Conservantes e preservadores químicos — São os famosos aditivos. Seu uso foi iniciado na primeira metade do século, com a finalidade de impedir a proliferação de germes e a conseqüente contaminação dos alimentos.

O bromatólogo americano Harvey W.Wiley foi o primeiro a preocupar-se com os malefícios que tais substâncias poderiam acarretar ao organismo humano, exigindo que fossem realmente inócuos para admiti-los como preservadores alimentares. Depois dessa medida, vários aditivos foram proibidos, sendo que seu emprego atualmente varia em função dos critérios adotados pelas autoridades sanitárias de cada país.

Antibióticos — O uso destas substâncias como preservadores de alimentos demonstra ser eficaz, embora apresente sérias desvantagens — como o aparecimento de cepas resistentes aos antibióticos utilizados e a sensibilização de pessoas que ingerem os alimentos assim tratados.

Congelamento — Ver *alimentos congelados*.

Liofilização — Ver *alimentos liofilizados*.

Calor — Pasteurização e esterilização.

Vácuo — Alimentos conservados em vácuo não desenvolvem germes aeróbios (ou seja, que necessitam de oxigênio), mas podem favorecer o eventual aparecimento de germes anaeróbios (que se desenvolvem na ausência de oxigênio), como por exemplo o *Clostridium*, cujos esporos são muito resistentes e podem acarretar botulismo.

Irradiação — Técnica que submete os alimentos a substâncias radioativas, em particular o cobalto-60. Os raios eliminam os insetos e parasitas, bloqueiam a germinação, diminuem a atividade das enzimas responsáveis pelas alterações sofridas pelos alimentos e reduzem o número e a atividade dos micróbios. Após terem sido irradiados, os alimentos conservam-se indefinidamente à temperatura ambiente.

Tal processo tira a vida dos alimentos, destruindo seu potencial de germinação, e torna-os totalmente mortos, sem nenhuma energia vital.

Existem trabalhos no sentido de demonstrar que a irradiação dos alimentos pode levar à formação de substâncias radiomiméticas, potencialmente mutagênicas (ou seja, produtoras de alterações genéticas e de câncer).

Arlindo Fiorenzano Júnior, cientista, engenheiro eletrônico e físico, projetou um aparelho de esterilização (já patenteado em cem países) que constitui um modo natural de proteger os alimentos contra fungos e insetos, dispensando os produtos químicos e a irradiação.

A questão das embalagens também precisa ser considerada. Cerca de 120 corantes e pigmentos, muitos à base de anilinas ou de sulfeto de mercúrio ou cádmio, são utilizados em embalagens de produtos alimentares.

As latas, principalmente quando amassadas, podem transferir várias substâncias tóxicas aos alimentos nelas contidos (chumbo, estanho, cádmio, mercúrio). Uma vez aberta a lata, seu conteúdo deve ser retirado, pois os arranhões provocados pelo abridor pode facilitar a transferência dos tóxicos.

Por serem soldadas, as latas podem constituir fontes de intoxicação por chumbo, já que as soldas são feitas, freqüentemente, com ligas desse metal. (O organismo infantil é particularmente suscetível a esse tipo de intoxicação.)

O cloreto de vinila (plástico), usado largamente como recipiente de bebidas e alimentos, tem sido responsabilizado por alterações cromossômicas e efeitos carcinogênicos.

Assim, sempre que houver possibilidade de escolha, recomendamos os produtos conservados em recipientes de vidro.

Alimentos lactofermentados

Alimentos submetidos a uma pré-digestão chamada fermentação lática, provocada por germes que se nutrem de açúcares (frutose, lactose, sacarose, amido).

A lactofermentação sintetiza vitaminas B e C, produz vitamina B_{12} e cria numerosos enzimas. A acidificação produzida por esse processo impede a proliferação de germes putrefativos.

Como exemplos de alimentos lactofermentados podemos citar: chucrute, iogurte, missô, pão levedado, grãos germinados fermentados etc.

Graças a leveduras ricas em antibióticos, esses alimentos possuem acentuado poder bactericida, destruindo micróbios causadores de doenças.

Por serem pré-digeridos, costumam ser benéficos em casos de dificuldades digestivas. Reativam ainda a flora intestinal, que desempenha importante papel na síntese das vitaminas K e do complexo B, e reforçam a defesa orgânica, pela acidificação do meio celular.

Contra O consumo exagerado de alimentos lactofermentados pode acarretar desmineralização, devido à acidificação excessiva do organismo.

OUTROS ALIMENTOS 253

Alimentos liofilizados

A liofilização é um processo especial de desidratação, desenvolvido na Europa durante a Segunda Guerra Mundial com a finalidade de facilitar o envio de alimentos às tropas localizadas nas frentes de batalha.

Ao contrário da desidratação por aquecimento, que pode destruir vitaminas termolábeis e desnaturar proteínas, a liofilização consiste em congelar bruscamente o alimento em câmaras de nitrogênio a $-80°C$. Com isso, a água contida nas células é transformada em microcristais de gelo. A seguir, o alimento é colocado para secar em câmaras de vácuo, onde os microcristais saem das células pelos poros da membrana celular, sem danificá-la.

Pelo processo de liofilização, a matéria-prima passa diretamente do estado sólido (gelo) para o gasoso (vapor), sem passar pelo estado líquido (água).

O único inconveniente da liofilização é o alto custo do processo, pois quase todos os alimentos podem ser liofilizados, praticamente sem perda de suas propriedades nutritivas. O processo apenas reduz o volume dos alimentos, que se transformam em pó. (Para fazê-los voltar à condição original, basta adicionar-lhes água.)

Os alimentos liofilizados conservam-se indefinidamente, desde que protegidos da umidade por embalagens adequadas. Sua conservação dispensa qualquer outro cuidado, inclusive a refrigeração.

Farinha láctea

Produto resultante da dessecação, em condições próprias, da mistura de leite com farinha de cereais e leguminosas, cujo amido se tenha tornado solúvel por técnica apropriada.

É permitida a adição de cacau, chocolate em pó, malte ou outras substâncias às farinhas lácteas, desde que tenham aplicação na dietética e sejam autorizadas pelo DIPOA (Divisão de Inspeção de Produtos de Origem Animal).

A farinha láctea é muito utilizada em alimentação infantil, no preparo de mingaus ou misturada a frutas.

Gelatina

Dá-se este nome, classicamente, à substância extraída de diversos órgãos e tecidos animais (ossos, cartilagens etc.) e que, ao esfriar, torna-se espessa, adquirindo consistência pastosa e elástica. Existem também gelatinas vegetais, extraídas de algas e que são vendidas em cápsulas em entrepostos de produtos naturais.

As gelatinas são muito empregadas e apreciadas em sobremesas, preparadas com açúcar, sucos e pedaços de frutas.

Além disso são utilizadas também como colas, na clarificação de vinhos e cervejas, na acetinagem do papel, na fabricação de emulsões fotográficas e na medicina, em preparados anti-hemorrágicos.

Cem gramas de gelatina em folha ou pó fornecem 343 calorias. Contém cerca de 11% de água, 85% de proteínas, 0,1% de gorduras e alguns minerais (cálcio, fósforo, ferro, sódio e potássio).

Contras As gelatinas do comércio, para se tornarem mais atraentes ao consumidor, são acrescidas dos mais diversos corantes.

Embora sejam ricas em proteínas, não constituem bom alimento, uma vez que estas são de baixo valor biológico.

Geléia real

Substância viscosa e amarela, produzida pelas abelhas operárias encarregadas de criar as larvas. Estas consomem a geléia real nos dois primeiros dias de seu desenvolvimento, passando, a partir do 3º dia, a alimentar-se com mel, água e pólen.

As larvas "reais", por sua vez, continuam a alimentar-se unicamente de geléia real, que seguirá sendo o alimento exclusivo da abelha-rainha durante toda sua vida.

Acredita-se que a geléia real seja alimento excepcionalmente rico, pois as larvas "reais" aumentam 1.250 vezes seu peso inicial e a abelha-rainha vive cerca de 5 anos, contra apenas 6 semanas no caso das operárias.

Quanto à composição, a geléia real contém cerca de 66% de água, 10% de proteínas, 14% de hidratos de carbono, 6% de gorduras, sais minerais, vitaminas (em particular as do complexo B, especialmente o ácido pantotênico), bem como substâncias ainda não totalmente identificadas (cerca de 30% do total).

Do ponto de vista terapêutico é considerada tônico fortificante para o organismo, estando indicada particularmente para pessoas debilitadas e que necessitam um aumento da resistência orgânica. Facilita a recuperação do peso, sendo aconselhada aos convalescentes e inapetentes. Age contra o envelhecimento prematuro do organismo, sobretudo da pele.

Lecitina

Substância fosforada complexa presente em diversos alimentos — tais como gema de ovo, leite, soja etc. — e muito utilizada pela indústria no preparo de leites em pó instantâneos ou como emulsionante para chocolates e medicamentos.

Antigamente a lecitina era extraída principalmente do ovo. Hoje em dia, por razões de ordem econômica, é muito mais utilizada a obtida da soja.

Prós Por ser rica em fósforo, a lecitina é considerada um bom tônico para os nervos.

Além disso, tem a propriedade de manter as gorduras do sangue em suspensão, facilitando assim sua eliminação pelo organismo.

Dessa forma, favoreceria a perda de peso.

Contra As gorduras que, por ação da lecitina, ficam em suspensão no sangue, são levadas ao intestino e eliminadas com as fezes. Caso não haja um bom funcionamento intestinal, as gorduras poderão depositar-se nas paredes dos intestinos, podendo acarretar graves problemas nesse órgão.

Levedura de cerveja

Prós A levedura de cerveja (*Saccharomyces cerevisiae*), bem como as demais leveduras comestíveis (*Candida utilis, Torulopsis utilis, Saccharomyces fragilis* etc.), contém proteínas ricas em aminoácidos de alto valor biológico. Além disso, é ótima fonte de vitaminas do complexo B e, também, a fonte mais rica em cromo de que se tem notícia.

Contras Devido ao seu elevado teor de ácido nucléico, as leveduras, quando ingeridas em grande quantidade (em torno de 25 g por dia), aumentam a concentração de ácido úrico no sangue e na urina. Esse fato limita seu consumo por pacientes gotosos ou portadores de certos cálculos renais.

Ingerida às refeições a levedura de cerveja pode produzir fermentação, determinando aumento de peso.

Margarina

O imperador Napoleão III propôs, no século passado, um concurso com o objetivo de formular-se um produto que substituísse a manteiga. O farmacêutico francês Mège-Mouriés, em 1869, criou então a margarina, emulsão estabilizada de gorduras alimentares.

Seu uso foi muito incrementado na Europa durante a Primeira Guerra Mundial, em virtude da escassez de gordura animal. Hoje em dia é amplamente difundida, utilizada e modificada.

Atualmente a margarina é produzida com gordura animal (leite) acrescida de óleos vegetais hidrogenados. (A hidrogenação é um processo que muda o estado físico dos óleos de líquidos para sólidos, permitindo-lhes atingir a consistência da manteiga.)

Prós O preço da margarina é bastante inferior ao da manteiga, sendo esta sua principal vantagem na prática.

A tecnologia moderna lhe confere melhores condições de consistência e conservação que as da manteiga. Porcentualmente apresenta menor quantidade de ácidos graxos saturados que a manteiga.

Por lei a margarina deve conter vitamina A ou equivalente em pró-vitamina A a no mínimo 15.000 e no máximo 50.000 U.I. por quilo. Trinta a cinqüenta por cento do total utilizado para isso provêm de beta-caroteno, que além da função vitamínica serve também para conferir cor à margarina, tornando-a mais parecida com a manteiga. Outras vitaminas podem, opcionalmente, ser acrescidas à margarina. Entre nós é habitual a adição de vitamina D (500 a 2.000 U.I. por quilo). Em alguns países são acrescentadas vitamina B_1 (11 mg por quilo) e vitamina E (300 a 500 U.I. por quilo).

Contras A propaganda refere-se à margarina como "manteiga vegetal", o que não corresponde à realidade, uma vez que em sua fabricação entram também gorduras de origem animal, ricas em ácidos graxos e lesivas ao aparelho cardiovascular.

A fim de se produzir produto artificial o mais parecido possível com a manteiga, são adicionados numerosos aditivos à margarina (estabilizantes, aromatizantes, antioxidantes etc.), com todas as desvantagens disso decorrentes. Ver *aditivos*.

Todas as gorduras, cozidas ou fritas, desprendem substâncias nocivas (muitas das quais cancerígenas), devido à rotura de suas moléculas. A hidrogenação das gorduras é um processo que consiste em levá-las a altas temperaturas, em seguida refrigerá-las, aquecê-las novamente, para depois emulsificá-las, estabilizá-las quimicamente, descorá-las e depois colori-las artificialmente. A maioria das margarinas são hidrogenadas...

Marshmallow

Alimento doce e mole, originalmente preparado a partir da raiz do malvaísco, que fornece substância mucilaginosa adocicada.

Atualmente o marshmallow é feito com mistura aerada de gelatina, ou albumina de ovo com açúcar, e xarope de amido.

Óleos, azeites e gorduras

Os óleos vegetais (azeitona, sementes de girassol e uva, arroz, milho, soja, amendoim, algodão, gergelim etc.), quando extraídos por simples pressão e a frio, constituem geralmente produtos de valor nutritivo apreciável.

A indústria, entretanto, para obtenção de óleo comestível em escala comercial, submete os produtos de origem a ação de inúmeros agentes físicos e químicos, entre os quais a nafta (éter de petróleo), o ácido sulfúrico, a soda cáustica e inúmeros outros. Tais procedimentos alteram profundamente as características do produto original, transformando-o em substância totalmente desvitalizada e profundamente alterada em suas propriedades biológicas. (Para alguns óleos, no entanto, como por exemplo o de soja e amendoim, o aquecimento se impõe, por destruir substâncias antinutricionais e tóxicas contidas nos produtos de origem.)

Apesar do tratamento industrial deve-se, contudo, preferir os óleos vegetais às gorduras de origem animal (banha de porco, por exemplo), uma vez que estas são ricas em ácidos graxos saturados, que elevam o colesterol e favorecem a instalação de problemas cardíacos e arterioescleróticos.

De modo geral podemos dizer que as gorduras sólidas (manteiga, coco, banha) são constituídas por ácidos graxos saturados, prejudiciais ao aparelho cardiocirculatório, enquanto que os óleos constituem-se de ácidos graxos insaturados, não lesivos a esse aparelho.

O aquecimento dos óleos durante os processos culinários habituais transforma suas gorduras insaturadas em saturadas (com todas as desvantagens destas), podendo levar também à formação de substâncias cancerígenas e mutagênicas (ou seja, que produzem alterações genéticas). Ao acrescentarmos óleo aos alimentos devemos fazê-lo de preferência após a cocção dos mesmos.

A reutilização de óleos e gorduras acarreta a formação de benzopireno, substância de ação cancerígena. Por este motivo desaconselha-se a ingestão de frituras (pastéis, batatinhas) ou outros pratos preparados com óleos utilizados e reutilizados numerosas vezes.

Refrigerantes

Os refrigerantes industrializados servem única e exclusivamente para satisfação do paladar, pois, a rigor, só apresentam contras.

Além da grande quantidade de açúcar refinado (em média 8 colheres de chá por lata ou garrafa pequena), contêm ainda aromatizantes e acidulantes em água adicionada de gás carbônico. Os do tipo "cola" contêm o estimulante cafeína.

Os produtos em pó têm praticamente a mesma composição que os líquidos, excetuando-se evidentemente a água e o gás carbônico.

A denominação "refrigerantes naturais" é dada legalmente àqueles que contêm uma pequena porcentagem de fruta natural.

Quanto aos refrigerantes dietéticos, é impossível dizer se os adoçantes utilizados em sua fabricação (sacarina, ciclamatos e aspartame) são inócuos ou nocivos à saúde humana. Basta dizer que os ciclamatos e a sacarina já foram proibidos em duas ocasiões nos Estados Unidos, e só atualmente seu uso está voltando a ser permitido... Ora são considerados inócuos, ora nocivos. Será tudo resultado das lutas entre a indústria química e a indústria açucareira?

Além disso, as pesquisas acerca da ação desses edulcorantes são realizadas apenas com adultos, e até hoje não temos conhecimento de nenhum estudo a respeito feito com crianças e adolescentes, os maiores consumidores de refrigerantes.

O aspartame (que resulta da reunião de aspartato, fenilalanina e metanol) não pode ser ingerido por doentes de fenilcetonúria, afecção rara que atinge apenas uma entre 20 a 25 mil pessoas. Acontece, entretanto, que além dos doentes de fenilcetonúria, uma pessoa em cada 75 apresenta o gene dessa afecção sob a forma de heterozigoto, o que indica que o aspartame também não deve ser ingerido por tais pessoas.

Na fenilcetonúria há uma incapacidade do organismo de metabolizar a fenilalanina proveniente de qualquer fonte. Esta é um constituinte de vários alimentos protéicos, bem como do aspartame. É por este motivo que os produtos adoçados com esta substância apresentam nos rótulos a frase: "Fenilcetonúrico — Contém fenilalanina".

Sal

O uso do sal na alimentação humana teve origem em tempos muito remotos. A própria palavra salário origina-se de sal, que na antiguidade era utilizado como pagamento em vários locais.

No Brasil sua extração remonta aos primórdios dos tempos coloniais, efetuada então pelos jesuítas, com auxílio dos índios. Tal extração foi objeto de proibições legais que culminaram, no século XVII, com uma interdição governamental que só admitia para consumo o produto originário de Portugal — o que elevou o preço da mercadoria a níveis bastante altos, pois nem sempre havia sal em quantidade suficiente para atender às demandas do consumo.

Apenas no século seguinte passou a ser permitido o consumo de sal proveniente do país, mas sempre oriundo de zonas demarcadas de extração e com comércio realizado apenas por prepostos do rei.

Atualmente a produção de sal no Brasil é a maior do hemisfério sul, sendo os principais produtores os estados do Rio Grande do Norte, Rio de Janeiro e Ceará. Em escala mundial, porém, o Brasil ocupa posição bastante modesta nesse setor, ficando muito atrás dos grandes produtores: Estados Unidos, China Continental e Rússia.

Apenas 5% do sal extraído são utilizados como tempero de alimentos. O restante é destinado a indústrias químicas, farmacêuticas, no preparo de couros e peles e de barrilha (composto presente na fabricação de vidros e saponáceos) etc.

Prós O sal é usado desde tempos imemoriais para conservar os alimentos: de fato, a salgação é um dos métodos conservantes mais antigos que se conhecem, sendo empregado para carnes, peixes, bem como em couros e peles. Têm, entretanto, dificuldade para agir em produtos muito oleosos, os quais podem rancificar-se mesmo depois de submetidos ao método. É o que acontece, por exemplo, com o pirarucu.

Gargarejos com água e sal constituem dos melhores remédios para tratamento de dores de garganta, afonias e rouquidões.

Compressas com sal são muito úteis para alívio de dores musculares (inclusive torcicolos).

Contras O sal aumenta a pressão arterial. Acredita-se que o excesso de sal na infância predispõe o indivíduo ao aparecimento de hipertensão arterial na idade adulta. Note-se que os alimentos prontos e semiprontos costumam ter muito maior quantidade de sal que aqueles preparados em casa; logo, o uso freqüente de alimentos industrializados favorece a hipertensão.

Pode ainda produzir edemas (inchaços) e tende a piorar problemas cardíacos e renais.

Os aditivos adicionados ao sal para evitar a umidade e a cristalização (óxido de cálcio, carbonato de cálcio, silicato aluminado de sódio, fosfato tricálcico de alumínio etc.) podem favorecer o aparecimento de cálculos nos rins e na vesícula.

Por todas essas razões, o sal deve ser utilizado em quantidades mínimas. O sal refinado contém apenas cloreto de sódio.

O chamado sal marinho, ao contrário, contém várias dezenas de minerais (inclusive magnésio, cálcio, bromo e muitos outros), sendo, portanto, alimento bem mais rico que o produto refinado — embora também só deva ser consumido em quantidades mínimas.

O sal marinho obtido diretamente das salinas é desaconselhável, por tratar-se de produto habitualmente muito contaminado por poluentes industriais e sujeiras diversas. Deve-se preferir o produto à venda no comércio, que após a extração é submetido a lavagem.

Sal-gema é o sal extraído de minas, em vez do mar. Apresenta-se em massas ou camadas compactas, originárias da sedimentação e evaporação lenta e milenar de águas salgadas. Grande parte de seus minerais é perdida com o tempo, e por isso possui bem menos minerais que o sal marinho.

A lei brasileira determina que todo sal destinado à alimentação (humana ou animal) deve ter adição de iodo. Tal determinação, entretanto, não é seguida pela maioria dos fabricantes, que burlam acintosamente a lei, fornecendo produtos sem o mineral. Sabe-se que a alimentação carente em iodo pode produzir graves problemas tiroidianos.

Sêmola

Sêmola ou semolina é o nome dado à farinha granulosa obtida da moagem de grãos de trigo (especialmente o trigo duro), arroz ou milho.

Sob esse nome é conhecida também espécie de massa alimentar extraída de batatas.

Tapioca

Nome dado à farinha fina de mandioca, bem como ao caldo ou mingau preparado a partir desse tubérculo, além de uma variedade de beiju e, ainda, um peixe parecido com a sardinha.

Vinagre

Condimento líquido constituído por solução aquosa contendo ácido acético (em torno de 5%) e resultante da fermentação de vinho ou qualquer líquido alcoólico (cidra, hidromel, álcool de cereais etc.).

Legalmente o termo "vinagre" só pode ser aplicado a um produto resultante de dupla fermentação: a primeira produz álcool; a segunda, para a qual se adiciona o microrganismo *Acetobacter*, converte o álcool em ácido acético. O *Acetobacter* cresce como uma película sobre a superfície e é conhecido como "mãe do vinagre".

O termo "vinagre não-fermentado" (geralmente uma solução colorida de ácido acético) não é permitido legalmente.

O vinagre pode sofrer várias alterações, tanto microbianas (sobreoxidação com transformação do ácido acético em CO_2 e água; fermentação viscosa; fermentação amarga; putrefação) como também devidas à ação de pequenos organismos — como os ácaros ou as moscas das fábricas de vinagre (*Drosophila cellaris* etc.).

Contras O ácido acético é tóxico ao organismo, por ser cáustico.

A toxicidade do vinagre aumenta acentuadamente quando ele entra em contato com panelas de alumínio.

BIBLIOGRAFIA

ACRA, A. et al. *Solar disinfection of drinking water and oral rehydration solutions*. Unicef, Amã, Jordânia. Resumo do livro. *In*: COMTAPS, nº 1, São Paulo, 1990.

ADRIEN, J. *A dietética*. Lisboa, Presença, 1981.

"Alimentos de alto valor nutritivo e baixo custo — A experiência da dra. Clara T. Brandão". São Paulo, TAPS, 1991.

ANDRADE, G.A. "O valor do ovo de codorna na alimentação humana". *Médico Moderno*. Vol. 4, nº 4, maio, 1985.

ANGELUCCI, E. "Corantes naturais *versus* corantes artificiais. Vantagens e desvantagens". Seminário *Corantes naturais para alimentos*. Instituto de Tecnologia de Alimentos, Campinas, 1989.

BALBACH, A. *As plantas curam*. São Paulo, Edições A Edificação do lar.

_____. *As hortaliças na medicina doméstica*. São Paulo, Edições A Edificação do lar.

_____. *As frutas na medicina doméstica*. São Paulo, Edições A Edificação do lar.

BALMÉ, F. *Plantas medicinais*. São Paulo, Hemus, 1982.

BARBIERI, D. "Doença celíaca". *In*: Marcondes, E. *Pediatria básica*. 7ª ed. São Paulo, Sarvier, 1985.

BARRETO, O.C.O. "Eritroenzimopatias". *In*: Marcondes, E. *Pediatria básica*. 7ª ed. São Paulo, Sarvier, 1985.

BENDER, A. E. *Dicionário de nutrição e tecnologia de alimentos*. 4ª ed. São Paulo, Roca.

BONTEMPO, M. *Relatório Orion*. Porto Alegre, L & M Editores, 1985.

_____."Hidroterapia". *In*: Gonsalves, P. E. *Medicinas alternativas: os tratamentos não-convencionais*. São Paulo, Ibrasa, 1989.

_____. *Livro de bolso da medicina natural*. Rio de Janeiro, Ground Informação, 1979.

BORDEAUX-SZEKELY. *La vie biogènique*. Genebra, Soleil, 1987.

BRUKER, M. O. *Vorsicht Fluor! Das Kariesproblem.* EMU. 5420 Lahnstein. República Federal da Alemanha.
BURKHARD, G. K. *Novos caminhos de alimentação.* São Paulo, CLR Balieiro, 1984.
CAMINHOÁ, J. M. "Chá preto" e "Cogumelos". In: Cruz, G. L. *Dicionário das plantas úteis do Brasil.* Rio de Janeiro, Civilização Brasileira, 1985.
CARIBÉ, J.; e CAMPOS, J. M. *Plantas que ajudam o homem.* São Paulo, Cultrix/ Pensamento, 1991.
CARNEIRO NETO, D. "O rápido sucesso da fruta que vira espaguete". In: O Estado de S. Paulo, 19/3/1993.
"Carros movidos a tupinambor?". *Le Quotidien,* 29/1/91. Citado em *França*... *Flash,* nº 19, 1991.
CASTRO, J. L. *Alimentação natural.* Lisboa, Europa-América.
_____. *Curso de botânica aplicada à medicina e à alimentação.* Lisboa, Centro Botânico Dietético, 1975.
CERVEJA. In: *Tempo livre médico-odontológico,* nº 19, Ano 5. MIM, Editorial São Paulo.
CHAIB, S.A. "Os perigos da fluoretação". *Shopping News-City News.* São Paulo, 25/2/1990.
CHATONET, J. *As plantas medicinais — Preparo e utilização.* São Paulo, Martins Fontes, 1983.
CORRÊA, M. P. *Dicionário das plantas úteis do Brasil e das exóticas cultivadas.* 6 volumes ilustrados. Ministério da Agricultura. Instituto Brasileiro de Desenvolvimento Florestal, 1984.
CRANE, E. *O livro do mel.* São Paulo, Nobel, 1983.
CRAVO, A. B. *Frutas e ervas que curam — Panacéia vegetal.* São Paulo, Hemus.
CRUZ, G. L. *Dicionário das plantas úteis do Brasil.* Rio de Janeiro, Civilização Brasileira, 1985.
"Cura pelo óleo de girassol?". COMTAPS, nº 6, São Paulo, 1991.
DARRIGOL, J. L. *Os cereais e a saúde.* Lisboa, Presença, 1980.
_____. *O mel e a saúde.* Lisboa, Presença, 1981.
DIERBERGER, J. E.; MARINO NETTO, L. *Noz-macadâmia. Uma nova opção para a fruticultura brasileira.* São Paulo, Nobel, 1985.
"Doce mentiroso — Unicamp desenvolve açúcar que engana o organismo e não faz engordar". *IstoÉ-Senhor,* nº 1138, São Paulo, 1991.
DUCATMA, A. et al. "Vinyl chloride exposure and human chromosome aberrations". *Mut. Res..* 31:163/168, 1975.
DUTRA DE OLIVEIRA, J. E., CORRÊA SANTOS, A; e WILSON, E. D. *Nutrição básica.* São Paulo, Sarvier, 1982.

BIBLIOGRAFIA 263

ESTUDOS GESSY LEVER. *Queijo — Um rico alimento com mais de 5.000 anos.* São Paulo, março de 1989.

FAGUNDES NETO, U., *et al.* "Água de coco. Variações de sua composição durante o processo de maturação". *Jornal de Pediatria,* vol. 65, 1989, pp. 17/21.

FEDERMAN, S. *Prevenção das principais causas de morbidade e mortalidade.* Trabalho apresentado em Reunião Científica do Corpo Clínico do Centro Hospitalar D. Silvério Gomes Pimenta, Fundação São Camilo.

FERRAZ, P. "Rio Sweet é lançada no mercado de São Paulo". *In: Folha de S. Paulo,* 17/1/1995.

FERREIRA, A. B. H. *Novo dicionário da língua portuguesa.* 2ª ed. Rio de Janeiro, Nova Fronteira, 1989.

FILISETTI, T. M. C., *et al.* "Fatores antinutricionais em produtos comerciais de soja". *Rev. Far. Bioquim.* 15:93-100, jan./dez. São Paulo, USP, 1977.

FURLENMEIER, M. *Plantas curativas.* Editorial Schwitter Zug, Suíça, 1984 (tradução em espanhol: dr. Luis Carreras Matas).

GENDERS, R. *Plantas silvestres comestibles.* Barcelona, Editorial Blume, 1988.

GHIRALDINI, J. E. "Produção e comercialização interna de corantes naturais para alimentos". Seminário *Corantes naturais para alimentos.* Instituto de Tecnologia de Alimentos, Campinas, 1989.

GLASS, V. "Atemóia traz sabor inca aos pomares". *In: Folha de S. Paulo,* 24/6/1997.

_____. "Cherimóia era devotada pelo Império Inca". *In: Folha de S. Paulo,* 24/6/1997.

Globo Rural nº 66. Ano 6. São Paulo, Globo, 1991.

GONSALVES, P. E., *et al.* "Intoxicação por cianeto (mandioca-brava) em pediatria". *Rev. Hosp. Clínicas.* vol. XI, 4:256-71, jul./ago./1956.

_____. *Alternativas de alimentação.* São Paulo, Almed, 1984.

GONSALVES, P. E. *Alimentação natural do bebê, da criança e do adolescente.* São Paulo, Almed, 1986.

_____. *Alimentos que curam.* 11ª ed. São Paulo, Ibrasa,1999.

Grande enciclopédia Delta Larousse. Rio de Janeiro, Delta, 1971.

"La leche y los productos lacteos en la nutrición humana". *Estudios sobre nutrición,* nº 27, Roma, 1972.

Grande enciclopédia Larousse Cultural — Nova Cultural, 1998.

Guia Rural — Ervas e Temperos. 180 plantas medicinais e aromáticas. São Paulo, Abril, 1991.

Guia Rural Abril. 250 culturas de A a Z. São Paulo, Abril, 1986.

HIRSCH, S. *Inhame.* 2ª ed. Rio de Janeiro, 1988.

HIRSCH, S. *Boca feliz. Comer é bom e eu gosto.* Rio de Janeiro, Fundação Bem-Te-Vi, 1989.

JOLY A. B. *Botânica — Introdução à taxonomia vegetal.* São Paulo, Companhia Editora Nacional, 1966.

KARÉN-WERNER, M. *L 'alimentation vivante: le miracle de la vie.* Genebra, Editions Soleil, 1989.

"Kepler Weber cria "sterilair para grãos". *Folha de S. Paulo,* 8/1/1991.

LOPRIENO, N., *et al.* "Evaluation of the genetic effects induced by vinyl chioride monomer (VCM) under mammalian metabolic activation. Studies in vitro and in vivo". *Mut. Res.,* 40:85-96, 1976.

MARCONDES, E.; LIMA, I. N. *Dietas em pediatria clínica.* São Paulo, Sarvier, 1981.

MARUJO, R. C.; SICSU, M. B. "Aspartame". *Seminário Edulcorantes em alimentos.* Instituto de Tecnologia de Alimentos, Campinas, 1989.

MEDEIROS NETO, G. "Óleo de peixe, dieta e exercícios contra o colesterol". *Folha de S. Paulo,* 19/4/1988.

Regulamento da Inspeção Industrial e Sanitária de Produtos de Origem Animal. Brasília, Ministério da Agricultura, 1980.

Acerola ou cereja-das-antilhas na alimentação humana. Pró-Reitoria de Atividades de Extensão, Departamento de Ciências Domésticas. Ministério da Educação e Cultura/Universidade Federal de Pernambuco, Recife, 1984.

A importância do consumo de acerola para a saúde humana em virtude do seu alto teor em vitamina C. Pró-Reitoria de Atividades de Extensão. Recife, Ministério da Educação e Cultura/Universidade Federal de Pernambuco.

MELLÃO JÚNIOR, H. "Chicória das grutas é um êxtase culinário". *In: Folha de S. Paulo,* 10/2/1995.

MORI, E. E. M. "Avaliação organoléptica de novos edulcorantes — esteviosídeo". *Seminário Edulcorantes em alimentos.* Campinas, Instituto de Tecnologia de Alimentos, 1989.

MURAHOVSCHI, J. "Infarto — Um mal que pode ser prevenido". *In: Viver Hei,* nº 1, Ano 1. São Paulo, CLR Balieiro.

NESTEC S/A. *Lipides. Pourquoi? Comment? Combien?* Suíça, 1987.

_____. *Protéines. Pourquoi? Comment? Combien?* Suíça, 1987.

NORONHA, I. L. *et al.* "Farelo de arroz no tratamento da hipercalciúria idiopática em pacientes portadores de calculose urinária". *Revista Paulista de Medicina,* 107(1)19-24, 1989.

PANIZZA, S. "Fitoterapia". *In:* Gonsalves, P. E., *Medicinas alternativas: os tratamentos não-convencionais.* São Paulo, Ibrasa, 1989.

BIBLIOGRAFIA   265

PEREIRA JÚNIOR, J. C. "Leite de vaca fervido e desnutrição infantil". *Revista Paulista de Pediatria,* vol. V, nº 17, jun., 1987.

POLUNIN, M. *Os minerais e a saúde.* Lisboa, Presença, 1983.

QUARENTEI, G. "Patologia dos oligoelementos". In: Marcondes, E., *Pediatria Básica.* 7ª ed. São Paulo, Sarvier, 1985.

"Ranicultura". In: *Diálogo Médico.* Ano 16, nº 6. Produtos Roche Químicos e Farmacêuticos, 1990.

REITZ, P. Palmeiras de Santa Catarina. Nativas e mais freqüentemente cultivadas. Tese apresentada à Universidade de Campinas (Unicamp). Campinas, 1973.

RIBEIRO, M. *Maravilhas curativas ao alcance de suas mãos.* São Paulo, Ground, 1985.

RIEDEL, G. *Controle sanitário dos alimentos.* São Paulo, Edições Loyola, 1987.

ROTMAN F. *A cura popular pela comida.* 12ª ed. Rio de Janeiro, Record, 1987.

SALOMON P. *Corpo vivo.* São Paulo, Brasiliense, 1983.

SCAVONE, O; PANIZZA, S. *Plantas tóxicas.* 2ª ed. São Paulo, USP, 1981.

SCHALLER, C. *L 'alimentation vivante.* Genebra, Editions Soleil.

SCHVARTSMAN, S. "Riscos na industrialização de alimentos". In: Marcondes, E. e Lima, I.N. *Dietas em pediatria clínica.* São Paulo, Sarvier, 1981.

_____. "Alimentos industrializados". In: Marcondes, E., *Pediatria básica.* São Paulo, Sarvier, 1985.

_____. *Manual sobre intoxicações alimentares.* Sociedade Brasileira de Pediatria (biênio 1988-1990).

SCHVARTZMAN, S; e BALDACCI, E. "Intoxicações alimentares". *Revista Paulista de Pediatria.* Ano 1, 3:32-40, jan./fev., 1983.

SCOLNIK, R; e SCOLNIK, J. *A mesa do vegetariano.* São Paulo, Pensamento.

"Secrets et vertus des plantes médicinales". *Sélection du Reader's Digest.* 2ª ed. Paris, Bruxelas, Montreal, Zurique, 1977.

SGARBIERI, V. C. *Alimentação e nutrição — Fator de saúde e desenvolvimento.* Campinas, Almed/Editora da Unicamp, 1987.

SILVA, S. P. *Frutas-Brasil.* São Paulo, Empresa das Artes e Alternativa Serviços Programados, 1991. (Texto de Hermâni Donato.)

SMITH, H. "Macrobiótica". In: Gonsalves, P.E. *Medicinas alternativas.* São Paulo, Ibrasa, 1989.

SOARES, C.B.V. *Árvores nativas do Brasil.* Rio de Janeiro, Salamandra, 1990.

SOLEIL. Guide des regimes pour une diétetique adaptêe à chacun. Genebra, Editions Soleil, 1987.

_____. *Apprendre a se nourrir.* 4ª ed. Genebra, Editions Soleil, 1987.

_____. *Graines Germées. Jeunes Pousses. Une revolution dans l'alimentation*. 4ª ed. Genebra, Editions Soleil, 1989.

TAGLE, M. A. *Nutrição*. São Paulo, 1981.

TEBYRIÇÁ, J. N.; e TEBYRIÇÁ, C. N. "Asma e urticária induzida por sulfitos. Relato de um caso confirmado por provocação". *Rev. Bras. Alerg. Imunol.*, vol. 10, nº 5, out., 1987.

ULLMAN, Dana. *Homeopatia. Medicina para o século XXI*. São Paulo, Cultrix, 1987.

VETTORAZZI, G.; e Mac DONALD, I. *Sacarose — Aspectos nutricionais e de segurança no uso do açúcar*. São Paulo, Hucitec, 1989.

"Vinho bebida medicinal que pode alongar a vida". *Diálogo Médico,* nº 3. Produtos Roche Químicos e Farmacêuticos, 1988.

WANDECK, F. A. *Oleaginosas nativas. Aproveitamento para fins energéticos e industriais*. Estudos Gessy Lever. Série Brasileira. São Paulo, ago. 1985.

WATT, B. K. e MERRILL, A. L. *Composition of Foods*. Washington, United States Department of Agriculture, 1963.